全国医药中等职业教育护理类专业"十二五"规划教材

U0347498

生 理 学

主 编 符史干 董战玲

中国医药科技出版社

内 容 提 要

　　本书是全国医药中等职业教育护理类专业"十二五"规划教材之一，依照教育部教育发展规划纲要等相关文件要求，紧密结合护士执业资格考试特点，根据《生理学》教学大纲的基本要求和课程特点编写而成。

　　全书共分为12章，分别为绪论、细胞的基本功能、血液、血液循环、呼吸、消化与吸收、尿的生成与排出、能量代谢和体温、感觉器官、神经系统、内分泌、生殖等内容。全书还包括19个实验。

　　本书适合医药卫生中等职业教育相同层次不同办学形式教学使用，也可作为医药行业培训和自学用书。

图书在版编目 (CIP) 数据

生理学 / 符史干，董战玲主编．——北京：中国医药科技出版社，2013.7
全国医药中等职业教育护理类专业"十二五"规划教材
ISBN 978-7-5067-6195-6

　Ⅰ．①生…　Ⅱ．①符…　②董…　Ⅲ．①人体生理学 –中等专业学校 –教材
Ⅳ．① R33

中国版本图书馆 CIP数据核字（2013）第 116374号

美术编辑　陈君杞
版式设计　郭小平

出版　中国医药科技出版社
地址　北京市海淀区文慧园北路甲 22号
邮编　100082
电话　发行：010–62227427　邮购：010–62236938
网址　www.cmstp.com
规格　787×1092mm $^1/_{16}$
印张　16
字数　316千字
版次　2013年 7月第 1版
印次　2018 年 2月第 4次印刷
印刷　三河市百盛印装有限公司印刷
经销　全国各地新华书店
书号　ISBN 978-7-5067-6195-6
定价　35.00 元
本社图书如存在印装质量问题请与本社联系调换

全国医药中等职业教育护理类专业"十二五"规划教材建设委员会

编写说明

　　随着《国家中长期教育改革发展纲要(2010~2020年)》的颁布和实施,职业教育更加强调内涵建设，职业教育院校办学进入了以人才培养为中心的结构优化和特色办学的时代。为了落实国家职业教育人才培养的"德育优先、能力为重、全面发展"的教育战略需要，主动加强教育优化和能力建设，实现医药中职教育人才培养的主动性和创造性，由专业教育向"素质教育"和"能力培养"方向转变，培养护理专业领域继承和创新的应用型、复合型、技能型人才已成为必然。为了适应新时期护理专业人才培养的要求，过去使用的大部分中职护理教材已不能适应素质教育、特色教育和创新技能型人才培养的需要，距离以"面向临床、素质为主、应用为先、全面发展"的人才培养目标越来越远，所以动态更新专业、课程和教材，改革创新办学模式已势在必行。

　　而当前中职教育的特点集中表现在：①学生文化基础薄弱，入学年龄偏小，需要教师给予多方面的指导；②学生对于职业方向感的认知比较浅显。鉴于以上特点，全国医药中等职业教育护理类专业"十二五"规划教材建设委员会组织建设本套以实际应用为特色的、切合新一轮教学改革专业调整方案和新版护士执业资格考试大纲要求的"十二五"规划教材。本套教材定位为：①贴近学生，形式活泼，语言清晰，浅显易懂；②贴近教学，使用方便，与授课模式接近；③贴近护考，贴近临床，按照实际需要编写，强调操作技能。

　　本套教材，编写过程中还聘请了负责护士执业资格考试的国家卫生和计划生育委员会人才交流服务中心专家做指导，涵盖了护理类专业教学的所有重点核心课程和若干选修课程，可供护理及其相关专业教学使用。由于编写时间有限，疏漏之处欢迎广大读者特别是各院校师生提出宝贵意见。

全国医药中等职业教育护理类专业

"十二五"规划教材建设委员会

2013年6月

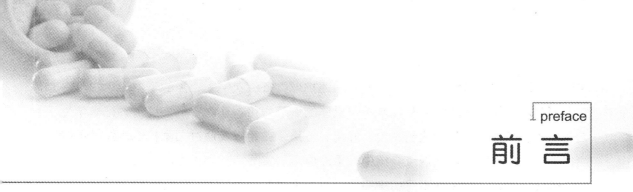

为贯彻落实"十八大"报告精神，提高职业教育人才培养质量是医药卫生事业发展的根本；保障教材建设工作顺利进行；根据中等职业教育特点，加强教材实用、适用性的建设；因此，我们编写了《生理学》教材，供中等职业教育护理类专业学生使用。本教材紧密联系临床需要，以通过国家护理执业资格考试为基础，以社会需求为导向，以技能培养为目标，具备适度理论知识深度，实用性与适教性强。

教材编写的总体指导思想：①遵循"经典精写，重点重写，一般略写，新知选写，重点写够，难点写透，结合实际，联系临床"的指导思想；②教材不仅是知识的载体，同时也具备培养创新思维能力的功用；③教材内容推陈出新，体现思想性、科学性、先进性、启发性和适用性相结合护理专业教材体系；④生理学教材应立足基础，联系临床护理实际，体现桥梁学科的作用。

在结合国内外现有生理学教材及参考"双纲"的基础上，我们在教材编写上做了如下努力：一、结合"双纲"编写。紧密结合生理学教学大纲和最新国家护士执业考试要求，理论知识适度、加强任务分析内容、加强实际操作能力培养的特点。二、合理布局，有力构建知识体系。全新体例格式：基于中职层次学生的认知特点，教材设立要点导航、护理应用、考点提示、直通护考、知识链接、自测题等模块使其在内容上、实例上更具特色。三、增加案例、护理应用等模块。案例设立于专业在每节之前，重点提出问题，让学生带着问题学习，基础课程案例适当增加故事性、趣味性；护理应用注意生理学相应理论与护理专业知识的衔接。帮助学生开阔视野、激活思维，提高学生分析问题、解决问题的能力。四、立足基础，联系临床。在强调"三基"原则的基础之上，延伸基础理论、渗透临床知识，体现科学性和适用性的统一。五、增加一些总结性的图和表。教材图表的质和量均提高，图表清晰明了，所含信息丰富，帮助学生学会归纳、提炼和总结所学知识。六、专业名词附英语，增加学习英语机会。

本教材分为绪论、细胞的基本功能、血液、血液循环、呼吸、消化与吸收、尿的生成与排出、能量代谢和体温、感觉器官、神经系统、内分泌、生殖共12章。在内容深度上，以器官和系统水平为主，充分阐述护理类各层次学生所需的基本理论、基本知识和基本技能，兼顾叙述整体水平对机体的调节作用。在内容的广度上，把握学生在使用生理学理论知识时达到实用、好用、够用、应用以及通过国家护士执业考试中的相关内容为准则。在知识点介绍中，重点展示与实际应用和护理临床关系密切的生理学概念、原理和机制，不写历史回顾、少写人体结构的内容，不描述公式推导过程和检测指标操作步骤而直接引用结果和意义。

本教材的编委来自全国各地医药卫生学校和医学院校的第一线的骨干教师，在编写过程中编委们均发挥了最大的潜能，参阅了大量国内外最新教科书，认真、细致的对各项内容进行推敲，对所选择各类图、表作了必要的修改。在本书编写过程中得到参编学校与中国医药科技出版社的大力支持和协助，在此一并表示衷心的感谢。

由于编写时间紧迫，我们的水平有限，经验不足，本教材无论从形式或内容等难免存在许多不足或错漏之处，诚挚的恳求广大师生与读者在使用过程中提出宝贵的意见，以便于改正和不断完善，我们深表谢意。

编　者
2013年3月

目录

作用机制。

第四章 血液循环 / 48

第五章　呼吸 / 79

第六章　消化与吸收 / 95

★本节重点介绍感受器与感觉器官，感受器的一般生理特性。

★本节重点介绍眼的折光系统、折光成像和简化眼，眼的感光换能功能，与视觉有关的几个生理现象，学会检查瞳孔反射、视敏度测定、视野测定、色盲检查的方法。

★本节重点介绍外耳与中耳的传音功能、内耳耳蜗的感音功能。

★本节重点介绍前庭的功能、半规管的功能和前庭反应。

★本节重点介绍嗅觉和味觉器官。

◆ 第十章　神经系统 / 150

★本节重点介绍神经元的结构、分类、神经纤维传导兴奋的特征，神经胶质细胞。

★本节重点介绍突触的概念及突触传递过程；非突触性化学传递和电突触传递。

第十一章　内分泌 / 181

要点导航

◎ **学习要点**

内环境、内环境的稳态、正反馈、负反馈等概念。生理学研究的3个水平：细胞和分子、器官和系统和整体水平。生命活动的4个基本特征：新陈代谢、兴奋性、生殖和适应性。内环境稳态的生理意义。机体功能调节的3种方式：神经调节、体液调节和自身调节。

◎ **技能要点**

护士在行肌内或皮下注射要遵循"两快一慢"的原则：即进针快、拔针快、推药液速度慢，能减轻患者的疼痛。

第一节　生理学简介

一、什么是生理学

生理学（Physiology）是一门研究机体生命活动现象和规律的科学。它主要研究机体在正常状态下，体内各细胞、器官、系统的功能，以及机体各部分之间的相互协调并与外界环境相适应的规律和机制。

二、生理学的研究对象和任务

（一）研究对象

生理学是以活的机体（包括活器官、活细胞等）为研究对象，探讨各种生命活动现象及变化规律。按研究对象不同可分为植物生理学、动物生理学和人体生理学等，按所处环境状态不同分为高原生理学、潜水生理学、太空生理学等。人体生理学是以人体及组成人体的各个系统、器官及细胞为研究对象。

（二）研究任务

生理学的任务就是研究这些生命活动，即生理功能发生的条件、过程及机制，以及机体内外环境中各种因素变化对这些功能的影响，从而掌握各种生理功能变化的规律。在人体生理学研究任务中，既要研究各器官、细胞的正常活动现象和规律，又要研究各系统、器官和细胞之间的相互关系，为卫生保健、疾病防治提供理论依据，并为学习后继课程打下良好的理论基础。

三、生理学与医学的关系

在医学课程中，生理学是一门必不可少的基础理论课。它以解剖学、组织学为基础，其本身又是药理学、病理学、诊断学及临床各课程的基础，因而起到承前启后的作用。要认识疾病的病理变化及其机制，就必须弄清人体正常生理功能；同样，认识人体正常生理功能可以促进对临床疾病的进一步认识。医学中关于疾病问题的理论研究是以人体生理学的基本理论为基础的；同时，通过医学实践又可以检验生理学理论的正确性，并不断以新的内容和新的问题丰富生理学理论和推动生理学研究。

知识链接

19世纪法国著名的生理学家克劳德·伯尔纳（Claude Bernard）说："医学是关于疾病的科学，而生理学是关于生命的科学，所以后者比前者更有普遍性。"可见，生理学在医学中位居重要的地位，是医学不可缺少的一门基础理论科学。

四、生理学研究的三个水平

构成机体的基本功能单位是细胞，不同的细胞构成器官。行使某一生理功能的不同器官互相联系，构成一个系统。完整的机体就是由各系统互相联系，互相补充而构成的一个复杂的整体。因此，生理学可从细胞和分子、器官和系统、整体三个水平进行研究。

（一）细胞和分子水平

生理活动的物质基础是生物机体，构成机体最基本的结构和功能单位是各类细胞，每一器官的功能都与组成该器官的细胞的生理特性分不开，例如肌肉的功能与肌细胞的生理特性分不开，而腺体的功能与腺细胞的生理特性分不开。心脏之所以能搏动，是由于肌细胞中含有特殊的蛋白质，这些蛋白质分子具有一定的结合排列方式，在离子浓度的变化和酶的作用下排列方式发生变化，从而发生收缩或舒张的活动，故对心脏功能的研究需要在心肌细胞和生物大分子的水平上进行。在多数情况下，需将某种组织细胞从整体取下后，在一定的环境条件下对其功能进行研究。因此，不能简单地把在离体实验中得到的结果直接用来推测或解释该细胞在完整机体中的功能或所起的作用。

（二）器官和系统水平的研究

这个水平着重阐明器官或系统的功能，它在机体中所起的作用，它是怎样进行活动的，它的功能活动的内在机制以及调控其活动的各种影响因素。例如，关于心血管组成的血液循环系统的生理功能研究，需要阐明心脏各部分如何协同活动、心脏如何射血、血管如何调配血液供给、血管内血液流动的动力和阻力、心血管活动在不同的情况下受到的调节等规律。

（三）整体水平的研究

以完整的机体为研究对象，观察和分析在生理条件下不同的器官、系统之间互相联系、互相协调的规律以及机体与环境之间相互联系和相互影响的研究。在整体情况下，机体活动并不等于心、肺、肾等器官生理功能的简单总和。只有各个器官、系统之间发生相互联系和相互影响，各种功能互相协调，才能使机体成为一个完整的整体，在变化的环境中维持正常的生命活动。人的生理活动还具有个体化特点，随着个体生活条件的变异而发生相应的变化。例如，在完整人体内心脏的搏动频率和收缩力量，会受体内外环境条件、人体的健康情况以及情绪等因素的影响。

五、常用研究方法

生理学不仅是一门理论性很强的科学，而且也是一门实验性科学。生理学的理论主要来自于实验研究，因此实验研究方法对生理学的发展甚为重要。实验研究方法按动物实验进程分为慢性实验和急性实验，两种方法各有优、缺点，可以互相补充、取长补短（表1-1）。

表1-1　慢性、急性实验的基本概念及其优、缺点

研究方法		概　念	优　点	缺　点
慢性实验		在一段时间内同一动物多次、重复观察完整机体内某器官或生理指标变化	符合整体功能活动	条件高、时间长、影响因素多
急性实验	在体实验	在麻醉或清醒状态下的完整动物身上进行观察或实验	易于控制，实验简单	特定条件下不一定代表整体条件的活动情况
	离体实验	器官或细胞从体内分离出来，在一定实验条件下进行的研究	利于排除无关因素	

第二节　生命的基本特征

通过对各种生物体基本生命活动的观察和研究，发现生命活动的基本特征主要包括新陈代谢（metabolism）、兴奋性（excitability）、适应性（adaptability）和生殖（reproduction）。各种特征的基本概念及其意义（表1-2）。

表1-2　生命活动基本特征的概念及其意义

基本特征	概　念	意　义
新陈代谢	机体通过合成和分解作用与外界环境进行物质和能量交换以及机体内部物质与能量转变而实现自我更新的过程	是生命活动的最基本特征，新陈代谢一旦停止，生命也就结束
兴奋性	活组织或细胞对刺激产生反应（动作电位）的能力或特性	是生物体对环境变化做出适应性反应的基础

生理学

续表

基本特征	概　　念	意　　义
适应性	机体在各种环境变化中，保持自己生存的能力或特性	维持稳态，保护机体，适应生存
生殖	生物体生长发育到一定阶段，能产生与自己相似的子代，即自我复制的功能	繁殖后代，延续种系

　　需要指出的是，新陈代谢包括两个过程，即机体从环境中摄取营养物质，合成为自身物质的过程称为合成代谢（anabolism）；机体分解其自身成分并将分解产物排出体外的过程称为分解代谢（catabolism）。兴奋性涉及到刺激与反应两个名词，刺激（stimulus）是指活的机体或组织细胞所感受的内外环境的任何变化。根据性质不同可将刺激分为：机械、化学、物理、生物、心理等等。阈值（threshold）是指刚刚能引起组织细胞发生反应的最小刺激强度，又称为阈强度（threshold intensity），它与兴奋性成反变关系。等于阈强度的刺激称为阈刺激，低于阈值的刺激称为阈下刺激，大于阈值的刺激称为阈上刺激。任何刺激能引起组织兴奋必须具备三个条件，即一定的刺激强度、刺激的持续时间和强度–时间变化率。反应（response）是指当环境发生改变时，机体内部的代谢和外表的活动将发生变化。机体对刺激所产生的反应是多种多样的，形式各异，但都属于各器官或组织细胞的特有功能表现，如肌肉收缩、神经传导、腺体分泌、纤毛运动、变形运动

 护理应用

　　注射给药需遵循"两快一慢"的原则：即进针快、拔针快、推药液速度慢且匀速。这是因为进、出针快可以缩短刺激持续的时间，推药慢主要是降低强度–时间变化率，从而能减弱刺激作用，减轻患者的疼痛。也就是说，刺激强度、刺激的持续时间和强度–时间变化率值越大，刺激引起患者疼痛越明显，反之可以减轻患者的疼痛。

等等。这些功能活动若在感受有效刺激后表现为加强，称为兴奋；感受有效刺激后功能活动表现为减弱，则称为抑制。抑制并不是无反应，而是与兴奋现象相对立的另一种活动现象。如在动物实验中，以电刺激家兔颈部交感神经，动物的心跳加快、加强（兴奋）；若刺激颈部迷走神经，心跳减慢、减弱，甚至停止（抑制）。神经、肌肉和腺体三种组织在接受刺激后迅速产生特殊的生物电变化和功能反应，因此三者被称为可兴奋组织。

第三节　内环境与稳态

　　机体所处的外界环境称为外环境，如阳光、空气等。社会环境也影响人体的功能，也属于外环境范畴。机体不断调整功能状态以适应外环境的变化。

一、内环境

机体内细胞直接生存的环境称为内环境（internal environment），即细胞外液，包括血浆、组织液、脑脊液和淋巴液。而分布在细胞内的部分称为细胞内液。二者总称为体液，占体重的60%（图1-1）。

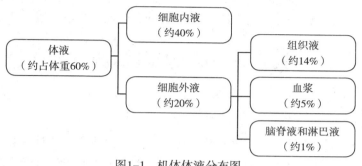

图1-1 机体体液分布图

细胞外液和细胞内液的成分有很大差别。这种差别得以维持取决于细胞膜的结构以及细胞膜上的一些特殊的蛋白质分子的功能。细胞外液不仅为细胞直接提供必要的物理和化学条件，而且为细胞生存提供营养物质及接受细胞代谢的终产物。对细胞而言，它是细胞生存的外环境，但对机体而言则是机体的内环境。

二、内环境稳态

细胞外液的各种理化因素（如渗透压、温度、pH、水、电解质、营养物质、O_2和CO_2分压等）在一定范围内波动，保持相对稳定的状态称为内环境稳态。它是细胞维持正常生理功能的必要条件，也是机体维持正常生命活动的必要条件。内环境的稳态并不是说内环境的理化因素是静止不变的。相反，由于细胞不断进行代谢，就不断与内环境发生物质交换，也就不断地扰乱或破坏内环境的稳态；外界环境因素的改变也可影响内环境的稳态。体内各个器官、组织的功能往往都是从某个方面参与维持内环境的稳态的。例如肺的呼吸活动可补充细胞代谢消耗的O_2，排出代谢产生的CO_2，维持细胞外液O_2和CO_2分压的稳态；胃肠道的消化、吸收可补充细胞代谢所消耗的各种营养物质；肾的排泄功能将

直通护考

机体的内环境是指

A. 组织间隙　　　B. 细胞内液

C. 血浆　　　　　D. 细胞外液

E. 体液

参考答案：D

解析：机体内细胞所直接生存的环境称为内环境，即为细胞外液，包括血浆、组织液、脑脊液和淋巴液。

 护理应用

临床上，常用于纠正患者水、电解质和酸碱平衡紊乱的重要治疗措施之一，即静脉输液，主要作用就是为了恢复内环境相对稳定的状态，以达到治疗疾病的目的。

各种代谢产物排出体外，从而使细胞外液中各种营养物质和代谢产物的浓度维持相对稳定。因此，内环境的稳态是细胞、器官维持正常生存和活动的必要条件；反之，各种细胞、器官的活动又能维持内环境的稳态。一般而言，当某些环境变化或疾病发生时，导致内环境发生改变，但机体许多器官可发生代偿性的改变，从而使内环境的各种成分重新恢复正常。如果细胞、器官的活动改变不能使内环境的各种成分恢复正常，则内环境可进一步偏离正常，使细胞和整个机体的功能发生严重障碍，甚至死亡。

第四节　生理功能的调节

当机体由卧位转变为立位时，常常会感到一时的头晕，但过一会儿又会恢复正常。请你结合所学的知识分析头晕的生理机制，并说明是通过什么调节方式来完成的？

在机体处于不同的生理情况或当外界环境发生改变时，体内一些器官、组织的功能活动会发生相应的改变，最后使机体能适应各种不同的生理情况和外界环境的变化，也可使被扰乱的内环境重新得到恢复，这种过程称为生理功能的调节。

一、生理功能的调节方式

机体对各种功能活动的调节方式主要有三种，即神经调节、体液调节和自身调节（表1-3）。

表1-3　生理功能的调节

调节方式	特　点	护理实例
神经调节	迅速，精确，局限，短暂	针刺皮肤
体液调节	缓慢，弥散，持久	口服药物
自身调节	强度弱，范围小，灵敏度低	血压测量

（一）神经调节

神经调节（neuroregulation）是通过神经系统的活动实现的。神经系统的活动能够传导其兴奋时所产生的电位变化，生理学上称其为神经冲动。神经系统正是通过神经冲动的传导影响其他器官的活动，这一过程称为神经调节。

神经系统活动的基本方式是反射（reflex）。所谓反射，是指机体在中枢神经系统的参与下，对内、外环境刺激产生规律性应答的过程。反射活动的结构基础称为反射弧。反射弧（reflex arc）由感受器、传入神经、神经中枢、传出神经和效应器5个部分组成（图1-2）。

感受器能够感受机体内、外界环境的变化，并将这种变化转变成一定的神经信号，通过传入神经纤维传至相应的神经中枢，中枢对传入信号进行分析，并作出反应，再通过传出神经纤维改变效应器的活动。这里以肢体躲避反射为例，当肢体皮肤接触图钉时，皮肤感受器将信息经传入神经传给脊髓反射中枢，整合后发出冲动经传出神经传给肢体肌肉，屈肌收缩产生躲避反应，免受伤害。

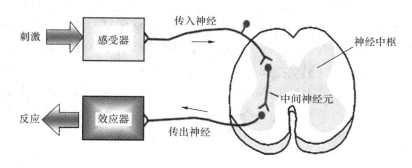

图1-2　反射弧的基本结构模式图

（二）体液调节

体液调节（humoral regulation）是指体内产生的一些化学物质通过组织液或血液循环运输影响某种组织或器官的活动。这一类化学物质包括激素（内分泌腺和散在分布的内分泌细胞所分泌）、细胞代谢产物（如CO_2、乳酸）以及组胺、5-羟色胺、腺苷酸等。根据作用途径远近、范围大小和相互关系，体液调节可分为全身性体液调节和局部性体液调节。例如胰岛B细胞分泌的胰岛素能调节细胞的糖代谢，促进细胞对葡萄糖的摄取和利用，在维持血糖浓度稳定中起重要作用，属全身性体液调节。有一些激素可不经过血液运输，而是经由组织液扩散作用于邻近的细胞，调节这些细胞的活动，称为旁分泌，是一种局部性的体液调节。许多激素的分泌直接或间接地受神经系统的控制，实际上激素的分泌是神经调节的一部分，是反射弧传出通路上的一个分支和延伸。如交感神经兴奋时，既通过传出神经直接作用于心血管和胃肠道，同时又引起肾上腺髓质激素的分泌，通过血液循环作用于心血管和胃肠道。这种复合调节方式被称为神经-体液调节。

（三）自身调节

许多组织、细胞自身对周围环境变化发生适应性的反应，是组织、细胞本身的生理特性，并不依赖于外来的神经或体液因素的作用，所以称为自身调节（autoregulation）。例如，骨骼肌或心肌的初长度（收缩前的长度）能对收缩力量起调节作用，当初长度在一定限度内增大时，收缩力量会相应增加，而初长度缩短时收缩力量就减小。一个器官在不依赖于器官外来的神经或体液调节情况下，器官自身对刺激发生的适应性反应过程也属于自身调节。

二、生理功能的反馈调节

利用工程技术的控制论原理来分析人体许多功能的调节，可见功能调节过程和控制过程有共同的规律。20世纪40年代，通过运用数学和物理学的原理和方法，分析研究各种工程技术的控制和人体的各种功能调节，得出了一些有关调节和控制过程的共同规律，产生了一个新的学科，这就是控制论。运用控制论原理分析人体的调节活动时，反馈控制系统是机体的各种功能调节的主要方式。

这是机体生命活动最常见的反馈控制系统，它是一个闭环系统，即控制部分发出信号指示受控部分发生活动，受控部分则发出反馈信号返回到控制部分，使控制部分能根据反馈信号来改变自己的活动，从而对受控部分的活动进行调节。可见，在这样的控制系统中，控制部分和受控部分之间形成一个闭环联系。在反馈控制系统中，反馈信号对控制部分的活动可发生不同的影响。在正常机体内，大多数情况下反馈信号能降低控制部分的活动，即负反馈（negative feedback）；在少数情况下反馈信号能加强控制部分的活动，为正反馈（positive feedback）（图1-3）。

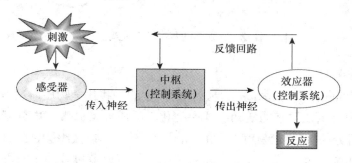

图1-3　机体功能的自动控制系统模式图

1. 负反馈　负反馈控制系统对于维持内环境稳定极为重要。当一个系统的活动处于某种平衡或稳定状态时，若某种外界因素使该系统的受控部分活动增强，则该系统原先的平衡或稳态遭受破坏。在存在负反馈控制机制的情况下，活动增加的受控部分，可通过反馈机制传递至控制部分，控制部分经分析后，发出指令使受控部分活动减弱，使反应向平衡恢复方向发展；反之，如果受控部分活动过低，可通过反馈机制使其活动增强，结果也向恢复平衡方向转变。所以，负反馈控制系统的作用是使系统保持稳定。机体内环境之所以能维持稳态，就是因为存在许多负反馈控制系统。动脉血压是由心脏和血管的活动共同形成的，而心脏和血管的活动又受脑内的心血管活动中枢控制。如动脉血压的维持就是一个典型负反馈控制例子。当人体由卧位转变为立位时，体内部分血液因滞留在下肢，使回心血量减少，血压会降低，主动脉弓和颈动脉窦的压力感受器就立即将信息通过传入神经反馈到心血管中枢，使心血管中枢的活动发生改变，从而调节心脏和血管的活动，使动脉血压向正常水平恢复。

2. 正反馈　在这种控制情况下，受控部分发出的反馈信号能加强控制部分的活动，从而使受控部分的活动再度加强。受控部分发出的反馈信号再进一步加强控制部分的活动，导致受控部分的活动更强，可见正反馈控制系统的活动使整个系统处于再生状态。因此，正反馈不可能维持系统的稳态或平衡，只能是破坏原先的平衡状态。

分娩过程是正反馈控制系统活动的实例。当临近分娩时，某些因素可诱发子宫收缩，子宫收缩导致胎儿头部牵张子宫颈部；宫颈受到牵张可反射性导致催产素分泌增加，从而进一步加强宫缩，转而使宫颈进一步受到牵张；如此反复再生，直至胎儿娩出为止。又如，当血管破裂时，各种凝血因子相继激活，最后形成血凝块，将血管破口封住。然而，病理情况下也会出现许多正反馈的过程。例如，当一个人发生大量失血时，心输出量减少，血压明显降低，冠状动脉血流量也减少，结果使心肌收缩力减弱，射出血量更少，如此反复，直至死亡。在这个过程中，心肌活动减弱，通过反馈控制，心脏活动更弱，所以是正反馈，也常称为恶性循环。

直通护考

护理质量控质组每月将质检结果反馈给各病房护士长，并针对存在的问题进行分析和讨论，以促进护理质量的改进和提高，此种控制手段属于

A. 前馈控制　　　　B. 同期控制

C. 反馈控制　　　　D. 直接控制

E. 成本控制

参考答案：C

解析：反馈控制主要分析的是护理工作执行的结果，并与控制标准进行比较，发现已经存在的问题或即将出现的问题，分析其原因和对未来可能的影响，及时拟定纠正措施并予以实施，防止偏差继续发展或再度发生。

小 结

生理学是一门研究正常机体生命活动及其功能活动规律的科学。它是以活的机体为研究对象，从细胞和分子、器官和系统、整体3个水平进行研究。新陈代谢、兴奋性、适应性和生殖是生命活动的4个基本特征。新陈代谢的内涵是生物体的自我更新，兴奋性是指活组织或细胞对刺激产生反应（动作电位）的能力或特性，活的机体或组织细胞所感受的内外环境的任何变化称刺激，环境发生改变时机体内部的代谢和外表的活动发生变化称反应，刚刚能引起组织细胞发生反应的最小刺激强度称为阈强度（阈值），它与兴奋性成反比关系。体内的所有细胞均被细胞外液所包围，故细胞外液称为内环境，细胞外液的各种理化因素在一定范围内波动称为内环境稳态。生理功能的相对稳定性受机体完善的调节机制调控，神经、体液和自身调节是机体功能调节的3种方式，其调节方式是根据生理功能需求进行自动而精确的调控；机体的调节系统是由闭合回路组成的自动控制系统，可通过反馈纠正或调整生理功能，负反馈是维持稳态的重要调控途径，而正反馈则能保证某些生理功能的顺利完成。

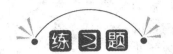

A₁型题

1. 机体的内环境是指

    A. 组织间隙　　B. 细胞内液　　　C. 血浆　　　　D. 细胞外液　　　　E. 体液

2. 人体生理学的任务是阐明

    A. 人体物理变化的规律　　　　　　B. 人体化学变化的规律

    C. 人体细胞的功能　　　　　　　　D. 正常人体功能活动的规律

    E. 人体与环境之间的关系

3. 关于反射，下述哪项是错误的

    A. 是机体在神经中枢参与下发生的反应

    B. 可分为条件反射和非条件反射两种

    C. 机体通过反射，对外界环境变化作出的反应

    D. 没有大脑，就不能发生反射

    E. 反射活动是神经调节的基本方式

4. 机体内环境的稳态是指

    A. 细胞内液理化性质保持不变

    B. 细胞外液理化性质保持不变

    C. 细胞内液化学成分相对恒定

    D. 细胞外液化学成分保持恒定

    E. 细胞外液理化性质相对恒定

5. 神经调节的基本方式是

    A. 反射　　　　B. 反应　　　　　C. 适应　　　D. 正反馈调节　　　E. 负反馈调节

                                                  （符史干）

第一节　细胞膜的结构和物质转运功能

　　细胞是人体的基本结构和功能单位。人体的各种生命活动都是细胞功能的体现，学习细胞的基本功能有助于深入认识整个机体及各个器官、系统的生命活动现象。

　　细胞膜（cell membrane）是一种具有特殊结构和功能的生物半透膜，是细胞内外物质的屏障。其分子组成主要是脂质、蛋白质和少量糖类物质。虽然目前尚无直接观察各种化学成分在膜中的排列和组建方式的技术，但1972年Singer和Nicholson提出的膜结构的液态镶嵌模型（fluid mosaic model）理论已被大多数人认可，该模型学说认为，细胞膜是以液态的脂质双分子层为基架，其间镶嵌着许多具有不同结构和生理功能的蛋白质（图2-1）。

　　细胞通过细胞膜与周围环境进行物质交换。细胞膜对不同理化性质的溶质具有不同的转运机制：脂溶性的和少数分子很小的水溶性物质可直接通过细胞膜；大部分水溶性溶质分子和所有离子必须在膜蛋白的帮助下才可通过细胞膜；大分子物质或物质团块则需以入胞或出胞的方式进出细胞。

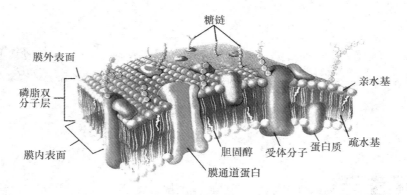

图2-1　细胞膜的液态镶嵌模型示意图

一、单纯扩散

单纯扩散（simple diffusion）是指脂溶性的和少数分子很小的水溶性物质从高浓度一侧向低浓度一侧跨细胞膜转运的过程。这是一种最简单的物质转运方式，不需要消耗细胞本身的能量。扩散的方向取决于该物质在膜两侧的浓度差和膜对该物质的通透性；扩散的速度取决于物质的脂溶性和分子大小。人体内依靠单纯扩散方式进出细胞的物质主要有O_2、CO_2、N_2、乙醇和尿素等（图2-2）。

直通护考

给肝性脑病患者灌肠时，应避免使用

A. 生理盐水　　　　B. 小苏打

C. 液体石蜡　　　　D. 弱酸溶液

E. 新霉素液

答案：B

解析：胃肠道是氨进入血液循环引起肝性脑病的主要途径。给肝性脑病患者灌肠时，如用碱性溶液（小苏打、肥皂水等），则可促进氨的跨膜转运，增加氨的吸收，可诱发或加重肝性脑病，应避免之。故选B。

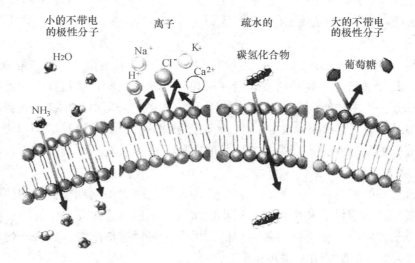

图2-2　单纯扩散示意图

二、易化扩散

易化扩散（facilitated diffusion）是指非脂溶性物质或脂溶性低的物质在膜蛋白的帮助下顺浓度差和（或）电位差跨细胞膜转运的过程。根据帮助转运的膜蛋白的作用特点不同，易化扩散可分为两类。

（一）经载体介导的易化扩散

载体是介导小分子物质跨膜转运的一类膜蛋白，具有一种或数种可与被转运物质相结合的位点。载体先与被转运物质结合，通过自身构型改变，将被转运物质由高浓度一侧运往低浓度一侧，随之与被转运物解离并恢复原有构型，准备新一轮的转运（图2-3）。体内葡萄糖、氨基酸、核苷酸等物质都是由相应的载体转运的。载体介导的易化扩散具有以下特点。

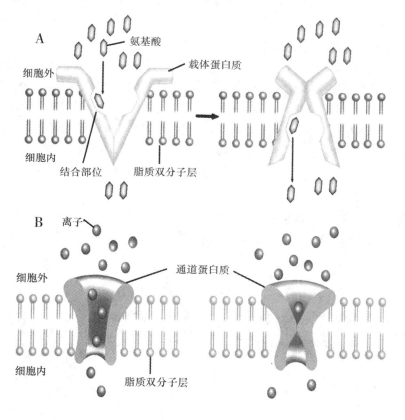

图2-3 易化扩散过程示意图

A. 载体介导的易化扩散过程； B. 通道介导的易化扩散过程

1. 高度的结构特异性 一种载体只能转运相应特定的物质。如体内转运葡萄糖的载体只能转运葡萄糖，转运氨基酸的载体只能转运氨基酸。

2. 饱和性 在一定范围内，被转运的物质可随着自身浓度的增加使转运速度加快，但当被转运物质浓度达到一定数值时，转运速度不再随被转运物质浓度的增加而继续增大，此时转运速度达到最大值，即出现饱和现象。

3. 竞争性抑制　有的载体特异性不高，能同时转运两种或两种以上结构相似的物质时，如果其中一种物质膜两侧的浓度差增大，则转运速度加快，将减弱另一种物质的转运。

护理应用

1. 常用镇静、催眠药苯巴妥中毒时，可用5%碳酸氢钠静滴，以碱化尿液，增加苯巴妥的解离度，降低药物的脂溶性，减少药物的跨膜转运，增加药物的排出量。

2. 药物丙磺舒与青霉素在肾脏近曲小管由共同载体分泌入肾小管，二者存在竞争抑制现象，即前者可抑制后者的分泌，从而维持青霉素在血液中的有效浓度，延长作用时间。

（二）经通道介导的易化扩散

通道是一类贯穿脂质双层、中央带有亲水性孔道的膜蛋白。当膜电位改变或膜受到某些化学物质的作用时，通道蛋白的构型发生改变，出现通道的开放或关闭（图2-3）。经通道介导的溶质几乎都是离子，通道开放时，离子顺浓度梯度通过孔道；关闭时，该离子转运停止。通道通常分为受膜电位调控的电压门控通道（voltage-gated ion channel）和化学门控通道（chemically-gated ion channel）。通道对被转运物质也有一定的特异性和选择性，如Na^+、K^+、Ca^{2+}等借助于专用通道即钠通道、钾通道、钙通道等进行顺浓度差转运。

综上所述，以单纯扩散和易化扩散两种方式转运物质时，细胞本身不需要消耗能量，故两者均属于被动转运（passive transport）。

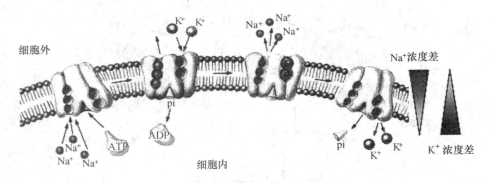

图2-4　钠泵主动转运示意图

三、主动转运

主动转运（active transport）是指转运离子或小分子物质离子泵的参与且需要消耗能量，逆浓度差和（或）电位差跨膜转运的过程。哺乳动物细胞上存在的离子泵有钠泵、氢泵、钙泵等其中研究最充分的是钠泵。钠泵是一种Na^+-K^+依赖式ATP酶，当细胞内Na^+或细胞外K^+增加时，钠泵就被激活。钠泵每分解1分子ATP所释放的能量，就可逆浓度梯度将细胞内3个Na^+移出膜外，同时将细胞外2个K^+移入膜内，从而形成和维持了细胞内外Na^+、K^+的不均匀分布（图2-4）。细胞内外Na^+、K^+的不均匀分布是维持细胞兴奋性的离子基础。

四、入胞和出胞

大分子物质或团块物质不能穿越细胞膜，通过形成质膜包被的囊泡，以入胞和出胞完成物质的跨膜转运过程，此过程需要消耗能量。

（一）入胞

入胞（endocytosis）是指大分子物质或团块物质借助于细胞膜形成吞噬泡或吞饮泡的方式进入细胞的过程。如果进入细胞的物质是固态的，称为吞噬（phagocytosis）；如果进入细胞的物质呈液态，则称为吞饮（pinocytosis）（图2-5）。物质进入细胞时，首先与细胞膜接触，接触处的细胞膜向内凹陷将物质包裹，发生膜的融合和断裂，物质进入细胞内。例如，巨噬细胞吞噬细菌、病毒和细胞碎片等物质。

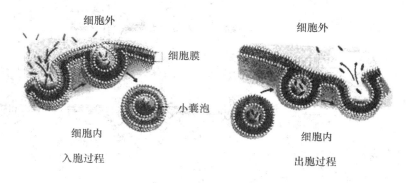

图2-5　入胞和出胞示意图

（二）出胞

出胞（exocytosis）是指细胞内大分子物质或团块物质以分泌囊泡的形式排出细胞的过程（图2-5）。例如，内分泌腺细胞分泌激素，神经末梢释放递质等。

总之，物质跨膜转运主要以上述四种转运方式为主，各自的形式和特点（表2-1）。

表2-1　细胞膜的跨膜物质转运方式比较

转运方式		概念	特点	转运物质
	单纯扩散	脂溶性物质，顺浓度差转运	直接进行，不耗能	脂溶性小分子（O_2、CO_2等）
易化扩散	经通道介导的易化扩散	非脂溶性的离子物质，通道蛋白帮助，顺浓度差转运	通道帮助，不耗能	离子（Na^+、K^+等）
	经载体介导的易化扩散	非脂溶性的小分子物质，载体蛋白帮助，顺浓度差转运	载体帮助，不耗能	非脂溶性小分子（葡萄糖等）
	主动转运	离子或小分子，逆浓度差耗能转运	离子泵参与，耗能	离子（K^+、Na^+等）
	入胞和出胞	大分子物质或物质团块的转运	细胞膜运动，耗能	大分子、物质团块

第二节　细胞的信号转导

　　人体是由多细胞组成的有机体。人体要实现自身复杂的功能及适应环境的各种变化，细胞之间必须有完善的信息联系。细胞通过信号相互传递信息，完成信号转导过程。这些信号包括神经递质、激素、细胞因子、光、电和机械牵张等等。

　　研究表明，信号作用于其他细胞的受体后，这些细胞的代谢、功能、分化、生长、形态结构、生存状态等方面会发生一系列变化。受体（receptor）是能与某些化学物质特异性结合而产生一定生理效应的蛋白质。根据存在部位可将受体分为膜受体和细胞内受体，细胞内受体又可分为胞浆受体和核受体两种。绝大多数受体为膜受体（图2-6）。那些能与受体发生特异性结合的活性物质称为配体（ligand）。

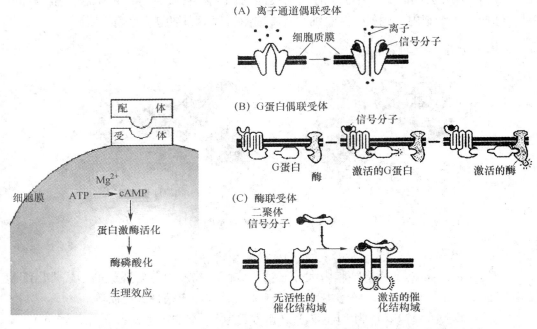

图2-6　细胞膜受体示意图　　　　图2-7　跨膜信号转导途径分类示意图

受体有两个基本功能：

　　1. 识别并结合信息　受体能识别和结合体液中的特殊化学物质，从而保持细胞对特殊化学物质的高度敏感性和不受其他化学物质的干扰，使信息传递精确、可靠。

　　2. 转发信息　受体能转发化学信息，激活细胞内许多酶系统产生生理效应。根据膜受体结构和功能特性，跨膜信号转导的路径大致可分为三类：离子通道型受体介导的信号转导、G蛋白耦联受体介导的信号转导和酶联型受体介导的信号转导（图2-7）。

第三节　细胞的生物电现象

细胞在安静和活动时均伴有电活动现象称为生物电现象。细胞的生物电现象主要有两种表现形式：一种是安静状态下的静息电位，另一种是受刺激状态下的动作电位。

生物电已被广泛应用于医学科研和临床实践。借助不同的检测仪器，可以将不同器官的电变化记录出来。临床上心电图、脑电图、肌电图等检查，对相关疾病的诊断、疾病进程的观察和治疗效果的评估有着重要的意义。

一、静息电位

（一）静息电位的概念

静息电位（resting potential，RP）是指细胞在静息时，质膜两侧存在着外正内负的电位差。当两个测量电极置于安静的细胞表面任何两点或细胞内任何两点时，示波器荧屏上的光点在等电位线（零点）作横向扫描，表明细胞膜表面或细胞内不存在电位差（图2-8A、图2-8B）；如果将一个电极置于细胞膜外表面任意一点时，另一个电极置于膜内任意一点时，示波器屏幕上的光点迅速从零电位线下降到一定水平继续作横向扫描，表明在细胞膜内外两侧存在着电位差（图2-8C）。实验证明，大多数细胞的静息电位都表现为膜内电位低于膜外。生理学中，把膜外的电位规定为零，膜内电位即为负值，即外正内负的状态。静息电位是用膜内电位表示，故静息电位是负值。如神经细胞的静息电位为-70mV，心室肌细胞的静息电位为-90mV等。人们通常把细胞静息时，外正内负的状态称为极化（polarization）；静息电位向负值方向增大的过程或状态称为超极化（hyperpolarization）；静息电位向负值减小的过程或状态称为去极化（depolarization）；去极化至零电位后膜电位如进一步变为正值，称为反极化，膜电位高于零电位的部分称为超射（overshoot）；细胞膜去极化后再向静息电位方向恢复的过程称为复极化（repolarization）。

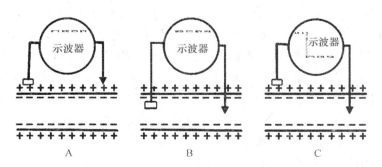

图2-8　静息电位测量示意图

（二）静息电位的产生机制

静息电位的产生有两个前提条件：①细胞内外的各种离子的分布不均，形成膜内外离子浓度差。②静息状态下，细胞膜对各种离子的通透性不同。静息状态下，细胞外的正离子主要是Na^+，负离子主要是Cl^-。细胞内的正离子主要是K^+，负离子主要是大分子蛋白质有机负离子（A^-）。安静状态下细胞膜对K^+的通透性较大（K^+通道开放），对Na^+和Cl^-的通透性很小，而对蛋白质有机负离子（A^-）几乎无通透性。

静息电位产生的机制：静息状态下，细胞膜主要对K^+通透性大，细胞内的K^+浓度远远高于细胞膜外，膜内外离子浓度差就是促进K^+外流的动力，K^+顺着浓度差从细胞内向细胞外扩散（K^+外流）。此时，细胞内的蛋白质有机负离子（A^-）在K^+的吸引下也有随着K^+外流的趋势，但因细胞膜对它几乎没有通透性而被阻隔在膜的内表面，使膜外带正电，膜内带负电，由此产生膜两侧电位差。膜内外两侧的电位差所形成的电场力是K^+的继续外流的阻力。随着K^+的外流，膜两侧K^+浓度差（动力）逐渐减小，电位差（阻力）逐渐增大。当促使K^+外流的浓度差（动力）阻止K^+外流的电位差（阻力）这两种相互拮抗的力量达到平衡时，K^+的净外流停止，此时膜电位即为K^+平衡电位。简言之，静息电位是K^+外流所形成的电-化学平衡电位。

表2-2　安静状态下细胞膜内外主要离子分布及膜对离子通透性

主要离子	离子浓度（mmol/L）		膜内与膜外离子比例	膜对离子通透性
	膜内	膜外		
Na^+	14	142	1：10	通透性很小
K^+	155	5	31：1	通透性大
Cl^-	8	110	1：14	通透性次之
A^-（蛋白质）	60	15	4：1	无通透性

二、动作电位

（一）动作电位的概念

在静息电位基础上，给细胞一个适当的刺激，可触发其产生可传播的膜电位波动，称为动作电位（action potential，AP）。动作电位是细胞兴奋的标志。

采用细胞内微电极记录法测定单一神经纤维动作电位（图2-9），动作电位主要由上升支和下降支组成。膜电位首先从-70mV迅速去极化至+35mV，形成动作电位上升支（去极相），随后迅速复极至接近静息电位水平，形成动作电位的降支（复极相），两者共同形成尖峰状的电位变化，称为锋电位（spike potential）。锋电位是动作电位的主要组成部分，具有动作电位的主要特征。锋电位持续约1ms，在锋电位后出现的膜电位低幅、缓慢的波动，称为后电位。

（二）动作电位的产生机制

当细胞受到有效刺激时，首先使细胞膜上Na^+通道少量开放，少量Na^+顺浓度差内流，膜发生局部去极化。当膜去极化达到某一临界值时，膜上Na^+通道突然大量开放，在浓度差和电位差双重力推动下，Na^+以易化扩散的方式大量、快速内流，从而爆发动作电位。这个使膜对Na$^+$通透性突然增大的临界膜电位值称为阈电位（threshold potential），任何刺激必须使膜电位达到阈电位才能爆发动作电位。由于Na$^+$的快速大量内流（正反馈），细胞内正电荷迅速增加，使膜电位迅速升高，甚至出现内正外负的反极化状态。随着Na$^+$内流，细胞膜内外Na$^+$浓度差逐渐减小，促使Na$^+$内流的动力逐渐减小，而膜内正电位所形成的电场阻力逐渐增大，当动力与阻力达到平衡时，Na$^+$的净内流停止。此时膜电位即为Na$^+$平衡电位。简言之，动作电位上升支是Na$^+$内流所形成的电–化学平衡电位。

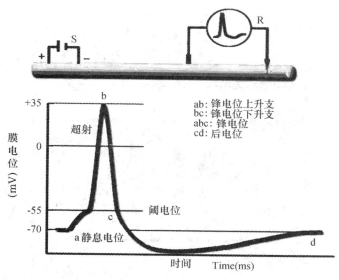

图2-9　动作电位示意图

在上升支接近Na$^+$平衡电时，膜上Na$^+$通道迅速关闭，细胞膜对Na$^+$的通透性迅速下降。与此同时细胞膜上K$^+$通道开放，对K$^+$的通透性增大，K$^+$在浓度差和电位差双重动力的推动下，以易化扩散的方式快速大量外流，使膜内电位迅速恢复到静息电位水平，形成动作电位下降支，即膜电位从Na$^+$平衡电位又回到K$^+$平衡电位。简言之，动作电位下降支主要是由K$^+$快速外流形成。

在复极化后，跨膜电位虽然恢复，离子分布并未恢复。此时细胞内Na$^+$浓度有所增加，细胞外的K$^+$浓度也有所增加，细胞膜上的钠泵被激活，逆着浓度差将3个Na$^+$转运至细胞外，同时将2个K$^+$转运至细胞内，重新恢复动作电位之前细胞内外的离子分布，以维持细胞正常的兴奋性。

（三）动作电位的特点

1. "全或无"现象　动作电位要么不产生（无），一旦产生就达到最大（全）。对于同一类型的单细胞来说，一旦产生动作电位，其形状和幅度将保持不变，不会随刺激强度的增加而增大。

2. 不衰减性传导　动作电位产生后不会局限于受刺激的部位，而是迅速沿着细胞膜向周围扩布，直至整个细胞都依次产生相同的电位变化。在此传导过程中，动作电位的波形和幅度始终保持不变。

3. 双向性传导　如果刺激神经纤维中段，动作电位可沿细胞膜向神经纤维两端传导。

（四）兴奋在同一细胞上的传导

动作电位一旦在细胞膜的某一点产生，就会迅速沿着细胞膜不衰减地传播至整个细胞。这种动作电位在同一细胞上的传播称为传导（conduction）。如果发生在神经纤维上，传导的动作电位又称为神经冲动（nerve impulse）。

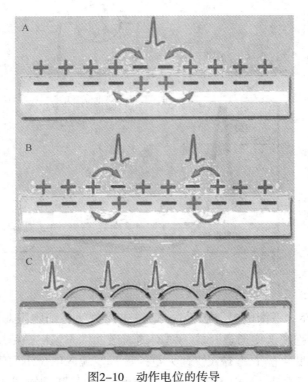

图2-10　动作电位的传导

A、B：动作电位在无髓神经纤维上依次传导

C：动作电位在有髓神经纤维上的跳跃式传导

兴奋在同一细胞上的传导机制可用局部电流学说解释。现以动作电位在无髓神经纤维上的传导为例（图2-10A、B），当细胞某一局部受到刺激而兴奋时，其兴奋部位膜电位由原来的外正内负转变为外负内正的去极化状态，于是兴奋部位和邻近的静息部位之间出现了电位差，导致局部的电荷移动，即膜外正电荷由静息部位移向兴奋部位，膜内正电荷由兴奋部位移向静息部位，形成局部电流。这种局部电流使邻近未兴奋部位膜内电位升高和膜外电位降低，发生去极化，去极化达到阈电位即爆发新的动作电位。这样的过程沿着细胞膜连续进行下去，就表现为动作电位在整个细胞膜上的传导。

兴奋在其他可兴奋细胞上的传导，基本上都相同。但有髓神经纤维传导兴奋呈跳跃式，因为动作电位只能在郎飞结处产生（图2-10C）。跳跃式传导速度快，如较粗的有髓神经纤维传导速度可达每秒100m左右，而纤维细的无髓纤维仅每秒1m左右。

（五）细胞兴奋后兴奋性的变化

细胞在发生一次兴奋的过程及之后的一段时间，兴奋性将出现一系列变化。在兴奋发生的当时以及兴奋后最初的一段时间内，无论施加多强的刺激也不能使细胞再次兴奋，这段时间称为绝对不应期（absolute refractory period，ARP）。处在绝对不应期的细胞，阈刺激无限大，表明其失去了兴奋性，即兴奋性可看作为零。在绝对不应期之后，细胞的兴奋性逐渐恢复，受一次强刺激后可发生兴奋，即刺激强度必须大于原来的阈强度可产生一个动作电位，这段时期称为相对不应期（relative refractory period）。相对不应期是细胞兴奋性从无到有，直至接近正常的一个恢复时期。相对不应期过后，有的细胞还会出现兴奋性的波动，即轻度高于或低于正常水平，分别称为超常期（supranormal period）和低常期（subnormal period）（图2-11）。

不同组织或细胞的兴奋性周期性变化所维持的时间因动作电位持续时间的不同而不同。

> **考点提示**
>
> 细胞的生物电现象是生理学教学大纲规定的考核重点内容。静息电位、极化、去极化、兴奋性、动作电位、阈电位、绝对不应期、相对不应期的概念，动作电位的特点及其传导等均是常见考点。

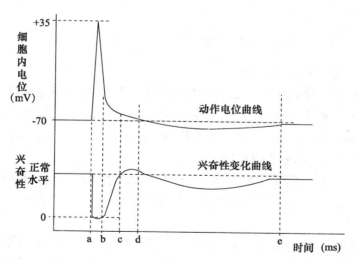

图2-11 动作电位兴奋性周期的变化示意图

ab: 绝对不应期　　bc: 相对不应期

cd: 超常期　　de: 低常期

第四节　肌细胞的收缩功能

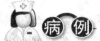

患者，男，45岁，农民，既往健康。3h前在田间喷洒农药昏倒在地，家属将患者急送入院。门诊检查：呼吸24次/分，脉搏110次/分，血压90/60mmHg，昏迷，角膜反射消失，双瞳孔针尖大小，呼气有蒜味，多汗，流涎双肺可闻及湿啰音，肌肉间断颤动。

讨论并分析下列问题：

1. 该患者最有可能的医疗诊断？要确诊护士需协助医生做哪项检查？

2. 作为急诊护士该如何抢救患者？

人体各种形式的运动都要靠肌细胞的收缩来完成。肌细胞包括平滑肌细胞、心肌细胞和骨骼肌细胞。不同的肌组织虽然在结构上各有特点，但基本功能都是收缩，其收缩原理也基本相似，现以骨骼肌为例，讨论肌细胞的收缩机制及其外部表现。

兴奋在不同细胞间的传播，通常称为传递。骨骼肌的收缩是在中枢神经系统控制下完成的，每个肌细胞都受到来自运动神经元轴突分支的支配；只有当支配肌肉的神经纤维发生兴奋时，动作电位经神经-肌肉接头传递给肌肉，才能引起肌肉的兴奋和收缩。

一、神经-肌肉接头的兴奋传递

（一）神经-肌肉接头的结构

运动神经末梢在接近骨骼肌细胞时失去髓鞘，裸露的轴突末梢膨大，并嵌入到肌细胞膜的凹陷内形成神经-肌肉接头（neuromuscular junction）。神经-肌肉接头包括接头前膜（prejunctional membrane）、接头后膜（postjunctional membrane）和接头间隙（junctional cleft）三个部分（图2-12）。

1. 接头前膜　接头前膜是运动神经末梢嵌入肌细胞膜的部位。在神经末梢含有大量的囊泡，称为接头小泡，小泡内含有乙酰胆碱（ACh）。ACh是传递信息的化学物质，属于神经递质。

2. 接头后膜　与接头前膜相对应的骨骼肌细胞膜为接头后膜，又称终板膜（endplate）由肌细胞膜增厚且凹陷成许多小皱褶，从而增加接头后膜的面积，有利于兴奋的传递。在接头后膜上存在胆碱受体及使ACh失活的胆碱酯酶。

3. 接头间隙　接头前膜与接头后膜之间充满细胞外液的窄小空隙称为接头间隙。

（二）神经-肌肉接头处兴奋传递过程

如图2-12所示，当神经冲动沿神经纤维传到轴突末梢时，引起接头前膜Ca^{2+}通道开放，Ca^{2+}从细胞外液进入轴突末梢，触发接头小泡以胞吐的方式将小泡内的ACh"倾囊"释放到接头间隙。ACh通过接头间隙到达终板膜时，立即与终板膜上的N型胆碱受体结合，使原来处于关闭状态的通道蛋白发生构象改变而开放，导致大量Na$^+$内流，少量K$^+$外流，从而导致终板膜去极化，即终板电位（end-plate potential）。当终板电位达到阈电位即爆发动作电位，动作电位将传遍整个肌膜，引起肌细胞兴奋，进而通过兴奋-收缩耦联引起肌细胞收缩。

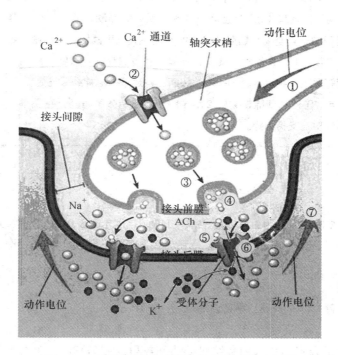

图2-12　神经-肌肉接头结构及传递过程示意图
①AP到神经轴突末梢；②Ca^{2+}进入轴突末梢；③囊泡向接头前膜移动；④囊泡与接头前膜融合，释放ACh；⑤ACh结合并激活ACh受体通道；⑥终板膜对Na$^+$、K$^+$通透性增高，产生终板电位；⑦肌膜产生动作电位

　　ACh发挥传递信息作用后，很快被终板膜上的胆碱酯酶水解而失去作用，这样就保证了一次神经冲动一定能也只能引起一次肌细胞兴奋，因此神经-肌肉接头处的兴奋是1：1传递的。

　　（三）神经-肌肉接头兴奋传递的特征

　　1. 单向传递　神经-肌肉接头的兴奋传递只能从接头前膜传向终板膜，不能反向传递。因为只有接头前膜处能释放ACh，而ACh受体仅存在于终板膜上。

　　2. 时间延搁　神经-肌肉接头的兴奋传递要历时0.5~1.0ms，因此传递过程比兴奋在同一细胞上的传导要慢。

　　3. 易受药物或其他环境因素的影响　由于神经-肌肉接头兴奋传递的是化学物质，因此比兴奋在同一细胞的传导易受药物或其他环境因素的影响。

知识链接

❀ 有机磷农药中毒 ❀

1. 机制 有机磷农药可抑制骨骼肌接头间隙里的胆碱酯酶，使接头间隙里乙酰胆碱蓄积，导致先兴奋后衰竭的一系列症状，严重者出现昏迷，甚或死亡。

2. 临床表现 ①烟碱（N）样症状：表现为肌纤维颤动，常先自小肌群如眼睑、面部开始，逐渐发展至四肢乃至全身骨骼肌抽搐。如累及呼吸肌可诱发呼吸衰竭导致死亡。②毒蕈碱（M）样症状：恶心、呕吐、腹痛、腹泻、流涎等胃肠道症状；咳嗽、胸闷、呼吸道分泌物增多、支气管痉挛等呼吸系统症状。③头晕、头痛、昏迷等中枢神经系统症状。

3. 治疗要点 ①迅速清除毒物；②尽早给予足量特效解毒药，主要是抗胆碱药和胆碱酯酶复活药；③其他对症支持治疗。

直通护考

患者，女性，24岁。因生气自服敌敌畏150ml，因未被及时发现，约近2h才送医院。来急诊科时，患者出现肺水肿，惊厥，昏迷等严重症状，导致抢救无效死亡。有机磷中毒的死亡原因是

A. 肺部感染　　　　B. 脑水肿　　　　C. 中间综合征

D. 心脏骤停　　　　E. 呼吸衰竭

答案：E

解析：有机磷农药可抑制骨骼肌接头间隙里的胆碱酯酶，使接头间隙里乙酰胆碱蓄积，引起烟碱样症状。该患者因未被及时送往医院，累及呼吸肌，而出现了呼吸衰竭。

二、肌细胞的兴奋-收缩耦联

把肌细胞的电兴奋和机械收缩联系起来的中介机制，称为兴奋-收缩耦联（excitation-contraction coupling）。

（一）骨骼肌的微细结构

肌细胞呈细长圆柱状，亦称为肌纤维。骨骼肌纤维收缩的微观结构基础是胞内有大量的肌原纤维和高度发达的肌管系统（图2-13）。

护理应用

有机磷农药中毒的急救措施：喷洒农药中毒者，应帮其迅速脱离现场，脱去污染衣物，用肥皂水冲洗皮肤、头发等。口服中毒者要用清水、生理盐水、2%碳酸氢钠反复洗胃。敌百虫中毒者禁用碱性物质清洗皮肤和洗胃。

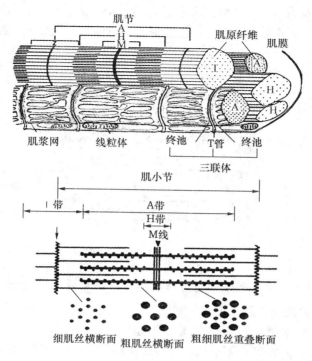

图2-13　骨骼肌细胞的肌原纤维和肌管系统

肌原纤维与肌纤维长轴平行排列，每条肌原纤维上有明暗相间、交替排列的横带，分别称为明带（I带）和暗带（A带）。在同一肌原纤维中，所有明带和暗带都相互对齐，构成了骨骼肌纤维光镜下可见的明暗相间的横纹。在电镜下，位于暗带中央有一条浅色的窄带，称为H带，其中央有一条深色的线，称为M线；明带中央有一条深色的细线，称为Z线。两条相邻的Z线之间的一段肌原纤维，称为肌小节（sarcomere），即由中间的暗带和两侧的各1/2明带组成，肌节递次排列构成肌原纤维，是骨骼肌纤维结构和功能的基本单位。

肌原纤维由粗、细两种肌丝构成。粗肌丝位于肌节的暗带，其中央固定于M线，两端游离。细肌丝一端固定于Z线，另一端深入粗肌丝之间，止于H带外缘。因此，明带仅有细肌丝构成，H带仅有粗肌丝，H带两侧的暗带两种肌丝皆有。

肌管系统是围绕在肌原纤维周围的横管系统和纵管系统。横管（T管）是肌细胞膜于明、暗带交界处内陷形成的，与肌原纤维垂直；纵管位于相邻横管之间，纵行包绕在肌原纤维周围，是肌纤维内特化的滑面内质网。纵管在靠近横管处膨大称为终池（terminal cisternae），内含大量的Ca^{2+}。每一横管和它两侧的终池合称为三联体（tri-ad）。三联体能将从横管传来的动作电位和终池释放的Ca^{2+}联系起来，完成信息传递。

（二）兴奋–收缩耦联过程

当神经冲动沿神经纤维传到肌细胞，兴奋沿着细胞膜通过横管迅速传到三联体，使终池膜上Ca^{2+}通道开放，Ca^{2+}顺浓度差进入肌质中，肌质中Ca^{2+}浓度增加，细肌丝及其所固着的Z线向暗带的中央滑行，明带变短，肌节缩短，肌细胞收缩（图2-14）。

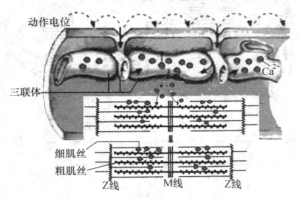

图2-14　兴奋-收缩耦联示意图

当神经冲动停止时，肌细胞恢复静息电位，终池膜上Ca^{2+}通道关闭，Ca^{2+}泵激活，将肌质中Ca^{2+}泵回终池，使肌质中Ca^{2+}浓度降低，引起肌细胞舒张。

可见，兴奋-收缩耦联过程的关键物质是Ca^{2+}。如果肌质网中Ca^{2+}降低到一定程度，即使肌细胞能够兴奋，也不能引起肌细胞的收缩，即"兴奋-收缩脱耦联"。

知识链接

　　低钙抽搐：钙离子有降低神经骨骼肌兴奋性的作用。血钙浓度低到7mg/100ml以下时，神经骨骼肌兴奋性增强，可以出现手足搐搦症或惊厥。这时静脉推注钙制剂，提高血钙浓度，惊厥即可停止。

三、骨骼肌的收缩形式

人体内，骨骼肌收缩时产生的变化主要有两种：一是长度的缩短，二是张力的增加。在不同情况下，肌肉收缩有不同的表现形式。

（一）等长收缩与等张收缩

1. 等长收缩（isometric contraction） 指肌肉收缩时只有张力增加而长度不变。

2. 等张收缩（isotonic contraction） 指肌肉收缩时只有长度的缩短而张力不变。

肌肉以哪种形式收缩，关键要看肌肉所承受的负荷。肌肉在收缩之前所承受的负荷称为前负荷（preload）。前负荷使肌肉在收缩之前就处于被拉长状态，可使肌肉收缩时产生的张力相应增大。肌肉开始收缩时才遇到的负荷或阻力，称为后负荷（afterload）。由于后负荷阻碍了肌肉的缩短，肌肉首先表现为增加张力，以克服负荷，即处于等长状态，当张力增加到等于或大于后负荷时，肌肉开始以一定的速度缩短，使负荷产生位移，此后肌肉处于等张状态。由此可见，肌肉在有后负荷的条件下肌肉开始收缩时，先是增加肌张力，当肌张力能克服后负荷时肌肉才会出现缩短，即体内肌肉收缩形式一般是先等长收缩再等张收缩。

（二）单收缩与强直收缩

1. 单收缩 肌肉受到一次有效刺激，产生一次收缩和舒张，这种收缩形式称为单收缩（图2-15）。

2. 强直收缩 肌肉受到连续刺激产生的持续收缩状态称为强直收缩。依据刺激频率的不同，强直收缩又分不完全强直收缩和完全强直收缩两种（图2-15）。

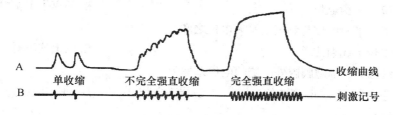

图2-15 骨骼肌的单收缩与强直收缩曲线与刺激记号

（1）不完全强直收缩 连续刺激时，新刺激落在前一次收缩的舒张期内，会表现出舒张不完全，记录的曲线形成锯齿形，称为不完全强直收缩。

（2）完全强直收缩 如果刺激频率继续增加，新刺激落在前一次收缩的收缩期内，就会出现收缩的叠加，记录的曲线锯齿消失，顶端呈一平线，称为完全强直收缩。完全强直收缩的力量可达单收缩的3~4倍，产生强大的收缩效果。正常情况下，躯体传来的冲动频率总是连续的，因此，体内骨骼肌收缩都是强直收缩。

> **考点提示**
>
> 骨骼肌的兴奋-收缩耦联、骨骼肌的收缩形式是教学大纲规定的考点，而兴奋-收缩耦联也是护考的重点内容，常结合有机磷农药中毒的相关内容综合考核。

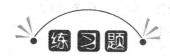

A₁型题

1. 物质在特殊细胞膜蛋白帮助下顺电化学梯度通过细胞膜的过程属于
   A. 单纯扩散　　B. 易化扩散　　C. 主动转运　　D. 出胞　　E. 入胞

2. 细胞内外正常的Na^+和K^+浓度差的形成和维持是由于
   A. 膜在安静时对K^+通透性大　　B. 膜在兴奋时对Na^+通透性增大
   C. 膜上ATP的作用　　D. 膜上钠泵的作用
   E. 以上均不对

3. 大多数细胞产生和维持静息电位的主要原因是

A. 细胞内K⁺浓度高和安静时膜主要对K⁺有通透性

B. 细胞内K⁺浓度高和安静时膜主要对Na⁺有通透性

C. 细胞外K⁺浓度高和安静时膜主要对K⁺有通透性

D. 细胞内Na⁺浓度高和安静时膜主要对Na⁺有通透性

E. 细胞外Na⁺浓度高和安静时膜主要对Na⁺有通透性

4. 静息电位大小接近于

A. 钠离子平衡电位　　　　　　　　　　B. 钾离子平衡电位

C. 钠离子平衡电位与钾离子平衡电位之和

D. 锋电位与超射之差　　　　　　　　　E. 以上均不对

5. 安静状态下，细胞膜内外两侧的电位差称为

A. 静息电位　　B. 阈电位　　C. 局部电位　　D. 动作电位

E. 去极化

6. 在一般生理情况下，钠泵每活动一个周期可使

A. 2个Na⁺移出膜外

B. 2个K⁺移入膜内

C. 3个Na⁺移出膜外，同时2个K⁺移入膜内

D. 2个Na⁺移出膜外，同时3个K⁺移入膜内

E. 以上均不对

7. 大多数可兴奋细胞接受刺激产生反应的共有表现是产生

A. 神经冲动　　B. 收缩　　　C. 分泌　　　D. 动作电位

E. 静息电位

8. 骨骼肌兴奋-收缩耦联的因子是

A. Na⁺　　　B. K⁺　　　C. Mg²⁺　　　D. Cl⁻　　E. Ca²⁺

9. 细胞受刺激而兴奋时，膜内电位负值减少称为

A. 极化　　　B. 去极化　　　C. 复极化

D. 超极化　　E. 动作电位

10. 骨骼肌终板膜上的受体是

A. 肾上腺素能受体　　　　　　B. 胆碱能受体

C. 组胺受体　　　　　　　　　D. 甲状腺素受体

E. 以上均不对

11. 骨骼肌神经-肌接头处的神经递质是

A. 去甲肾上腺素　　　　B. 5-羟色胺　　　C. 乙酰胆碱

D. 多巴胺　　　　　　　E. Ca²⁺

B₁型题

A. 单纯扩散　　B. 易化扩散　　C. 主动转运　　D. 出胞　　E. 入胞

12. 小肠黏膜和肾小管对葡萄糖的吸收属于

13. 神经末梢释放递质属于

14. CO_2 的跨膜转运属于

    A. 锋电位　　　　B. 阈电位　　　　C. 局部电位　　　　D. 后电位　　　　E. 动作电位

15. 可兴奋细胞受刺激后首先可出现

16. 阈上刺激可引起

17. 刺激引起兴奋的基本条件是使跨膜电位达到

    A. 等长收缩　　　B. 等张收缩　　　C. 单收缩　　　　D. 完全强直收缩

    E. 不完全强直收缩

18. 在承受足够大的后负荷时，肌肉的收缩是

19. 在承受中等程度的后负荷时，肌肉开始收缩后即表现为

20. 当骨骼肌细胞受到连续的刺激间隔小于单收缩的收缩期时出现

（王　玮）

第三章　血液

要点导航

◎ 学习要点

　　全血、血浆、血量、血细胞比容、红细胞沉降率、生理性止血、血液凝固、血清、血型的概念，血液的组成和基本功能，血浆晶体渗透压和胶体渗透压的形成和生理作用；血细胞的正常值及其生理功能，红细胞生成的主要因素；血液凝固的基本步骤；ABO血型系统的分型依据，输血原则，交叉配血试验及其意义，Rh血型系统的特点和临床意义。

◎ 技能要点

　　以红细胞在第1h末下沉的高度表示红细胞沉降的速度——红细胞沉降率；用小针刺破耳垂或指尖，使血液自然流出，测定出血延续的时间——出血时间；用小针刺破耳垂或指尖，血液流出血管到出现纤维蛋白细丝所需的时间——凝血时间；输血——血型鉴定和交叉配血实验；常用的加速血液凝固的方法——压迫止血、术前注射维生素K等。

第一节　血液概述

病例

　　患者，男，25岁，外伤后2h送至医院。查体：神志尚清楚，皮肤黏膜苍白，稍冷，脉搏110次/分，收缩压80mmHg，舒张压60mmHg，脉压小，浅表静脉塌陷，尿少。

　　讨论并分析下列问题：

　　1. 患者为什么皮肤黏膜苍白且稍冷？

　　2. 作为急诊室护士，你应对患者做何处理？

一、血液的组成

血液由血浆和血细胞组成。

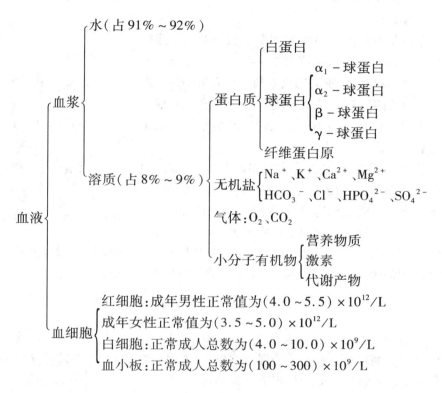

（一）血浆

血浆相当于血细胞的细胞外液，是机体内环境中最活跃的部分。血浆包括水和溶解在其中的血浆蛋白、电解质、小分子有机物和一些气体。正常情况下，血浆各种成分的含量在一定范围内变动，保持相对恒定。患病时，某些化学成分的含量则会高于或低于正常范围，故临床上对血浆成分的测定有助于某些疾病的诊断。

1. 水 血浆中的营养物质、代谢产物均可溶解于水中在体内被运输，血浆中大量水分既能吸收体内产生的热量，又可通过血液流动将机体深部热量带至体表散发，维持体温相对稳定。

2. 血浆蛋白 血浆蛋白是血浆中各种蛋白的总称，正常成年人血浆蛋白含量为65~85g/L 。盐析法可将血浆蛋白分为白蛋白、球蛋白和纤维蛋白原，各自发挥相应的生理功能。除了γ－球蛋白来自浆细胞外，白蛋白和大多数球蛋白主要由肝脏产生，白蛋白/球蛋白正常值为1.5~2.5∶1，肝病时常致白蛋白/球蛋白比值下降。

3. 无机盐 血浆中无机盐含量约为0.9%，主要以离子形式存在，以Na^+、Cl^-为主。这些离子对维持血浆晶体渗透压、酸碱平衡、神经与肌肉兴奋性等方面有着重要作用。

4. 非蛋白含氮化合物及其他成分 血浆中除蛋白质以外的含氮化合物总称为非蛋白含氮化合物。包括尿素、尿酸、肌酸、肌酐、氨基酸等，这些物质中所含的氮称为非蛋白氮（NPN）。正常人血液中NPN的含量为14~25mmol/L。血浆中的NPN是蛋白质和核酸的代谢产物，主要通过肾排出体外。因此测定血浆NPN含量，有助于了解蛋白质的代谢水平和肾的排泄功能。

（二）血细胞

血细胞包括红细胞、白细胞和血小板。取新采集的血液经抗凝处理后，装入比容管中3000转/min进行离心30min，由于血浆与血细胞的比重不同，离心沉淀后，血液被分为三层（图3-1）。比容管中，上层淡黄色的液体为血浆，中间层白色不透明的为白细胞和血小板，最下层深红色不透明的为红细胞。

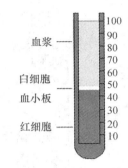

图3-1 血细胞比容示意图

血细胞在血液中所占的容积百分比称血细胞比容（hematocrit，HCT）。由于血液中红细胞约占血细胞总数的99%，所以血细胞比容可反映血液中红细胞的相对浓度。正常人的血细胞比容值是：成年男性40%~50%，成年女性37%~48%，儿童35%~49%，新生儿约为55%。血细胞比容增加多见于各种原因引起的血液浓缩、红细胞增多症；血细胞比容减少多见于贫血。

二、血量

血量（blood volume）是指人体全身血液的总量。血量包括大部分在心血管系统中快速循环流动的循环血量和小部分滞留在肝、肺、腹腔静脉及皮下静脉丛内的缓慢流动的储存血量。正常成人血量相当于体重的7%~8%，如一个体重为60kg的人，血量约为4.2~4.8L。血量相对恒定是维持正常机体生命活动的重要保证。如果血量不足，将导致血压下降，组织、器官血液供应不足，严重时可危及生命。

直通护考

患者刘某，患十二指肠溃疡，突然呕血，面色苍白，脉搏120次/分，血压60/45mmHg。医嘱输血400ml。给患者输血的目的是补充

A. 血红蛋白　　　　B. 血容量　　　　C. 凝血因子

D. 血小板　　　　　E. 抗体

参考答案：B

解析：患者主要是由于失血过多，引起低血容量休克，因此输血的目的主要是补充血容量，故选B。

三、血液的理化特性

1. 颜色　血液呈红色，主要取决于红细胞内血红蛋白的含氧量。动脉血中含氧合血红蛋白较多，呈鲜红色；静脉血中还原血红蛋白较多，呈暗红色。血浆因含有胆

红素而呈淡黄色。空腹时血浆清澈透明，进食后，摄入的脂类物质经小肠吸收入血，形成较多的血浆脂蛋白而使血浆变浑浊，从而妨碍血浆中一些成分检测的准确性。因此，临床上进行某些血液指标的检测，要求空腹采血。

2. 比重　正常人全血的比重为1.050~1.060，血浆的比重为1.025~1.030，红细胞的比重为1.090~1.092。全血的比重与红细胞的数量和血红蛋白的含量呈正相关关系。

3. 黏度　液体的黏度（viscosity）也称黏滞性，是由液体内部分子或颗粒间的摩擦力形成。温度37℃时，在体外与水相比，全血的相对黏度为4~5，血浆的相对黏度为1.6~2.4。温度不变时，全血的黏度主要取决于红细胞数量；血浆的黏度主要取决于血浆蛋白的含量。

4. 血浆酸碱度　正常人血浆pH为7.35~7.45。血浆pH的相对稳定依赖于血液中的缓冲物质和正常的肺、肾排泄功能。血浆中的缓冲对以$NaHCO_3/H_2CO_3$最重要，血液pH主要取决于该缓冲对。红细胞中的缓冲对以血红蛋白钾盐/血红蛋白最重要。当机体内酸性或碱性物质产生过多，超出血液缓冲对的缓冲能力，则会发生酸中毒（pH<7.35）或碱中毒（pH>7.45），严重者可危及生命。

5. 血浆渗透压　渗透压就是指溶液中溶质颗粒吸引水分子透过半透膜的能力。渗透压的高低与溶质颗粒数目的多少呈正比，与溶质的种类及颗粒的大小无关。渗透压越大，吸引水分子透过半透膜的能力就越强。血浆渗透压的形成及其生理意义（表3-1）。

表3-1　血浆渗透压的组成及其生理意义

血浆渗透压分类	组成	主要生理功能
血浆晶体渗透压	电解质、葡萄糖、尿素等小分子晶体物质，主要为NaCl	调节细胞内外的水平衡，维持血细胞的正常形态和功能
血浆胶体渗透压	血浆蛋白等胶体物质，主要为白蛋白	调节血管内外的水平衡，维持正常血容量

（1）血浆渗透压的形成和正常值　血浆渗透压根据形成溶质的不同分成：血浆晶体渗透压和血浆胶体渗透压。血浆晶体渗透压（crystalloid osmotic pressure）是由血浆中的电解质、葡萄糖、尿素等小分子晶体物质形成，80%由NaCl构成。血浆胶体渗透压（colloid osmotic pressure）是由血浆蛋白质形成的，主要由血浆白蛋白构成。正常血浆渗透压约为300mOsm/L，相当于770kPa（5790mmHg），其中血浆晶体渗透压为298.5mOsm/L，血浆胶体渗透压为1.5mOsm/L，因而血浆晶体渗透压占血浆渗透压的绝大部分。

临床或生理实验使用的各种溶液中，渗透压与血浆渗透压相近的溶液称为等渗溶液（如0.9%NaCl溶液和5%葡萄糖溶液）。高于血浆渗透压的溶液则称为高渗溶液；低于血浆渗透压的溶液则称为低渗溶液。

（2）血浆渗透压的生理作用　因为红细胞膜和毛细血管壁是具有不同通透性的半透膜，所以血浆晶体渗透压和胶体渗透压表现出不同的生理作用（图3-2）。

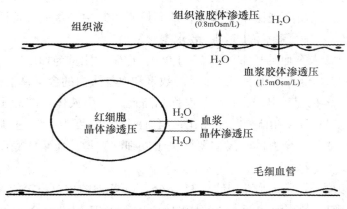

图3-2 血浆晶体渗透压与胶体渗透压作用示意图

生理情况下，晶体物质绝大多数不易透过细胞膜，形成的晶体渗透压基本相等，红细胞可以保持正常的大小和形态；但细胞膜内、外两侧的浓度改变，将会影响血细胞的正常形态和功能。如在高渗溶液中，红细胞内的水分将渗出而使红细胞发生皱缩；在低渗溶液中，水将渗入红细胞内而使胞体逐步胀大甚至破裂，血红蛋白逸出，称为溶血。

生理情况下，血浆晶体物质能够自由通过毛细血管壁，因此血浆中晶体物质的浓度与组织液中的浓度几乎相等，晶体渗透压也基本相等。可见，血浆晶体渗透压对毛细血管内外水的分布不发生显著影响。因为血浆蛋白不能透过毛细血管壁，血浆中的蛋白含量多于组织液中的蛋白含量，血浆胶体渗透压高于组织液胶体渗透压，所以血浆胶体渗透压吸引组织液中的水分进入毛细血管，维持血容量的相对稳定。如肝、肾功能异常或营养不良等原因导致血浆蛋白（主要是白蛋白）降低，使血浆胶体渗透压下降，组织液回流减少而滞留于组织间隙，导致水肿和血浆容量降低。

第二节　血　细　胞

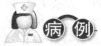

患者，女，25岁，面色苍白，疲乏无力，头晕，心悸气短，最近月经量过多，时间长。入院后查血常规：Hb45g/L，RBC2.0×10^{12}/L。白细胞及血小板正常，血涂片见红细胞大小不等，以小细胞为主，中心染色过浅。

讨论并分析下列问题：

1. 患者有可能出现了什么问题？是什么原因导致？

2. 作为护士，你嘱咐患者日常饮食中应有哪些注意事项？

一、红细胞

（一）红细胞的数量和功能

1. 红细胞是血液中数量最多的血细胞 一般用1L血液中红细胞的个数来表示红细胞的数量。据统计，我国成年男性红细胞正常值为（4.0~5.5）×10^{12}/L，血红蛋白浓度为120~160g/L；成年女性为（3.5~5.0）×10^{12}/L，血红蛋白浓度为110~150g/L。红细胞数量和血红蛋白浓度受性别、年龄、生活环境、机体功能状态等多方面的影响。如高原居民高于平原居民，经常参加劳动和体育锻炼的人红细胞数相对较高。若血液中红细胞数量或血红蛋白浓度低于正常值，称为贫血（anemia）。

2. 红细胞的主要功能是运输氧气和二氧化碳 此外，对血液中酸碱物质有一定的缓冲作用。近年发现红细胞还具有免疫功能。这些功能都是依靠血红蛋白来实现的。如果红细胞破裂溶血，血红蛋白逸出，其生理功能丧失。

（二）红细胞的生理特性

1. 红细胞的渗透脆性 渗透脆性（osmotic fragility）是指红细胞在低渗溶液中发生膨胀破裂的特性。红细胞在等渗的0.9%NaCl溶液中可保持其正常形态和大小；在0.6%~0.8%NaCl溶液中可吸水膨胀成球但不破裂；在0.42%NaCl溶液中开始出现溶血，在0.35%的NaCl溶液中则完全溶血。红细胞对低渗溶液的抵抗力可用渗透脆性表示。红细胞的渗透脆性大，说明红细胞对低渗溶液的抵抗力小；反之，抵抗力大。生理情况下，衰老红细胞对低渗盐溶液的抵抗力低，即脆性高；而初成熟的红细胞抵抗力高，即脆性低。测定红细胞渗透脆性有助于某些疾病的诊断，如某些溶血性贫血患者的红细胞渗透脆性增大，而巨幼细胞贫血患者的红细胞渗透脆性减小。

2. 红细胞的悬浮稳定性 悬浮稳定性（suspension stability）指的是红细胞能相对稳定地悬浮于血浆中不易下沉的特性。红细胞的悬浮稳定性的大小可以用红细胞沉降率（erythrocyte sedimentation rate，ESR）表示，简称血沉。红细胞沉降率是将抗凝血注入有刻度的血沉管内垂直静置，以红细胞在第1h末下沉的高度表示红细胞沉降的速度，即血沉管上部出现的血浆毫米数。红细胞沉降率越大，表示红细胞的悬浮稳定性越小。用魏氏长管法检测，正常成年男性的血沉为0~15mm/h，成年女性的血沉为0~20mm/h。红细胞悬浮稳定性的大小与红细胞是否易于叠连有关。红细胞叠连是指许多红细胞彼此凹面相贴重叠在一起。红细胞叠连后，使红细胞的悬浮稳定性减小。红细胞是否易于发生叠连主要决定于血浆的成分变化，而不是红细胞本身。测定ESR对某些疾病的诊断和病情变化有一定的临床参考价值，如发热、活动性肺结核、风湿热等疾病都可使血沉明显增快。

（三）红细胞的生成与破坏

1. 红细胞的生成 在成人，红骨髓是生成红细胞的唯一场所；铁和蛋白质是合成血红蛋白的主要原料；叶酸和维生素B$_{12}$在红细胞分裂和成熟过程中起了非常重要的作用（表3-2）。

表3-2 红细胞生成的条件及临床意义

红细胞的生成		临床意义
生成部位	红骨髓	再生障碍性贫血
造血原料	（1）Fe^{2+} 内源性：红细胞破坏后释放出来（20~25mg/d） 外源性：来自食物（1mg/d）	缺铁性贫血
	（2）蛋白质 来源于食物	营养不良性贫血
成熟因子	（1）叶酸 为合成DNA前身物质的辅酶，缺乏时DNA合成障碍，细胞核分裂障碍	巨幼细胞贫血
	（2）维生素B_{12} 它能增加叶酸在体内的吸收利用而间接促进DNA合成	

2. 红细胞生成的调节 红细胞的生成主要受促红细胞生成素（erythropoietin，EPO）与性激素的调节。

（1）促红细胞生成素 肾是产生EPO的主要部位。贫血、缺氧或肾血流量减少等因素都可促进肾脏合成和分泌EPO。EPO促进红细胞的增殖、分化、成熟和释放，使血中成熟红细胞增加，提高血液的运氧能力。

（2）性激素 雄激素可直接刺激骨髓造血细胞，促进红细胞生成；还可通过刺激EPO产生，间接促进红细胞生成。而雌激素却抑制红细胞的生成。两种激素对红细胞生成起不同的调节效应，也许是成年男性红细胞数量高于女性的原因之一。

直通护考

患儿面色蜡黄，手有震颤，血红细胞$3×10^{12}$/L，血红蛋白80g/L，血片中红细胞形态大小不等，以大红细胞为多，首先考虑

A. 营养性缺铁性贫血　　　B. 营养性巨幼细胞贫血

C. 营养性混合性贫血　　　D. 生理性贫血

E. 溶血性贫血

参考答案：B

解析：营养性巨幼细胞贫血是由于维生素B_{12}和（或）叶酸缺乏所致的一种大细胞贫血，临床特点有红细胞体积变大，骨髓中出现巨幼红细胞等，用维生素B_{12}和（或）叶酸治疗有效。

患者，男性，46岁，患尿毒症2年。血常规提示RBC $2.35×10^{12}$/L，导致该患者贫血的最主要原因是

A. 出血　　B. 低蛋白　　C. 促红细胞生成素缺乏

D. 缺铁　　E. 叶酸缺乏

参考答案：C

解析：尿毒症见于肾功能衰竭，而肾脏是产生促红细胞生成素的部位，故此患者发生贫血的最主要原因是促红细胞生成素缺乏，选C。

3. 红细胞的破坏 正常人红细胞的平均寿命约为120天。衰老或受损的红细胞的变形能力减退而脆性增加，在通过肝、脾、骨髓时，衰老的红细胞被巨噬细胞吞噬而破坏。脾是红细胞破坏的主要场所。

二、白细胞

（一）白细胞的数量和分类

正常成人白细胞总数为（4.0~10.0）× 10^9/L，白细胞是无色、有核的血细胞。根据胞浆中是否含有颗粒，可将白细胞分为有粒白细胞和无粒白细胞（表3-3）。

表3-3 白细胞分类及其主要生理作用

有无颗粒	分类	百分比	主要生理功能
有粒白细胞	中性粒细胞	50%~70%	吞噬细菌和异物，尤其是入侵的化脓性细菌
	嗜酸粒细胞	1%~4%	限制嗜碱粒细胞和肥大细胞在Ⅰ型超敏反应的作用；参与对蠕虫的免疫反应
	嗜碱粒细胞	0~1%	参与Ⅰ型超敏反应
无粒白细胞	单核细胞	3%~8%	吞噬细胞；识别和杀伤肿瘤细胞；参与免疫
	淋巴细胞	20%~40%	T淋巴细胞参与细胞免疫；B淋巴细胞参与体液免疫；NK细胞是机体天然免疫的重要执行者

（二）白细胞的功能

1. 中性粒细胞 中性粒细胞是血液中主要的吞噬细胞，具有较强的变形游走能力和吞噬能力。当细菌入侵或组织坏死时，中性粒细胞在炎症区域产生的趋化物质作用下，自毛细血管渗出，通过趋化移动、识别黏附、吞噬消化等步骤消灭细菌。在非特异性免疫中，中性粒细胞是机体抵抗病原微生物尤其是化脓性细菌入侵的第一道防线。临床上白细胞总数和中性粒细胞比例增高的患者，往往提示为化脓性细菌感染。

2. 嗜酸粒细胞 嗜酸粒细胞不仅可以限制嗜碱粒细胞和肥大细胞在Ⅰ型超敏反应的作用，还可黏附于多种蠕虫的幼体上，释放多种酶类损伤幼虫虫体。当机体发生过敏反应和寄生虫感染时，常伴有嗜酸粒细胞增多。

3. 嗜碱粒细胞 嗜碱粒细胞的碱性染色颗粒中含有肝素、组胺和过敏性慢反应物质等。肝素具有抗凝血作用，有利于保持血管的通畅，使吞噬细胞能够到达抗原入侵部位而将其破坏。组胺和过敏性慢反应物质可使毛细血管通透性增加，引起局部充血水肿，并使支气管平滑肌收缩，从而引起荨麻疹、哮喘等Ⅰ型超敏反应症状。近年来的研究显示，嗜碱粒细胞还在机体抗寄生虫免疫应答中起重要作用。

4. 单核细胞 从骨髓进入血液的单核细胞是尚未成熟的细胞，吞噬能力较弱。单核细胞在血液停留2~3天后迁移入组织中，发育成巨噬细胞，具有比中性粒细胞更强的吞噬能力，可大量吞噬各种病原微生物、衰老和死亡的细胞，识别和杀伤肿瘤细胞、病毒感染的细胞，参与激活淋巴细胞的特异性免疫功能。

5. 淋巴细胞 淋巴细胞分为T淋巴细胞、B淋巴细胞和NK细胞三类。T细胞主要参与细胞免疫；B细胞主要参与体液免疫；NK细胞主要参与机体天然免疫，具有抗肿瘤、抗感染和免疫调节作用。

> **直通护考**
>
> 血常规检查指标中提示炎症的是
>
> A. 红细胞　　　　B. 中性粒细胞
>
> C. 淋巴细胞　　　D. 血小板
>
> E. 单核细胞
>
> 参考答案：B
>
> **解析：** 中性粒细胞病理性增多常见于急性感染，尤其是化脓性感染。

三、血小板

（一）血小板的数量和功能

血小板是骨髓中成熟的巨核细胞胞浆脱落下来的具有生物活性的无核小块细胞，平均寿命7~14天。正常成人血小板数量为（100~300）×10^9/L，进食、运动、妊娠及缺氧可使血小板增多，女性月经期血小板减少。

血小板具有维持血管壁结构完整性、促进止血和凝血的作用。当血小板减少到50×10^9/L以下时，患者的毛细血管壁脆性增加，出现皮肤、黏膜出血，甚至紫癜，临床称为血小板减少性紫癜。

（二）血小板的生理特性

1. 黏附 血小板与非血小板表面的黏着称为血小板黏附（platelet adhesion）。当血管内皮细胞受损时，流经此血管的血小板被血管内皮下组织表面激活，立即黏附于损伤处暴露出来的胶原纤维上。

2. 释放 血小板受刺激后，将其颗粒中的ADP、5-羟色胺、儿茶酚胺和血小板因子等活性物质排出的过程称为血小板释放（platelet release）。血小板释放的物质可进一步促进血小板活化、聚集，加速止血过程。

3. 聚集 血小板与血小板之间的相互黏着，称为血小板聚集（platelet aggregation）。聚集可分两个时相，第一时相由受损组织释放ADP引起，发生迅速，为可逆性聚集；第二时相由血小板释放内源性ADP引起，发生缓慢，为不可逆性聚集。

4. 收缩 血凝块中的血小板将伪足伸入血纤维网中，通过收缩蛋白收缩，使血凝块收缩，形成坚固的止血栓。

5. 吸附 血小板表面可吸附多种凝血因子，使血管破损部位局部的凝血因子浓度显著增高，利于破损处血液凝固和生理止血。

> **考点提示**
>
> 血细胞是执业护士考核的重点内容。红细胞的数量和血红蛋白的浓度，红细胞生成的部位、原料、成熟因子、红细胞生成的调节，各类白细胞的生理功能，血小板的功能等知识点常以各种题型出现。

第三节 生理性止血

一、生理性止血

正常情况下，小血管受损后引起的出血，在几分钟内就会自行停止，这种现象称为生理性止血（physiological hemostasis）。生理性止血是机体重要的保护机制之一。临床上常用小针刺破耳垂或指尖，使血液自然流出，然后测定出血延续的时间，这段时间称为出血时间（bleeding time），正常值为1~4min。测定出血时间可以了解生理性止血过程是否正常。

生理性止血过程主要包括血管收缩、血小板血栓形成和血液凝固三个过程，三个过程相继发生并相互重叠、密切相关。血管收缩，即由损伤性刺激引起反射性的局部缩血管反应，同时血小板发生释放反应，释放缩血管物质，引起受损血管进一步收缩；血小板血栓形成，即血小板黏附、聚集在受损血管暴露出来的胶原组织上，形成松软的血小板栓子堵塞血管破损处，实现初步止血；血液凝固，即凝血系统被激活，血浆中的纤维蛋白原转变为纤维蛋白多聚体，血小板通过吸附许多凝血因子，增加局部凝血因子的浓度，从而加速血液凝固过程（图3-3）。

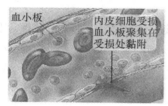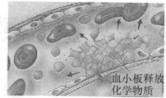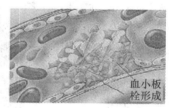

图3-3 生理性止血过程示意图

二、血液凝固

血液凝固（blood coagulation）是指血液由流动的液体状态变成不能流动的凝胶状态的过程。其实质就是血浆中的可溶性纤维蛋白原转变为不溶性纤维蛋白的过程。纤维蛋白相互交织成网，把血细胞和血液的其他成分网罗在内，形成血凝块。血液凝固后，血凝块发生回缩析出的淡黄色液体，称为血清（serum）。血清与血浆的区别在于，前者缺乏纤维蛋白原和血凝过程中消耗的其他凝血因子，但又增添了少量凝血时由血管内皮细胞和血小板释放出来的物质。

（一）凝血因子

血浆与组织中直接参与血液凝固的物质统称为凝血因子（blood clotting factor）。目前已知的凝血因子主要有14种，其中按国际命名法依其发现的先后次序以罗马数字编号的有12种，即凝血因子Ⅰ~ⅩⅢ（因子Ⅵ就是血清中活化的因子Ⅴ），见表3-4。此外还有前激肽释放酶、高分子激肽原等都直接参与凝血过程。

表3-4　国际命名法编号的凝血因子

因子编号	同义名	因子编号	同义名
I	纤维蛋白原	VIII	抗血友病因子
II	凝血酶原	IX	血浆凝血激酶
III	组织因子	X	斯图亚特因子
IV	钙离子	XI	血浆凝血激酶前质
V	前加速素	XII	接触因子
VII	前转变素	XIII	纤维蛋白稳定因子

上述凝血因子具有以下特征：

（1）除因子 III 存在于组织外，其余因子均存在于血浆中。

（2）除因子 IV（Ca^{2+}）和血小板的磷脂外，其余因子均属于蛋白质。

（3）这些凝血因子绝大部分是以无活性的酶原形式存在，如因子 II、IX、X、XI、XII，被激活后才有活性。被激活的因子，则在原罗马数字的右下角标注"a"，来表示为"活性型"凝血因子，如 V a。

（4）因子 II、VII、IX、X 都是在肝脏合成的，且需维生素K参与其合成过程。如肝功能损害或维生素K缺乏，常导致凝血功能障碍而有出血倾向。

直通护考

严重肝脏疾病应该补充下列哪种营养元素

A. 维生素A　　B. 维生素K　　C. 维生素E

D. 维生素B　　E. 维生素B_{12}

参考答案：B

解析： 严重肝脏疾病时往往伴有凝血功能的异常，导致牙龈，黏膜部位出血，所以应当补充维生素K以改善凝血。故选B。

（二）血液凝固的过程

血液凝固是一系列凝血因子相继激活生成凝血酶，最终使纤维蛋白原变为纤维蛋白的过程。据此，血液凝固分为三大基本步骤：凝血酶原激活物的形成；凝血酶的形成；纤维蛋白的形成（图3-4）。

1. 凝血酶原激活物的形成　凝血酶原激活物是因子 X a 与 V、Ca^{2+}、PF_3共同形成的复合物。根据启动方式和参与的凝血因子的不同，可分为内源性凝血和外源性凝血两条途径（表3-5，图3-5）。

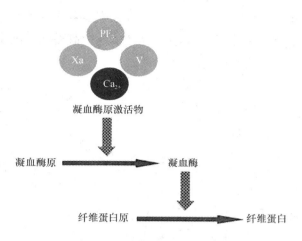

图3-4　血液凝固的基本步骤

表3-5　内源性激活途径和外源性激活途径的共同点和异同点

凝血酶原激活物的形成	异同点	共同点
内源性激活途径	参与的凝血因子全部来自血液；始动因子为凝血因子Ⅻ；反应的步骤多，时间长	共同激活因子 X→Xa
外源性激活途径	来源于组织的组织因子参与；始动因子为凝血因子Ⅲ；反应的步骤少，时间短	

2. 凝血酶的形成　内源性途径或外源性途径形成的凝血酶原激活物可激活凝血酶原Ⅱ，使之成为具有活性的凝血酶Ⅱa。凝血酶的主要作用是使纤维蛋白原转变为纤维蛋白。

3. 纤维蛋白的形成　凝血酶能迅速将纤维蛋白原激活为纤维蛋白单体。在Ca^{2+}、Ⅻa的作用下，纤维蛋白单体变为牢固的不溶性的纤维蛋白多聚体，纤维蛋白多聚体交织成网，网罗血细胞，形成血凝块（图3-5）。

凝血过程是一个正反馈，一经触发，反应迅速，直到血液凝固。临床上常用小针刺破耳垂或指端，血液流出血管到出现纤维蛋白细丝所需的时间称为凝血时间，正常值为2~8min。测定凝血时间可以了解凝血因子的量和功能是否正常。

（三）抗凝系统

正常情况下，血管内血液能保持流体状态而不发生凝固。在生理性止血时，凝血也只限于受损血管的局部。原因在于：血管内皮光滑，内源性凝血不易启动，血液中无因子Ⅲ，外源性凝血也不会启动；血流速度快，血小板不易黏附聚集，少量活化凝血因子可被血流冲走稀释，并被血浆中的抗凝物质灭活和被单核-吞噬细胞吞噬；正常血液中含有抗凝物质。

机体主要的抗凝系统有细胞抗凝系统和体液抗凝系统。细胞抗凝系统主要通过单核-吞噬细胞系统对凝血因子的吞噬灭活作用，血管细胞内皮细胞的抗血栓形成作用，限制血液凝固的形成和发展；体液抗凝系统包括抗凝血酶Ⅲ、肝素、蛋白质C系统和组织因子途径抑制物（TFPI）。本节仅介绍其中最重要的抗凝物质：抗凝血酶Ⅲ和肝素。

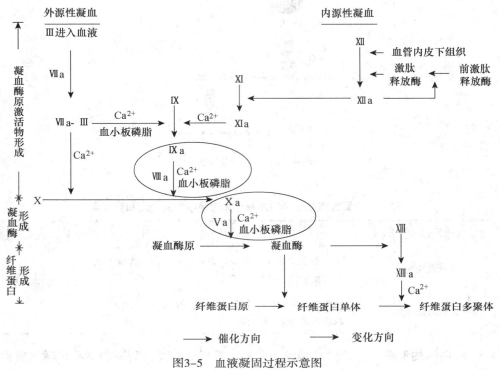

图3-5　血液凝固过程示意图

1. 抗凝血酶Ⅲ　抗凝血酶Ⅲ由肝和内皮细胞产生的一种丝氨酸蛋白酶抑制物，其与肝素结合，抗凝作用可增强2000倍。抗凝血酶Ⅲ通过封闭凝血因子的活性中心达到抗凝目的。

2. 肝素　肝素是一种酸性黏多糖，主要由肥大细胞和嗜碱粒细胞合成。肺、心、肝、肌肉等组织中含量丰富，生理状态下血浆中几乎不含肝素。肝素主要通过增强抗凝血酶的活性达到抗凝血目的，临床上广泛应用于防治血栓性疾病。

二、纤维蛋白溶解

纤维蛋白被分解液化的过程称为纤维蛋白溶解（fibrinolysis），简称纤溶。纤溶系统包括四种成分：纤维蛋白溶解酶原（纤溶酶原）、纤维蛋白溶解酶（纤溶酶）、纤溶酶原激活物和纤溶抑制物（图3-6）。纤溶过程大致分两个阶段：第一阶段是纤溶酶原的激活，第二阶段是纤维蛋白（或纤维蛋白原）的降解。

1. 纤溶酶原的激活　纤溶酶原是一种单链糖蛋白，它经各种纤溶酶原激活物的作用被激活成为纤溶酶。纤溶酶原激活物按其来源的不同主要分为三类：血管内激活物，由血管内皮细胞合成和释放入血液；组织激活物，广泛存在各组织中。其在组织修复、伤口愈合过程中，在血管外促进纤溶。子宫、前列腺、甲状腺和肺等组织中所含组织激活物较多，故这些器官手术时容易发生渗血；活化的Ⅻ，可使血浆中无活性的前激肽释放酶激活成激肽释放酶，激肽释放酶能激活纤溶酶原转变为纤溶酶。

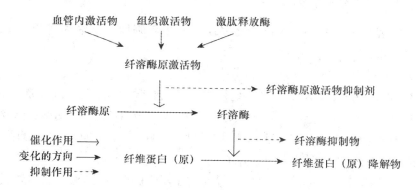

图3-6 纤维蛋白溶解过程示意图

2. 纤维蛋白、纤维蛋白原的降解 纤溶酶是血浆中活性最强的蛋白酶，逐步将纤维蛋白或纤维蛋白原分子水解为许多可溶于水的小肽，统称为纤维蛋白降解产物（FDP）。这些降解通常不再发生凝固，其中部分小肽还有抗凝血的作用。

3. 纤溶抑制物 血液中纤溶抑制物按其作用环节主要分为两类：一类是纤溶酶原激活物的抑制剂，抑制纤溶酶原的激活；另一类是抗纤溶酶，可抑制纤溶酶、凝血酶、激肽释放酶等多种酶的活性。

 护理应用

医疗实践中，常采取一些措施来加速血液凝固。如外科手术时，常用温热盐水纱布压迫止血，这主要是由于纱布作为异物可激活Ⅻ因子，启动内源性凝血途径，纱布的网眼可促进血小板的黏附、聚集、解体和释放；温水可提高酶的活性，使血液凝固加速。术前注射维生素K可促进肝内Ⅱ、Ⅶ、Ⅸ、Ⅹ凝血因子的合成，以利于止血。

生理状态下，血凝和纤溶处于动态平衡状态。既能保证出血时有效止血，又能保证血管通畅，血流正常运行。

第四节 血型与输血

一、血型与红细胞凝集

血型（blood group）是指红细胞膜上特异性抗原的类型。血型鉴定是输血和组织、器官移植成败的关键，对法医学和人类学的研究具有重要的价值。

将血型不相容的两个人的血液滴加在玻片上并使之混合，则红细胞可凝集成簇，这一现象称为红细胞凝集。红细胞凝集的本质是抗原–抗体反应。红细胞膜上抗原的特异性取决于其抗原决定簇，这些抗原在凝集反应中称为凝集原；能与红细胞膜上的凝集原起反应的特异抗体则称为凝集素。

二、医学上重要的血型系统

目前已发现29个不同的红细胞血型系统，其中与临床关系最为密切的是ABO血型系统和Rh血型系统。

（一）ABO血型系统

1. ABO血型的分型　ABO血型系统是根据红细胞膜上是否存在A抗原和B抗原，将血液分为四型。红细胞膜上只含A抗原则为A型；只含有B抗原则为B型；既含有A抗原又含有B抗原则为AB型；A和B两种抗原均无则为O型。血清中天然产生的抗体（凝集素）包括抗A抗体和抗B抗体两种（表3–6）。

2. ABO血型鉴定　正确鉴定血型是保证输血安全的前提。临床上，常用抗A与抗B抗体检测红细胞膜上的抗原来确定血型。

表3–6　ABO血型系统的分型

血型	红细胞上的抗原（凝集原）	血清中的抗体（凝集素）
A型	A	抗B
B型	B	抗A
AB型	A和B	无
O型	无	抗A和抗B

（二）Rh血型系统

1. Rh血型的分型　Rh血型系统是红细胞血型中最复杂的一个系统，最先发现于恒河猴（Rhesus monkey）的红细胞而得名。现已发现与临床密切相关的有 C、c、D、E、e五种抗原，其中D抗原的抗原性最强，通常将红细胞表面有D抗原的称为Rh阳性，无D抗原的称为Rh阴性。

2. Rh血型系统的特点及临床意义

（1）输血反应　人的血清中不存在能与Rh抗原起反应的抗Rh的天然抗体。Rh阴性者只有接受Rh阳性者的血液后，才可刺激机体产生抗Rh抗体。临床上，Rh阴性者第一次接受Rh阳性供血者的血液时，一般不会发生明显的输血反应，但在第二次或多次输入Rh阳性血液时，即可出现红细胞凝集，发生输血反应。

（2）母婴血型不合　Rh抗体的主要成分是IgG，其分子量较小，能透过胎盘。临床上，Rh阴性血型的母亲，在第一次妊娠期中，若胎儿为Rh阳性血型，胎儿红细胞因某种原因进入母体（如在分娩时，胎盘剥离过程中可能有胎儿红细胞进入母体），母体可产生抗Rh的抗体。当此母亲再次妊娠Rh阳性胎儿时，血液中抗Rh的抗体可通过胎盘进入胎儿体内，可使Rh阳性血型的胎儿发生新生儿溶血。

在我国各族人民中，汉族和其他大部分民族中，Rh阳性血型的人约占99%，Rh阴性血型的人只占1%左右。在某些少数民族中，Rh阴性血型的人较多，如苗族为12.3%，塔塔尔族为15.8%，布依族和乌孜别克族为8.7%。因此在少数民族地区从事临床工作者应对Rh血型的问题予以高度重视。

三、输血原则

输血遵循的根本原则是避免输血过程中发生红细胞凝集反应。输血最好采用同型输血，即使在ABO系统血型相同的人之间进行输血，输血前也必须进行交叉配血试验（cross-match test）。交叉配血试验分为主侧配血和次侧配血（图3-7）。即供血者的红细胞混悬液和受血者的血清相混合，称为交叉配血主侧；受血者的红细胞混悬液与供血者的血清相混合，称为交叉配血次侧。如果主侧和次侧配血

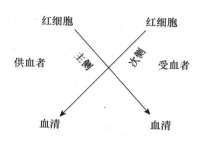

图3-7　交叉配血实验示意图

均无凝集反应，即为配血相合，可以进行输血；如果主侧配血有凝集反应，则为配血不合，绝对不能输血；如果主侧配血不发生凝集反应，而次侧配血发生凝集反应，见于异型输血，只能在应急情况下少量缓慢输血，并密切注意观察有无输血反应。

随着医学和科学技术的进步，目前输血疗法已经从原来的输全血发展到成分输血，如红细胞、粒细胞、血小板或血浆，根据需要进行输血。成分输血的优点可增强治疗的针对性，减少不良反应，节约血源。

小　结

血液是由血浆和血细胞组成，是内环境中最活跃的部分。血液具有运输、防御与保护、缓冲与调节、生理性止血等功能。血细胞在血液中所占的容积百分比，称为血细胞比容。人体血量相对恒定，是维持机体正常生命活动的重要保证。血浆渗透压由晶体渗透压和胶体渗透压两部分组成。血浆晶体渗透压在调节细胞内外的水平衡，维持血细胞的正常形态和功能中起重要作用；血浆胶体渗透压在调节血管内外的水平衡，维持血容量中起重要作用。血细胞包括红细胞、白细胞和血小板。红细胞通过血红蛋白运输O_2和CO_2，且可缓冲酸碱度；白细胞的主要功能是通过吞噬及免疫反应，抵抗外来微生物对机体的损害，实现对机体的保护和防御功能；血小板在生理性止血中发挥重要作用。血液由流动的液体状态变成不能流动的凝胶状态的过程称为血液凝固。血液中有多种凝血因子，通过内、外源凝血途径引起凝血，凝血过程分为凝血酶原激活物的形成，凝血酶的形成，纤维蛋白的形成三个阶段。人体还存在抗凝系统和纤维蛋白溶解系统，保证血流通畅。输血是临床上保障患者血量相对恒定的重要治疗方法，而这一方法与血型密切相关。人类红细胞血型中重要的是ABO血型系统和Rh血型系统。输血时应遵循尽量同型输血和每次输血前要进行交叉配血实验的原则。

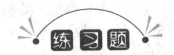

A₁型题

1. 下列溶液中属于等渗溶液的是
    A. 5%葡萄糖溶液　　　　　B. 0.1%NaCl溶液　　　　　C. 5%葡萄糖盐水
    D. 2%尿素溶液　　　　　　E. 9%NaCl溶液

2. 血细胞比容是指血细胞
    A. 占血液的容积之比　　　B.占血浆容积之比　　　　C. 占血液的质量之比
    D. 占白细胞容积之比　　　E. 与血管容积之比

3. 成年男性正常的血红蛋白参考值为
    A. 100~140g/L　　　　　B. 110~150g/L　　　　　C. 120~160g/L
    D. 140~170g/L　　　　　E. 170~200g/L

4. 进入血液循环后，红细胞正常寿命约为
    A. 40天　　　B. 60天　　　C. 80天　　　D. 100天　　　E. 120天

5. 在为患者大量输入库存血后易导致出血倾向的发病机制是
    A. 血中血小板破坏　　　　B. 血钙降低　　　　　　C. 酸性增高
    D. 钾离子浓度增高　　　　E. 15%氯化钾

6. 机体化脓性细菌感染时，血中增多的白细胞主要是
    A. 中性粒细胞　　　　　　B. 嗜酸粒细胞　　　　　C. 单核细胞
    D. 淋巴细胞　　　　　　　E. 嗜碱粒细胞

7. 影响血管内外水分分布的主要因素是
    A. 血浆晶体渗透压　　　　B. 组织液晶体渗透压　　C. 血浆的黏滞性
    D. 血浆胶体渗透压　　　　E. 以上都不对

8. 调节红细胞生成的主要体液因素
    A. 雄激素　　　　　　　　B. 红细胞提取物　　　　C. 促红细胞生成素
    D. 雌激素　　　　　　　　E. 以上都不对

9. 可加强抗凝血酶Ⅲ活性的物质是
    A. 枸橼酸钠　　B. 草酸钾　　C. 维生素K　　D. 肝素　　E. Ca²⁺

10. 血液凝固所分离出的淡黄色液体称
    A. 血清　　B. 血浆　　C. 体液　　D. 细胞外液　　E. 细胞内液

11. 维生素K参与部分凝血因子的合成，当维生素K缺乏时，可能引起
    A. 因子Ⅱ、Ⅺ、Ⅹ、Ⅴ缺乏　　　　　　B.因子Ⅱ、Ⅶ、Ⅸ、Ⅹ缺乏
    C. 因子Ⅱ、Ⅸ、Ⅹ、Ⅴ缺乏　　　　　　D.因子Ⅱ、Ⅺ、Ⅹ、Ⅻ缺乏

E. 因子 I 、IX 、X 、V 缺乏

12.献血者血型为A型，经交叉配血实验，主侧不凝集，次侧凝集，受血者血型为

　　A. B型　　　　B. AB型　　　　C. O型　　　　D. A型　　　　E. A型或B型

B₁型题

　　A. 骨髓的造血功能障碍　　　B.促红细胞生成素减少　　　C.维生素B₁₂或叶酸缺乏

　　D. 机体缺铁　　　　　　　　E. 脾功能亢进

13. 引起再生障碍性贫血的原因是

14. 引起小细胞低色素性贫血的原因是

15. 引起巨幼细胞贫血的原因是

　　A. Ca²⁺　　　B. Ⅷ因子　　　C. Ⅲ　　　　D. Ⅻ　　　　E. Ⅶ

16. 血液凝固各阶段都不可缺少的凝血因子是

17. 外源性凝血启动因子是

18. 抗血友病因子是

　　A. 吞噬作用　　　　　　　B. 生理性止血　　　　　　C. 细胞免疫

　　D. 体液免疫　　　　　　　E. 运输O₂、CO₂

19. 中性粒细胞、单核细胞的主要作用

20. 红细胞的生理作用

（何亚琼）

第四章 血液循环

要点导航

◎**学习要点**

心动周期；衡量心脏泵血功能指标；心室肌细胞、窦房结细胞动作电位特点；窦性心律；第一心音和第二心音的形成、特点和意义；心肌的兴奋性的变化；期前收缩及代偿间歇；动脉血压的概念、正常值、形成原理及影响因素；中心静脉压；微循环功能；心脏的神经支配（心迷走神经和交感神经）及其递质和受体；血管的神经支配（交感缩血管神经的作用）；压力感受性反射的反射弧及生理意义。

◎**技能要点**

人体心电图测量-12导联：肢体导联（标准导联：Ⅰ、Ⅱ、Ⅲ。加压单级肢体导联：aVR、aVL、aVF）和胸导联：V_{1-6}导联；血压测量-常用右上肢肱动脉血压代表人体动脉血压。

第一节　心脏的生物电活动

心脏通过节律的收缩和舒张来推动血液在心脏和血管间按一定方向周而复始的流动，称之为血液循环（blood circulation），血液的单向流动主要依靠房室瓣和动脉瓣的完整（图4-1）。心脏的主要生理功能是泵血。心脏可通过节律性收缩与舒张，将压力较低的静脉中血液抽吸回心脏，并将血液射出压力较高的动脉以实现其泵血功能。正常成人安静时，心脏每分钟可泵出的血液量为5L左右。

一、心肌的生物电现象

根据组织学和电生理学的特性，可粗略地将心肌细胞分为两大类：一类是普通的心肌细胞，包括心房肌和心室肌，含丰富肌原纤维，主要执行心肌收缩的功能，故又称之为工作细胞（work cardiac cell）。这类细胞还具有兴奋性和传导性，但不具有自动产生节律性兴奋能力，属于非自律细胞。另一类是一些特殊分化的心肌细胞，其组成心脏的特殊传导系统，虽然这类细胞基本上没有收缩能力，但具有自动产生节律性兴奋的能力，称之为自律细胞（rhythmic cardiac cell）。

由自律细胞构成的特殊传导系统包括窦房结、房室交界区（可分为房结区、结区和结希区）、房室束和浦肯野纤维（图4-2）。下面以心室肌细胞和窦房结P细胞为例，说明心肌生物电现象。

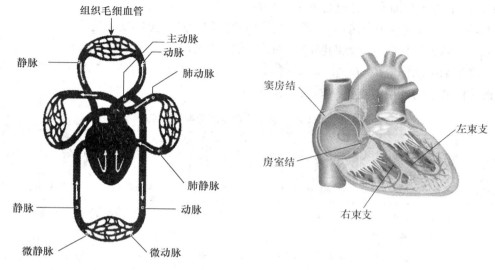

图4-1 体液循环示意图　　　　　图4-2 心脏的特殊传导系统

（一）心室肌细胞的跨膜电位及形成机制

1. 静息电位　心室肌细胞的静息电位约为-90mV。其形成主要是K^+外流所形成的K^+电-化学平衡电位。与神经细胞、骨骼肌细胞静息电位形成机制基本相同。

2. 动作电位　心室肌细胞动作电位较神经细胞和骨骼肌细胞复杂，持续的时间长，动作电位升支与降支不对称，可分为0、1、2、3、4共5个时期（图4-3）。

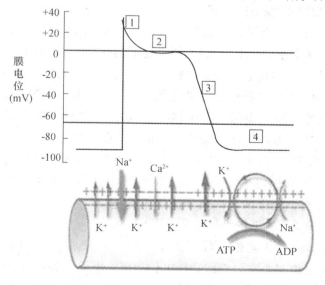

图4-3 心肌细胞动作电位及主要离子流示意图

（1）0期（去极化过程）　其形成的机制与神经纤维相似。钠通道激活与失活都非常迅速，故称之为快Na⁺通道，它可被河豚毒素选择性阻断。

（2）1期（快速复极初期）　0期去极化和1期去极化速度都很快，构成峰电位。

（3）2期（平台期）　此期膜电位基本停滞于0mV水平，因而称之为平台期（plateau）。这是心室肌细胞动作电位的主要特征。

（4）3期（快速复极末期）　膜内电位由数值向静息电位恢复的过程。

（5）4期（静息期）　此期膜的"钠泵"和Na^+-Ca^{2+}交换活动加强。

心房肌细胞动作电位与心室肌基本相似，但时程较短，约为150~200ms。现将心室肌细胞动作电位的各期特点小结如下（表4-1）。

表4-1　心室肌细胞动作电位的分期和特点

动作电位时程		电位变化（mV）	历时（ms）	形式机制
去极化过程	0期	由-90→+30	1~2	Na^+通道开放，Na^+迅速内流
复极化过程	1期（快速复极初期）	由+30→0	10左右	Na^+内流停止，K^+外流
	2期（平台期）	复极化过程缓慢，基本停滞在0左右	100~150	Ca^{2+}缓慢内流和K^+外流
	3期（快速复极末期）	由0→-90	100~150	Ca^+内流停止，K^+迅速外流
	4期（静息期）	稳定在-90		钠泵和Na^+-Ca^{2+}交换活动增强，内流的Na^+和Ca^{2+}泵出，摄回外流的K^+，恢复膜内外离子浓度差

（二）自律细胞的跨膜电位及其形成机制

自律细胞与非自律细胞最大区别在于4期，非自律细胞（工作细胞）4期膜电位基本是稳定的；而自律细胞动作电位在3期复极化末达到最大复极电位（maximal repolarization potential）时，膜电位就开始自动去极化，当达到阈电位水平时，立即爆发新的动作电位。因此，4期自动去极化是自律细胞产生自动节律性兴奋基础。

1. 窦房结P细胞的跨膜电位　窦房结P细胞动作电位分为0、3、4三个期。0期是由于细胞膜上的慢钙通道被激活，Ca^{2+}内流所形成的。去极化的速度慢，幅度小，没有明显的复极1期和2期。复极化3期是由于细胞膜对K^+通透性增高，K^+外流所致。3期末复极化到达最大复极电位（约-70mV）时开始自动去极化，膜表现为进行性衰减的K^+外流，和进行性增强的内向离子流（主要是Na^+内流）。当去极化达到阈电位（约-40mV）时，爆发一次新的动作电位（图4-4）。

2. 浦肯野细胞的动作电位　浦肯野细胞属于快反应自律细胞。最大复极电位为-90mV，其跨膜电位与心室肌细胞动作电位相似，不同点为：4期膜电位具有自动去极化的能力，主要是由于Na^+内流逐渐增强和K^+外流逐渐衰减导致（图4-5）。

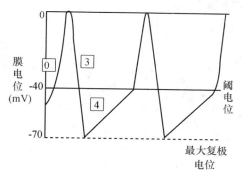 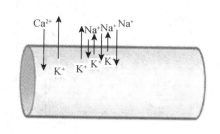

图4-4 窦房结P细胞动作电位及主要离子流示意图

二、心肌的生理特性

心肌的生理特性包括自律性、兴奋性、传导性和收缩性四种。

（一）自律性

心肌组织和细胞在没有外来刺激的条件下，能够自动发生节律性兴奋的特性称为自动节律性，简称自律性（autorhythmicity）。

心脏起搏点 心脏内特殊的传导系统细胞都具有自律性，但其自律性的高低存在较大差异。窦房结P细胞自律性最高，约100次/分；房室交界区、房室束和浦肯野纤维分别

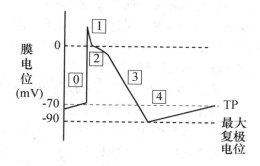

图4-5 浦肯野细胞的动作电位示意图

为50、40和25次/分左右。在正常情况下，窦房结自律性最高，整个心脏兴奋和收缩是由它自动产生的兴奋引起的，称之为正常起搏点（normal pacemaker）。由窦房结控制的心跳节律，称为窦性心律（sinus rhythm）。其他特殊传导组织，其自律性无法表现出来，称为潜在起搏点（latent pacemaker）。当窦房结的自律性异常低下，或者潜在起搏点的自律性过高时，潜在起搏点自律性就可表现出来，这些起搏部位称为异位起搏点。由窦房结以外异位起搏点控制的心脏活动节律，称为异位心律（ectopic pacemaker）。

（二）兴奋性

1. 心肌细胞兴奋性的周期性变化 心肌细胞在受到刺激而发生兴奋过程中，其兴奋性就会发生周期性变化，将经历有效不应期、相对不应期和超常期（图4-6）三个期。

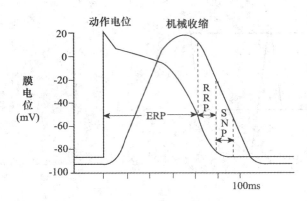

图4-6 心室肌细胞兴奋性周期性变化及其机械收缩的关系

（1）有效不应期 从0期去极化开始到复极3期膜电位水平达-60mV，这一期间心肌细胞无法产生动作电位，称之为有效不应期（effective refractory period，ERP）。其包括绝对不应期和局部反应期两部分：绝对不应期，指从0期去极化开始到3期复极化膜电位达-55mV，无论给予多大的刺激，心肌细胞都不能产生反应，表示此期兴奋性已降低至0；局部反应期，指从复极化-55~-60mV这段时间内，给予强刺激可以产生局部兴奋，但无法产生动作电位。

（2）相对不应期 在3期复极化膜电位从-60~-80mV的期间内，给予阈上刺激可产生动作电位，这段时间称之为相对不应期（relative refractory pereod，RRP）。此期兴奋性有所恢复但仍低于正常，只有给予阈上刺激才可引起新的动作电位，但此时动作电位去极化的速度和幅度均小于正常，兴奋传导速度也较慢。

（3）超常期 膜电位复极化从-80~-90mV的期间称之为超常期（supranormal period，SNP）。此期细胞的兴奋性则高于正常，因而用阈下刺激就可引起新的动作电位。但动作电位去极化的速度和幅度也都低于正常，兴奋传导速度也较慢。

2. 心肌兴奋性变化的特点及其意义 心肌兴奋性周期性变化的最显著特点是有效不应期特别长，相当于整个收缩期和舒张早期。此期内对任何刺激都不会产生兴奋和收缩，因而心肌不会像骨骼肌那样有完全强直收缩现象，因此心脏始终保持收缩与舒张的交替活动，这就有利于心室的射血和充盈，实现泵血功能。

3. 期前收缩和代偿间歇 正常情况下，由窦房结传来的兴奋来控制心脏的节律活动。在某些病理情况下，如果在心室肌在有效不应之后，下一次窦房结兴奋到达之前，受到窦房结以外的一次病理性异常刺激，则可提前产生一次兴奋和收缩，称为期前兴奋或期前收缩（premature systole）。在期前收缩之后，往往出现一段较长的心室舒张期，称之为代偿间歇（compensatory pause）（图4-7）。

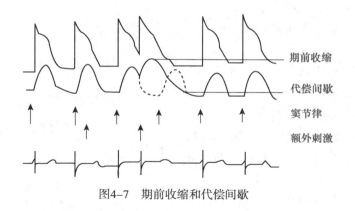

图4-7 期前收缩和代偿间歇

 知识链接

早搏：指源于窦房结以外的异位起搏点，其自律性增高，提前发出兴奋引起心脏的搏动，是最常见的心律失常之一，可分为房性、房室交界性和室性3种。其中以室性期前收缩常见。期前收缩可无症状，也可有心悸或心跳暂停感，频发的期前收缩可有乏力、头晕等症状。心脏病患者可因期前收缩而诱发或加重心绞痛或心力衰竭。听诊可发现在规律的心跳中出现提前的跳动，24h动态心电图可详细记录到期前收缩的发生。

（三）传导性

心肌细胞具有传导兴奋的能力。心肌细胞传导兴奋的基本原理与神经纤维相同。

1. 心脏内兴奋传播的途径　兴奋在心内传播是通过特殊传导系统有序的进行（图4-2），归纳简示如下（图4-8）。

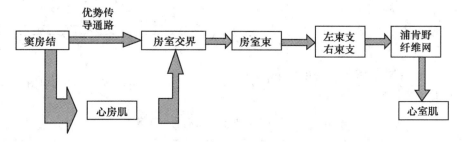

图4-8 心脏内兴奋传播示意图

2. 心脏内兴奋传播的特点　由窦房结发出的兴奋通过心房肌迅速地（仅需要0.06s）传播到左、右两心房，使两侧心房几乎同步兴奋和收缩，并沿着由心房肌的"优势传导通路"迅速传到了房室交界区，再经传导速度最快的房室束和浦肯野纤维迅速地向左右心室壁传导，使左、右心室同步收缩。房室交界区的兴奋传导速度则最慢，使兴奋传导在此延搁一段时间（约0.1s），称之为房室延搁（atrioventricular delay）。房室延搁使心房收缩完毕之后，心室才开始收缩，不致产生房室收缩重叠，这就有利于心室充盈和射血。

（四）收缩性

心肌收缩原理与骨骼肌基本相同，具有以下3个特点。

1. 不发生强直收缩　心肌细胞的兴奋性变化主要特点是有效不应期特别长，相当于整个收缩期和舒张早期。因此，心肌就不会像骨骼肌那样发生强直收缩。这就使心肌始终保持收缩与舒张交替进行节律性的活动，从而保证心脏有序的充盈与射血。

2. "全或无"式收缩　心肌细胞之间通过闰盘连接，兴奋可在细胞之间迅速、直接传播，使心房或心室各自构成了一个功能合胞体。故心房或心室收缩均表现出"全或无"式的特点，这种方式的收缩力量大，有利于心脏泵血。

3. 依赖细胞外液Ca²⁺　心肌细胞的肌浆网不发达，终末池中Ca^{2+}贮存和释放量均较少，因而心肌的收缩对细胞外液中Ca^{2+}浓度有明显的依赖性。

三、正常心电图

心脏内兴奋的产生和传播时所发生的生物电活动，可通过心周围导电组织和体液传导至体表。将测量电极置于体表的一定部位，通过心电图机所记录到的心电变化波形，称之为心电图（electrocardiogram，ECG）（图4-9）。正常心电图是由P波、QRS波群、T波以及各波之间的线段所组成。

现将正常典型心电图的各波形及其生理意义列表如下（表4-2）。

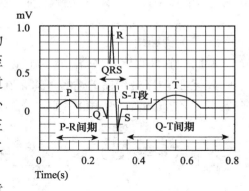

图4-9　正常人体心电图

表4-2　正常典型心电图各波形的生理意义

正常典型心电图波形	生理意义	幅度（mV）	时间（s）
P波	反映两心房去极化过程	<0.25	0.08~0.11
QRS波群	反映两心室去极化过程		0.06~0.10
T波	反映两心室复极化过程	0.1~0.8	0.05~0.25
P-Q间期	从P波的起点到QRS波的起点之间的时程，代表兴奋由心房传到心室所需要的时间		0.12~0.20

续表

正常典型 心电图波形	生理意义	幅度 （mV）	时间 （s）
Q-T间期	从QRS波起点到T波终点的时程，代表从心室去极化到完全复极化所经历的时间		0.36~0.44
S-T段	从QRS波群终点到T波起点之间的线段，代表心室各部分均处于去极化状态（相当于动作电位的平台期）	与基线平齐	

第二节　心脏的泵血功能

一、心脏的泵血功能

（一）心动周期及心率

1. 心率及其生理变动　心脏每分钟心跳次数称为心率（heat rate，HR）。我国健康成人安静时，心率为60~100次/分，平均为75次/分。人体心率因年龄、性别、生理状况不同而有差异。新生儿心率为120~140次/分，但到青春期接近成人。成年女性心率略高于男性。人体在安静或睡眠时心率较慢，当运动或情绪激动时心率加快。

2. 心动周期　心脏的一次收缩和舒张构成一个机械活动周期，称之为心动周期（cardiac cycle）。在一个心动周期内，心房或心室的机械活动可分为收缩期（systole）和舒张期（diastole）。

心动周期周期的长短取决于心率快慢，二者成反比关系。以正常成年人心率为每分钟75次计算，每个心动周期所需时间为0.8s（60s÷75=0.8s）。在一个心动周期中，心房首先收缩持续0.1s，随后心房舒张持续0.7s。心房进入舒张期时，心室开始收缩，持续0.3s，随后进入舒张期，并持续0.5s。全心舒张期是指在心室舒张期前0.4s期间心房也处于舒张期（图4-10）。

在心动周期中心房和心室舒张期都要比收缩期长，这就有利于静脉血液回流，并且保证心室有充分血液充盈，也可以让心肌得到充分休息。心脏由于在泵血过程中，心室起主要作用，因此通常所说心缩期和心舒期指的是心室收缩期和舒张期。当心率减慢时，心动周期延长，心率加快时，心动周期缩短，此时心缩期和心舒期均缩短，但心舒期缩短更加明显，由此可见，心率的过快或过慢均不利于心脏泵血功能。

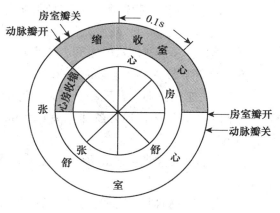

图4-10　心动周期

（二）心脏泵血过程

心脏泵血过程中，心室起到主要作用。左右两心室的活动基本相似，因此常以左心室为例讨论心脏泵血过程（图4-11）。

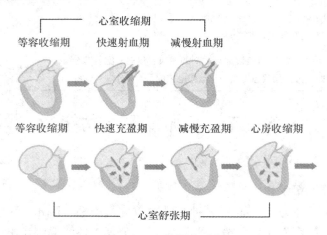

图4-11　心脏泵血过程

1. 心室的收缩和射血过程　心室的收缩可分为三个时期：等容收缩期、快速射血期和减慢射血期。

（1）等容收缩期　从房室瓣关闭到动脉瓣开启这段时间，心室收缩促使心室内压力不断升高，但心室容积是不变的，这时称为等容收缩期（isovolumic contraction period）。该期特点心室内压升高速度最快。

（2）快速射血期　室内压上升达到最高值，心室射入主动脉的血液速度快且量多，故称为快速射血期（rapid ejection period），此期心室射血量约占总射血量的2/3。

（3）减慢射血期　在射血的后期，随着心室收缩强度减弱，射血速度逐渐减慢，称为减慢射血期（reduced ejection period）。

2. 心室舒张和充盈过程　心室舒张期可分为等容舒张期和心室充盈期，心室充盈期又可分为快速充盈期、减慢充盈期和心房收缩期三个时期。

（1）等容舒张期　这段时间，心室舒张室内压下降速度最快，心室容积最小且保持不变，称等容舒张期（isovolumic relaxation period）。

（2）快速充盈期　此期心房和大静脉的血液因心室的抽吸而快速流入心室，心室容积急剧增大，称为快速充盈期（rapid filling period）。此期进入心室的血量约占总充盈血量的2/3。

（3）减慢充盈期　血液流入心室的速度减慢，称为减慢充盈期（reduced filling period）。

（4）心房收缩期　心房开始收缩，进入心房收缩期。心房收缩可使心室充盈量再增加10%~30%。

综上所述，在心脏泵血过程中，心室舒缩是导致心房与心室之间以及心室与动脉之间产生压力梯度的根本原因，而压力梯度又是推动血液流动和心瓣膜启闭的直接动力，瓣膜的启闭则保证了血液的定向流动，导致心室容积改变。现将心动周期中心腔内各种变化归纳如表4-3。

表4-3 心动周期中心腔内压力、瓣膜、容积及血流等变化

心动周期分期		压力比较	瓣膜开闭		心内血流方向	心室容积
			房室瓣	动脉瓣		
心室缩期（0.3s）	等容收缩期（0.05s）	房内压<室内压<动脉压 室内压急剧升高	关闭	关闭	无血液进出心室	不变
	快速射血期（0.1s）	房内压<室内压>动脉压	关闭	开放	心室→动脉（量大，速度快）	快速减小
	减慢射血期（0.15s）	房内压<室内压<动脉压	关闭	开放	心室→动脉（量小，速度慢）	减小（最小）
心室舒期（0.5s）	等容舒张期（0.06~0.08s）	房内压<室内压<动脉压 室内压急剧下降	关闭	关闭	无血液进出心室	不变
	快速充盈期（0.11s）	房内压>室内压<动脉压	开放	关闭	心房→心室（量大，速度快）	快速增大
	减慢充盈期（0.22s）	房内压>室内压<动脉压	开放	关闭	心房→心室（量小，速度慢）	增大
	心房收缩期（0.1s）	房内压>室内压<动脉压	开放	关闭	心房→心室 房缩期挤入量约占总量30%	增大（最大）

（三）心脏泵血功能评价

心脏主要功能是不断地泵血以适应机体新陈代谢的需要。对心脏泵血功能评定，通常用单位时间内心脏射血量作为指标。

1. 心脏的输出量

（1）每搏输出量和射血分数　一侧心室一次收缩所射出的血量称为每搏输出量，简称搏出量（stroke volume）。正常成人安静状态下约60~80ml。搏出量占心室舒张末期容积百分比，称为射血分数（ejection fraction，EF），正常成人50%~65%。用射血分数作为评价心泵血功能的指标更为准确。

（2）每分输出量和心指数　一侧心室每分钟射出的血量称为每分输出量，简称为心输出量（cardiac output，CO）。心输出量等于搏出量与心率的乘积。正常成人在安静状态下，搏出量为70ml，平均心率为75次/分，则心输出量约为5L/min。心输出量与机体代谢水平相适应，可因性别、年龄及其他生理情况不同而有差别。如成

人在剧烈运动时，其心输出量可高达25~35ml；女性心输出量比同体重男性略低10%左右。以单位体表面积（m^2）计算的心输出量，称为心指数（cardiac index，CI）。我国中等身材成人的体表面积约为1.6~1.7m^2，在安静空腹情况下，心输出量约为4.5~6L/min，因此，心指数为3.0~3.5L/（min·m^2）。心指数是一种分析比较不同个体之间常用的评定指标。

（四）影响心输出量因素

心输出量决定于心脏搏出量和心率，而搏出量的多少则决定于前负荷、后负荷及心肌收缩能力。

1. 前负荷　心室肌前负荷是指心室收缩前所承受的负荷，即心室舒张末期容量。在一定范围内，前负荷增大，心肌收缩前长度（初长度）增加，心肌收缩力增强，搏出量增多（图4-12）。这种通过改变心肌的初长度而引起心肌收缩力改变的调节称异长自身调节。通过异长自身调节就可以对搏出量进行精细调节，使心室射血量与静脉回心血量之间保持着平衡，即静脉回心量增多，心室舒张末期容量增多，搏出量增多；反之则减少。但当静脉回心血量过多时，前负荷会过大，心肌初长度超过一定限度，对于有些慢性心脏病的患者就可导致心肌收缩力减弱，造成心力衰竭。因此，在临床心血管疾病患者静脉输液时，应严格控制输液的速度和量。

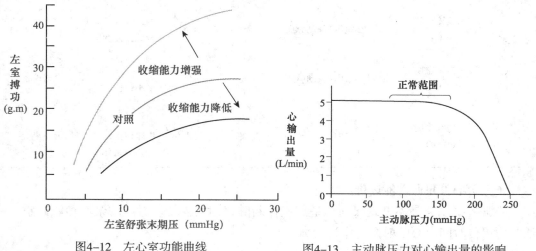

图4-12　左心室功能曲线　　　　　　　图4-13　主动脉压力对心输出量的影响

2. 后负荷　后负荷指的是心室射血时遇到的阻力，也就是动脉血压。在一般正常情况下，因后负荷增大所致的搏出量减少可使前负荷增大，通过心肌的异长自身调节能使搏出量恢复正常（图4-13）。但如果血压长期持续升高，将会出现心室肌肥厚等病理性变化。因此，临床上常用舒血管药物来降低后负荷来改善心脏的泵血功能。

3. 心肌收缩能力　心肌收缩能力是指心肌不依赖于前负荷及后负荷，而能改变其力学活动（包括收缩速度和强度）的内在特性。在心肌初长度不变情况下，心肌收缩能力增强，搏出量增多；反之则减少。心肌收缩能力受神经、体液等因素调节。如交感神经兴奋或肾上腺素能使心肌收缩能力增强，迷走神经兴奋或乙酰胆碱能使心肌收缩能力减弱。

4. 心率 在一定范围内，心率与心输出量是呈正变关系。若心率过快或过慢都会使心输出量减少。当心率过快（超过180次/分），会使心室舒张期明显缩短，充盈量减少，搏出量和心输出量都相应减少。如心率过慢（低于40次/分），会使心舒张期过长，此时心室充盈早已接近最大限度，心室舒张期延长无法相应增加心室充盈量和搏出量，故心输出量将减少。

（五）心力储备

心输出量能随机体代谢需要而增加的能力，称之为心力储备。心力储备主要来自心率的变化和搏出量的变化两方面。健康成人在进行剧烈运动的时侯，心率加快，心率可达180~200次/分，搏出量会增多，搏出量可达150ml，最大心输出量可高达25~30L，即心力储备可达25~30L/min。因此。加强体育锻炼可提高心力储备。一些心脏病患者，虽然安静时心输出量与健康人没有明显差别，尚能满足自身代谢需要，但因心力储备明显降低，当剧烈运动或重体力劳动时，心输出量不能相应增加，将出现心悸及气急等症状。

二、心音

心动周期过程中心肌收缩、瓣膜关闭、血流撞击心室壁和瓣膜以及大动脉侧壁所引起的机械振动产生的声音。声音通过心脏周围组织传递到胸壁，用听诊器在胸壁上可以听到，这称为心音（heart sound）。使用听诊器一般能听到清晰的第一心音和第二心音。它们的区别如表4-4所示。

表4-4 第一心音与第二心音比较

	第一心音	第二心音
主要成因	心室肌收缩、房室瓣关闭、心室射出的血液冲击动脉壁引起振动	心室舒张、动脉瓣关闭、血液返回冲击动脉根部引起振动
标志	心室收缩开始	心室舒张开始
特点	音调较低，持续时间较长	音调较高，持续时间较短
临床意义	反映心室肌收缩力的强弱，反映房室瓣的功能状态	反映动脉血压的高低，反映动脉瓣的功能状态

第三节 血管生理

　　患者，男，20岁。病史：因头痛、咽痛、咳嗽、发热就诊。查体：体温38.4℃，脉搏82次/分，血压130/80mmHg，精神差，咽红，扁桃体I度，两肺呼吸音粗，未闻及干湿性啰音，心率齐，未闻及器质性杂音。诊断：上呼吸道感染。给"安痛定"4ml肌内注射。注射后数分钟患者诉恶心、头晕、气憋、心慌，即感四肢厥冷，呼吸困难，面色苍白、大汗淋漓。测血压0mmHg，脉搏细弱，呼吸38次/分，神志不清，呼之不应。

　　讨论并分析下列问题：

　　1．患者发生过敏反应的原因是什么？

　　2．患者出现过敏性休克的原因是什么？

　　血管在血液运输、血液分配、维持血压和物质交换等方面具有重要的作用。人体的血管分为动脉、毛细血管和静脉三大类。大动脉管壁厚而富有弹性，可随着心室的收缩和舒张而扩张和回缩，推动血液向前流动，因此称为弹性贮器血管。中动脉不断分支将血液输送到各器官和组织称为分配血管。小动脉和微动脉管径小，富含平滑肌，对血流阻力大称阻力血管（毛细血管前阻力血管）。真毛细血管起始部，常有平滑肌环绕，它的舒缩可控制其后毛细血管的开闭称毛细血管前括约肌。真毛细血管管壁有良好的通透性且分布广泛及深入细胞之间，是血液与组织液之间进行物质交换的重要场所。微静脉因管径小，对血流也产生一定的阻力，称毛细血管后阻力血管。静脉与相应动脉比较，管径大，管壁薄，容量大，易扩张，安静时60%~70%的循环血量容纳在静脉血管内，因此称容量血管。

一、血流量、血流阻力和血压

　　血液在心血管系统中流动的力学，称为血流动力学（hemodynamics）。其研究的基本问题是血流量、血流阻力和血压及三者之间的关系。

（一）血流量和血流速度

　　单位时间内流经血管某一截面的血量，即血流量（blood flow），又称容积速度。单位时间内通过某器官的血液流量，称之为该器官的血流量。单位通常以ml/min或L/min来表示。血流量（Q）与血管两端的压力差（$\triangle P$）是成正比，与血流阻力（R）是成反比，它们之间的关系可以公式$Q=\triangle P/R$来表示。

（二）血流阻力

　　血液在血管内流动时遇到的阻力，即血流阻力。它主要来自血液内部分子间的摩擦和血液与血管壁间的摩擦。血流阻力的大小与血管半径（r）、血液黏滞度（η）和血管长度（L）有关，它们之间的关系可用下列公式表示：$R = 8\eta L/\pi r^4$。一般情况下，血管的长度和血液黏滞度很少产生变化，因此血流阻力主要由血管半径决定，特别是阻力血管（小动脉和微动脉）是形成血流阻力的主要部位。

（三）血压

把血管内流动的血液对于单位面积血管壁的侧压力（压强）称之为血压（blood pressure，BP）。血压的计量单位是mmHg或kPa，1mmHg约等于0.133kPa。在整个体循环中，各段血管

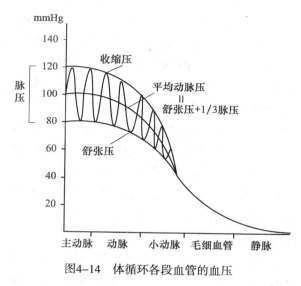

图4-14 体循环各段血管的血压

之间存在着压力差，即动脉血压>毛细血管血压>静脉血压。此压力差是推动血液流动的基本动力。由于血液在流动过程中需克服血流阻力，因而不断消耗能量，因此，血液从主动脉流到右心房，血压是逐渐降低的（图4-14）。

二、动脉血压和动脉脉搏

（一）动脉血压的概念、正常值及其相对稳定的意义

动脉血压（arterial blood pressure）是指动脉血管内的血液对单位面积血管壁的侧压力。一个心动周期中，动脉血压随着心脏的舒缩活动而呈现的周期性波动。心缩期动脉血压升高到最高值，称之为收缩压（systolic pressure，SBP）；心舒期动脉血压下降到的最低值，称之为舒张压（diastolic pressure，DBP）。收缩压与舒张压的差值称为脉搏压，简称脉压（pulse pressure）。一个心动周期中动脉血压的平均值称之为平均动脉压（mean arterial pressure，MAP）。平均动脉压更接近舒张压，约等于舒张压+1/3脉压。

一般动脉血压指的是主动脉压而言，因在大动脉中血压降落很小，因此通常将上臂测得的肱动脉压来代表人体主动脉压。临床上动脉血压习惯写法是：收缩压/舒张压。动脉血压也存在年龄、性别差异。一般情况动脉血压随年龄的增长而升高，收缩压升高较舒张压升高更为显著。女性略低于男性，儿童低于成人，新生儿最低。安静时血压保持相对稳定，活动或激动时可暂时升高。

动脉血压的相对稳定是推动血液循环及保持各器官有足够血流供应的必要条件。动脉血压过低，各器官的血液供应不足，特别是心、脑、肾等重要器官，可因缺血、缺氧造成严重后果。动脉血压如果持续过高，左心室的后负荷逐渐加重，左心室可因代偿而逐渐肥厚和扩张，最终导致形成器质性心脏病。血压过高还容易损伤血管壁，如脑血管受损、破裂可造成脑出血，严重危及生命。

（二）动脉血压的形成

血压是血液作用于血管壁的侧压力，因此，足够的血量充盈于密闭的心血管系统

是血压形成的前提条件。在一个心动周期中，每次左心室收缩时射入主动脉的血液量约为60~80ml。由于外周阻力的存在，并且由于大动脉具有较大的可扩张性，因此，只有约1/3血液流至外周，其余约2/3血液暂时贮存于大动脉内，所以，大动脉的血量增多，动脉血压升高，达到最高值形成收缩压。心室舒张时射血停止，大动脉管壁将弹性回缩，继续进一步推动血液流向外周，随之大动脉内的血量相应的减少，动脉血压下降到最低值，形成舒张压（图4-15）。

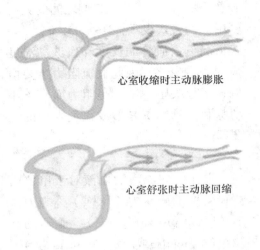
心室收缩时主动脉膨胀

心室舒张时主动脉回缩

图4-15　大动脉管壁弹性作用

　　总之，动脉血压形成的前提条件是有足够的血液充盈于心血管系统；心脏射血和外周阻力是形成血压的两个根本条件；大动脉管壁的弹性具有缓冲收缩压和维持舒张压作用。

 知识链接

　　人体血压是在一定范围内波动变化的。一般表现为6~9时及16~20时之间出现高峰，12~14时出现低谷，凌晨1~3时为全天最低血压。目前诊断高血压的标准依靠临床测得的血压数值，正常血压：收缩压小于130mmHg/舒张压小于85mmHg。临界高血压：指血压在正常血压和确诊高血压之间，收缩压在130~149mmHg/舒张压在85~89mmHg。确诊高血压：收缩压大于或等于150mmHg/舒张压大于或等于90mmHg。

护理应用

　　头晕、头痛是高血压的症状之一，由于高血压引起颈外动脉扩张、膨胀及脉搏增强所致。可伴有乏力、失眠，严重的高血压可伴有恶心、呕吐、意识障碍等。

　　护理原则：要严格卧床休息，保证充足的睡眠时间，保持环境安静，室内光线宜偏暗，减少探视。要定时监测血压、心率，观察神志情况。还要稳定患者情绪。严格遵医嘱用药，观察疗效及不良反应。

　　（三）影响动脉血压的因素

　　凡是能影响动脉血压生成的因素，如搏出量、心率、外周阻力、大动脉弹性和循环血量等等，都能影响动脉血压。

　　1. 搏出量　在其他的条件不变情况下，当搏出量增加时，心缩期射入动脉的血量增多，收缩压会明显升高。由于血压升高，血液流向外周速度加快，到心舒末期，大动脉内存留的血量与之前相比，增加的量并不多，故舒张压升高较少，因此脉压增大。反之，搏出量减少，则主要使收缩压降低，脉压减小。由此可见，收缩压的高低主要反映的是心脏每搏输出量的多少。

2. 心率 当其他条件不变时，心率加快，心舒期可明显缩短，流向外周的血流量也减少，心舒期末动脉内存留的血量增加，舒张压升高较收缩压明显，脉压减小；反之，心率减慢，舒张压降低幅度比收缩压降低幅度大，故脉压增大。

3. 外周阻力 在其他条件不变的情况下，外周阻力的增大可使心舒期内血液流向外周的速度减慢，心舒末期动脉内存留血量增多，舒张压升高。心缩期内由于动脉血压升高，使血流速度加快，动脉内增加血量相对较少，故收缩压升高不如舒张压明显，因此脉压减小。反之，当外周阻力减小时，舒张压降低较收缩压明显，脉压增大。因此，在一般情况下，舒张压的高低主要反映外周阻力大小。

4. 主动脉和大动脉管壁的弹性 大动脉的弹性贮器功能对动脉血压有着缓冲作用，老年人由于大动脉管壁弹性降低，缓冲血压功能减弱，导致收缩压升高，舒张压降低，脉压增大。此时如若伴有小、微动脉的硬化，外周阻力将增加，舒张压也会随之升高。

5. 循环血量与血管容量的比例 一般正常情况下，循环血量与血管容量相适应，使血管保持一定的充盈度，维持正常血压。如果大出血等原因造成循环血量的迅速减少，而血管容量并未出现变化，可导致动脉血压急剧下降，这时，应抓紧时间补充循环血量。如若循环血量不变，而血管容量增大，例如药物过敏、中毒等情况导致血管的容积扩大，也可引发动脉血压下降，这时，应使用血管收缩药物以恢复血管容积，使动脉血压回升。

> **考点链接**
>
> 测血压时袖带缠得过紧可使
>
> A. 血压偏低　　B. 脉压加大
>
> C. 收缩压偏高　D. 舒张压偏高
>
> E. 舒张压偏低
>
> 正确答案：A
>
> **解析：**袖袋缠的太松，充气后呈气球状，有效面积变窄，血压值偏高；缠的太紧，未注气已受压，血压值偏低。

（四）动脉脉搏

在心动周期中随着心脏的舒缩活动，动脉血压发生周期性波动而导致动脉管壁节律性搏动，称为动脉脉搏（arterial pulse），即脉搏。脉搏在一定程度上可反映心血管功能的状况。正常情况下，脉搏的频率与心率相等，脉搏的节律与心律相同。

三、静脉血压和静脉血流

静脉在安静时可容纳体循环血量的60%~70%，起到贮备血液作用，故又称容量血管。同时通过收缩或舒张可有效调节回心血量和心输出量，从而使循环功能适应人体的不同生理状况的需要。

（一）静脉血压

当体循环血液经动脉和毛细血管到达静脉时，血压已降低至15~25mmHg，右心房可视为体循环的终点，血压最低接近于零。因此，通常将各器官或肢体的静脉血压称为外周静脉压（peripheral venous pressure）。一般以人体平卧时的肘静脉压为代表，正常值为5~14cmH$_2$O。而将右心房和胸腔内大静脉的血压称为中心静脉压（central venous pressure，CVP），其正常值为4~12cmH$_2$O。

中心静脉压的高低取决于心脏射血时的能力和静脉回心血量之间的相互关系。如果心脏射血能力较强，能够将静脉回心血液及时射入动脉，中心静脉压就较低。反之，心脏射血时的能力减弱，中心静脉压就升高。另外，随着静脉回心血量增多或减少，中心静脉压也会相应地增高或降低。因此，中心静脉压是反映心血管功能的一个指标。临床上在输液时也可通过观察中心静脉压来控制补液量和补液速度。

（二）静脉血流及其影响因素

单位时间内的静脉回心血量与外周静脉压与中心静脉压之差有关。凡能影响这个压力差的因素，都能影响静脉回心血量。

1. 心肌收缩力 心脏收缩力越强，搏出量越多，心室的排空越充分，使心舒期室内压降的越低，对心房和大静脉内血液抽吸力量就越强。这样中心静脉压就低，使静脉回心血量增多。反之，心肌收缩力减弱时，静脉回心血量减少。因此，当右心衰竭时，由于右心室收缩力减弱，体循环的静脉回流减慢，出现颈静脉怒张、肝充血肿大，下肢浮肿等表现。当左心衰竭时，则出现肺淤血和肺水肿。

2. 重力和体位 人体平卧位时，全身静脉大体与心脏处于同一水平，重力对静脉血回流影响不大。当人体由卧位变为直立位时，由于重力关系，心脏以下的静脉血管内血液充盈量增加，可多容纳约500ml血液，静脉回心血量减少，心输出量降低。这种变化在健康人中由于神经系统的迅速调节而不易被觉察。

3. 骨骼肌的挤压作用 人体中大部分静脉管壁内有向心开放的静脉瓣，可以防止血液逆流。当肌肉收缩时，肌肉内和肌肉间静脉受挤压，静脉内血液被挤向心脏；当肌肉舒张时，静脉内压力则降低，有利于血液从毛细血管流入静脉而重新充盈。可见，骨骼肌节律性舒缩活动和静脉瓣一起对静脉血的回流起"泵"的作用，称为肌肉泵。长期站立工作的人，由于下肢骨骼肌无法充分发挥肌肉泵的作用，易引起下肢静脉淤血，形成下肢静脉曲张（图4-16）。

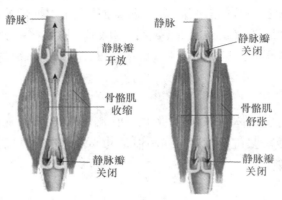

图4-16 骨骼肌挤压作用对静脉血流的影响

4. 呼吸运动 通常胸膜腔内压为负压。吸气时胸廓扩大，胸膜腔负压增加，使胸腔内的大静脉和右心房扩张，中心静脉压则降低，加速静脉血回心。呼气时相反，静脉回心血量则相应减少。可见，呼吸运动对静脉回流也起着"泵"的作用，称为"呼吸泵"。

四、微循环

微循环（microcirculation）是指微动脉和微静脉之间的血液循环，微循环的基本功能是实现血液与组织细胞之间的物质交换。

（一）微循环的组成与特点

各器官、组织的结构和功能不同，其微循环组成也不同。典型的微循环由微动脉、后微动脉、真毛细血管、毛细血管前括约肌、动-静脉吻合支、通血毛细血管和微静脉组成（图4-17）。微动脉通过其舒缩活动控制着微循环的血流量，起着"总闸门"作用。后微动脉和毛细血管前括约肌控制着微循环内的血流分配，起着"分闸门"作用。微静脉的舒缩活动可通过影响毛细血管血压影响静脉回心血量，起"后闸门"的作用。神经和体液因素可以通过调节这些血管舒缩活动，来调控微循环的血流量，从而保证血液与组织细胞之间物质交换的正常进行。

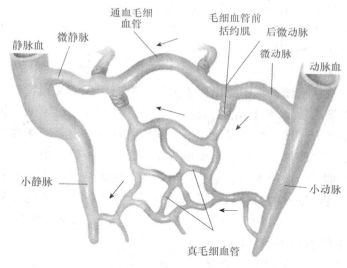

图4-17 微循环模式图

（二）微循环的血流通路

微循环有三条血流的通路，它们各具有相对不同的生理意义。

1. 迂回通路 血液经微动脉、后微动脉、毛细血管前括约肌进入到真毛细血管网，最后回到微静脉，称为迂回通路。真毛细血管的数量多，管径小，管壁薄，通透性大，是物质交换的主要场所，因此又称为营养通路。安静时毛细血管是轮流交替开放，例如，骨骼肌中大约只有20%的真毛细血管处于开放状态。

2. 直捷通路 血液经微动脉、后微动脉、通血毛细血管而进入到微静脉，称为直捷通路。通血毛细血管阻力比较小，经常处于开放状态。其主要功能是促进血液通过微循环进入静脉并回流到心脏。

3. 动-静脉短路 血液经微动脉、动-静脉吻合支直接流入到微静脉，称为动-静脉短路。此通路短，无物质交换功能。这类通路在皮肤中是最常见的，通常是关闭状态。当环境温度升高时，动-静脉短路会开放，皮肤血流量增加，有利于机体散热，因此对体温的调节起到一定作用。

微循环三条血流通路的特点和功能归纳见表4-5。

表4-5　微循环三条血流通路的特点和功能

血流通路	血流特点	主要生理功能
迂回通路	血流慢，真毛细血管交替开放	物质交换的主要场所
直捷通路	血流快，通血毛细血管经常开放	保证静脉血及时回流
动-静脉短路	血流快，动-静脉吻合支必要时开放	有调节体温的作用

五、组织液生成与淋巴循环

血液与组织细胞之间的物质交换须通过组织液（interstitial fluid）完成。组织液是指存在于组织细胞间隙内的细胞外液，其成分与血浆相同。淋巴液是指来自组织液，经淋巴管系统回流入静脉的液体。

（一）组织液的生成与回流

组织液是血浆从毛细血管中滤出而生成的。同时组织液又通过重吸收回流到毛细血管。因此，毛细血管壁是组织液生成的结构基础。液体通过毛细血管壁的滤过和重吸收取决于四个因素，即毛细血管血压、组织液静水压、血浆胶体渗透压和组织液胶体渗透压。其中血浆胶体渗透压和组织液静水压是促使液体从血管外重吸收入毛细血管内的力量；毛细血管血压和组织液胶体渗透压是促使液体从毛细血管内向血管外滤出的力量。促进液体滤过的力量和重吸收的力量之差，称为有效滤过压（effective filtration pressure，EFP）。可用公式表示：有效滤过压=（毛细血管血压+组织液胶体渗透压）-（血浆胶体渗透压+组织液静水压）

当有效滤过压为正值时，液体从毛细血管中滤出，生成组织液；当有效滤过压为负值时，液体被重吸收回毛细血管内，即组织液回流。一般正常情况下，毛细血管动脉端血压平均约为30mmHg，在静脉端平均约为12mmHg，组织液胶体渗透压约为15mmHg，血浆胶体渗透压约为25mmHg，组织液静水压约为10mmHg。按上述公式计算，毛细血管动脉端有效滤过压为+10mmHg，表明有组织液的生成；而毛细血管静脉端有效滤过压为-8mmHg，表明有组织液回流。总而言之，流经毛细血管的血浆，在动脉端以滤过的方式进入组织间隙，其中约90%在静脉端重吸收回血液，其余10%可进入毛细淋巴管而成淋巴液（图4-18）。

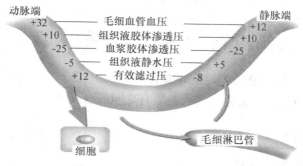

图4-18 组织液的生成与回流

数值代表动脉端和静脉端形成有效滤过压的因素大小，"+"表示促进液体滤出毛细血管的力，"-"表示促进液体重吸收入毛细血管的力（单位：mmHg）。箭头代表组织液流动的方向。

在正常情况下，组织液的生成与回流保持着动态的平衡，故血液量和组织液量能维持相对稳定。因此，如果发生组织液生成过多或重吸收减少，这种动态平衡将被破坏，可导致液体在组织间隙潴留，形成水肿。

 护理应用

　　水肿：在循环系统是典型的右心功能不全较晚期的表现，水肿一般开始出现在身体最低的部位，严重时可出现全身水肿，并可伴有胸、腹水。

　　水肿的护理：首先要低盐（食盐、含钠）饮食，并控制液体摄入量，记录出入量。严格观察用药后反应，以及加强皮肤护理。如抬高肢体，衣物、鞋袜选用宽松、柔软、透气性好的，切勿用力抓痒，要保持皮肤完整，避免在水肿部位进行穿刺，并注意无菌操作，拔针后立即按压局部至不漏液为止。

（二）淋巴循环的意义

　　组织液进入毛细淋巴管称之淋巴液，全身的淋巴液经淋巴管收集，最后由右淋巴导管和胸导管注入静脉，所以淋巴循环对组织液向血液回流有着重要的生理意义。

　　1. 回收蛋白质　毛细淋巴管的通透性比毛细血管大，组织液中蛋白质很容易进入毛细淋巴管，通过淋巴循环进入到血液。人体每天回收的蛋白质约75~200g，这对于维持血管内外胶体渗透压及水的平衡具有重要生理意义。

　　2. 运输脂肪及其他营养物质　由小肠绒毛毛细淋巴管吸收而入血液的脂肪占小肠总吸收量的80%~90%，因此，小肠淋巴呈白色乳糜状。

　　3. 调节体液平衡　生成的组织液中约有10%是经过淋巴系统回流入血，每天生成的淋巴总量为2~4L。

　　4. 淋巴结的防御屏障作用　淋巴在回流途中经过淋巴结时，其内的巨噬细胞能清除进入淋巴液的红细胞及细菌等异物。同时淋巴结产生的淋巴细胞和浆细胞还参与免疫反应。

第四节　心血管活动的调节

机体可通过神经和体液调节，使心血管活动发生相应的改变，从而适应各器官组织在不同情况下对血流量的需要，进行各器官之间的血流分配。

一、神经调节

（一）心血管的神经支配

心脏接受心迷走神经和心交感神经的双重支配。全身绝大部分血管只接受交感缩血管支配，仅小部分器官血管受交感或副交感舒血管神经支配（图4-19）。

1. 心交感神经及其作用　心交感神经节前纤维起自脊髓第1~5胸段侧角神经元。换元后节后纤维进入心脏。心交感神经节后神经纤维末梢释放去甲肾上腺素，其与心肌细胞膜上的β_1受体结合，可产生兴奋作用。交感神经兴奋可使心率加快、心肌收缩力加强、房室传导加快，即产生正性变时、变传导和变力作用。所以，心输出量增多，血压升高。

2. 心迷走神经及其作用　心迷走神经的节前纤维起自延髓的心血管中枢。心迷走神经节后纤维末梢释放乙酰胆碱。其与心肌细胞膜上M受体结合，可产生抑制作用。表现为心率减慢、心肌收缩力减弱、房室传导减慢，即产生负性变时作用、负性变传导作用及负性变力作用。导致心输出量减少，血压下降。

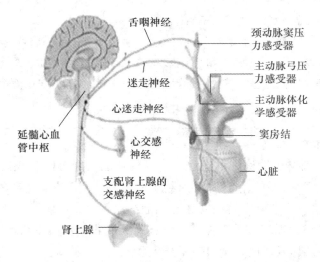

图4-19　心血管的神经支配

3. 交感缩血管神经及其作用　交感缩血管神经节前纤维起自脊髓胸腰段侧角。节后神经纤维末梢释放去甲肾上腺素。主要与血管平滑肌细胞膜的α受体结合，引起缩血管效应，外周阻力增大，使动脉血压升高。

4. 舒血管神经及其作用　体内有小部分的血管除接受缩血管神经纤维支配外，还接受舒血管神经纤维的支配。

（1）交感舒血管神经纤维　这类神经纤维主要分布在骨骼肌血管。其节后神经末梢释放乙酰胆碱，与血管平滑肌的M型受体结合，使血管舒张。一般正常情况下，只有在机体处于激动或做剧烈运动时才发挥作用，以增加肌肉血流量。

（2）副交感舒血管神经纤维　这类纤维主要分布于脑膜、唾液腺、外生殖器和胃肠外分泌腺等少数器官的血管平滑肌。具有调节局部血流量的作用。

（二）心血管中枢

在中枢神经系统内与控制心血管活动有关的神经元群集中的部位称为心血管中枢。它们分布在脊髓、脑干、大脑皮层和下丘脑等部位。通常认为延髓是心血管活动基本中枢，包括心迷走中枢、心交感中枢和交感缩血管中枢，一般平时它们都会持续发放低频冲动，通过各自传出神经心迷走神经、心交感神经和交感缩血管神经调节心脏和血管的活动，称之为心血管中枢的紧张性活动。心交感中枢与心迷走中枢对心脏的作用是相互拮抗的。正常人安静状态下，心迷走紧张对心脏的作用要比心交感紧张占优势，故心率较慢（75次/分）。当情绪激动或运动时，心交感中枢的紧张性将会超过心迷走中枢，表现为心缩力增强，心率加快，心输出量增多。

（三）心血管活动的反射性调节

中枢对心血管活动的调节主要是通过各种心血管反射来实现的，从而使心血管功能适应当时机体所处的状态或内外环境变化，满足各种生命活动的需要。

1. 颈动脉窦和主动脉弓压力感受性反射　颈动脉窦和主动脉弓血管外膜下感觉神经末梢，能感受血管壁的机械牵拉刺激，称为动脉压力感受器（arterial baroreceptor）（图4-20）。

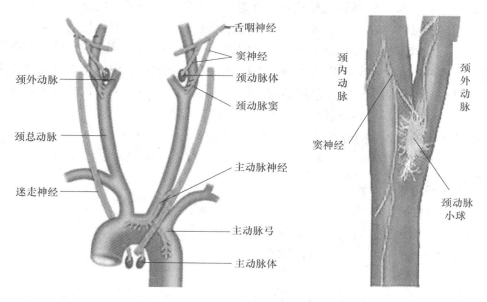

图4-20　主动脉压力感受器和化学感受器

当动脉血压突然升高时，动脉压力感受器受到牵张刺激增强，由窦神经和主动脉神经传入延髓的神经冲动频率增多，使心迷走中枢紧张性增高，但心交感中枢和交感缩血管中枢的紧张性降低。因此心迷走神经传到心脏的冲动增多，心交感神经传到心脏和交感缩血管神经传到血管冲动减少，因而心率减慢，心肌收缩力减弱，血管舒张，所以心输出量减少，外周阻力降低，动脉血压回降，故此过程又称为减压反射（depressor reflex）（图4-21）。反之，当动脉血压降低时，压力感受器的传入冲动减少，减压反射减弱，动脉血压得以回升。压力感受性反射是一种负反馈调节，其对防止和缓冲动脉血压的急剧波动，保持动脉血压的相对稳定有重要的生理意义。

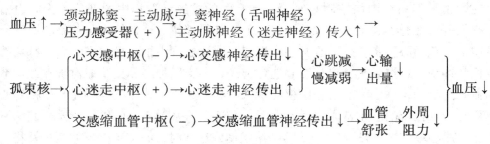

图4-21 减压反射

🔈 **知识链接**

　　高尔兹反射：用手指压迫眼球至胀感，或者挤压叩击腹部可反射性引起心率减慢、血压下降，严重时出现心跳骤停，称之为高尔兹反射。临床上常常应用按压眼球的方法来抑制窦性心动过速。在拳击比赛规则中，规定运动员禁止拳击对方腹部，就是与该反射有关。

　　2. 颈动脉体和主动脉体化学感受性反射　在颈总动脉分叉处的颈动脉体及主动脉弓下方的主动脉体，在功能上属于化学感受器（图4-20）。当机体血液中某些化学成分发生变化时，如缺O_2、CO_2浓度升高及H^+浓度升高时，都可以刺激这些化学感受器，产生兴奋性冲动，使机体呼吸加深加快。同时，对交感缩血管中枢也有兴奋性作用，使血管收缩，外周阻力加大，动脉血压升高。在正常生理情况下，化学感受性反射以调节呼吸运动为主，对心血管活动并不起明显的调节作用。当只有在低氧、窒息、失血、动脉血压过低和酸中毒等情况下才发生作用。

考点链接

　　在动脉血压突然升高时可迅速地恢复正常，这属于

　　A. 正反馈调节　　　　　B. 负反馈调节　　　　　C. 神经调节

　　D. 体液调节　　　　　　E. 自身调节

　　参考答案：B

　　解析：在正常情况下，血压突然升高，可刺激颈动脉窦和主动脉弓的压力感受器，反射性引起降压反射，使动脉血压恢复到正常，此过程属于负反馈调节，其生理意义是维持动脉血压的相对稳定。

二、体液调节

在参与心血管活动调节的体液因素中，主要是通过血液运输来广泛作用于心血管系统。

（一）全身性体液因素

1. 肾上腺素和去甲肾上腺素 血液中的肾上腺素（epinephrine）和去甲肾上腺素（norepinephrine，NE或noradrenaline，NA）主要是来源于肾上腺髓质。两者对心血管的作用相似，但又有差异。肾上腺素可与 α 和 β（包括 β_1 和 β_2）两类受体结合。在心脏方面，肾上腺素与 β_1 受体结合后，可使心率加快，心缩力加强，心输出量增多。在临床上常用作强心剂。在血管方面，肾上腺素可使 α 受体数量占优势的皮肤、肾、胃肠、血管平滑肌等器官的血管收缩；但在骨骼肌和肝的血管上 β_2 受体占优势，小剂量的肾上腺素常以兴奋 β_2 受体的效应为主，主要是使血管舒张；而大剂量时则会因 α 受体也兴奋，故使血管收缩。去甲肾上腺素可使全身的小动脉、微动脉收缩，使动脉血压升高，在临床上去甲肾上腺素常作为"升压剂"使用。

2. 肾素-血管紧张素系统 肾近球细胞合成和分泌肾素（renin）。主要作用有：①促进全身小动脉、微动脉收缩，通过使外周阻力增高，血压升高。还可使静脉收缩，回心血量增加。②刺激肾上腺皮质球状带细胞合成和分泌醛固酮（血管紧张素Ⅲ具有相同作用），醛固酮可促进肾小管对 Na^+ 的重吸收，并使细胞外液量增加。一般正常生理条件下，血液中仅含微量血管紧张素。在某些病理情况下，如失血时肾素-血管紧张素系统活动可增强，并对循环功能的调节起重要作用。

（二）局部性体液调节

局部性体液因素包括激肽、组胺、前列腺素和组织代谢产物等等，它们的共同作用是引起局部组织中的微血管舒张，增加局部血流量。

1. 激肽释放酶-激肽系统 激肽释放酶存在于血浆和肾、唾液腺、胰腺、汗腺等器官中，其可水解血浆中的激肽原生成缓激肽和血管舒张素，两者都有强烈的舒血管作用，都可使组织器官局部的血管扩张，血流量增加。

2. 组胺 组胺具有强烈的舒血管作用，并可增加毛细血管和微静脉管壁的通透性，使血浆漏入组织，导致组织水肿。

📢 **知识链接**

社会、心理因素对心血管活动的影响：人体心血管活动还受社会、心理因素影响，包括：负性生活刺激事件可以人体交感缩血管中枢紧张性增高，通过增加传出冲动使小动脉收缩，增加外周阻力而诱发性高血压；生气导致射血分数降低，全身血管阻力增加，心率增加及心率血压双重升高而诱导心肌缺血；与精神压力有关的慢性持续性不良心理因素通过交感神经兴奋性增高，使生物电不稳定从而诱发心律失常；负性心理因素通过增加血小板反应度及促进血小板物质释放，从而损害血小板功能；不良的生活方式和行为习惯可引起血管内皮功能损伤，促进粥样斑块形成从而引发冠脉痉挛和严重的心血管疾病。

第五节　器官循环

体内各器官的血液灌注量，一般与器官的动静脉之间的压力成正比，与血流阻力成反比。

一、冠脉循环

心脏的血液供应来自冠状动脉。其生理特点有：①冠脉循环途径短，因此血压高，血流快，循环周期只需几秒就可完成；②血流量大，正常成人冠脉血流量为每100g心肌60~80ml/min，总的冠脉血流量约225ml/min，占心输出量的4%~5%；③心肌摄氧力强，一般情况下，100ml动脉血的含氧量为20ml；④血流量受心肌收缩的影响，心肌收缩时，冠脉血流量少，心肌舒张时，冠脉血流量大。

影响冠脉血流量的主要因素为心肌的代谢水平。交感和副交感神经也可支配冠脉，但是它们的调节作用较弱。冠脉血流量和心肌代谢水平成正比。肾上腺素及去甲肾上腺素可使心肌代谢增强，冠脉舒张，血流量增加。甲状腺激素增多时，心肌代谢增强，可使冠脉扩张，血流量增多。大剂量的血管升压素可使冠脉收缩，冠脉血流量减少。

知识链接

冠心病：是指冠状动脉粥样硬化使血管腔变窄或阻塞，和冠状动脉痉挛导致心肌缺血缺氧或发生坏死而引起的心脏病，也称之为冠状动脉粥样硬化性心脏病。心绞痛和急性心肌梗死为最常见类型。心绞痛多表现为胸骨后压榨感、闷胀感，向肩部、左上臂放射，休息或含服硝酸甘油可缓解。急性心肌梗死疼痛程度严重，甚至出现刀割样疼痛伴有大汗及濒死感，休息和含服硝酸甘油无法缓解。治疗方法一般包括药物治疗、介入治疗和手术搭桥三种。

二、肺循环

肺循环主要功能是是血液在流经肺泡时，与肺泡气之间进行气体交换。肺循环具有血流阻力小，血压低及肺血容量变化大的特点。肺循环主要受交感神经和迷走神经支配。交感神经可直接使肺血管收缩和血流阻力增大。迷走神经可使肺血管轻度舒张，肺血流阻力下降。肺泡气氧分压可显著影响肺血管的舒缩活动。肾上腺素、去甲肾上腺素、组胺等都可使肺循环的微动脉收缩。前列环素及乙酰胆碱等可使肺血管舒张。

三、脑循环

脑组织代谢率高，血流量大，耗氧量大的特点。一般条件下，脑部停止供血5~6min，脑功能将出现难以恢复的损伤。所以，保证脑血流的供给及其重要。脑血流的调节主要靠自身调节。脑血管可受去甲肾上腺素能和胆碱能神经以及血管活性肠肽神经的支配，但是神经对脑血管活动的影响很小。脑脊液相当于脑和脊髓的组织液和淋巴液。成人脑脊液总量约为150ml。脑脊液主要有脑和血液之间进行物质交换的媒介、回收蛋白质及保护脑组织的作用。

小　结

　　心血管系统包括心脏和血管2部分。心脏的一次收缩和舒张称为一个心动周期。按心室舒缩活动可将心动周期分为心室舒张期与心室收缩期。心室舒张期分为等容舒张期和充盈期。心室收缩期分为等容收缩期和射血期。心输出量指的是一侧心室每分钟射入动脉内的血量，它是评价心脏泵血功能的最基本的指标。心音是由瓣膜开闭、心肌收缩和血流撞击心室和大动脉壁引起的机械振动而产生的声音。心脏的非自律性细胞（心房肌和心室肌）具有兴奋性、收缩性和传导性，主要执行射血功能。自律性细胞（窦房结、房室交界区、浦肯野纤维等）具有自律性、兴奋性和传导性，是心脏活动的起搏点。窦房结细胞自律性最高，是心脏的正常起搏点。血压指流动着的血液对血管壁产生的侧压力或压强。在左心室收缩射血时，主动脉压急剧上升，约在收缩中期压力最高，该血压值为收缩压；在心室舒张时，主动脉血压下降，在心舒末期动脉血压降至最低值，该血压值为舒张压。收缩压与舒张压的差值为脉压。右心房或胸腔静脉内的压力称为中心静脉压。组织液生成与回流的动力是有效滤过压。有效滤过压=（毛细血管血压+组织液胶体渗透压）-（血浆胶体渗透压+组织液静水压）。

　　心血管活动通过神经–体液调节以适应环境变化及代谢需要。延髓是调节心血管活动基本中枢。心血管反射主要有：颈动脉窦和主动脉弓压力感受性反射及颈动脉体和主动脉体化学感受性反射2种。心血管压力感受性反射是一种维持动脉血压相对稳定的负反馈调节性反射。体液调节中肾上腺素主要提高心肌收缩力，使心排血量增加，血压升高，临床上常作"强心剂"使用；去甲肾上腺素可使全身小血管收缩，使动脉血压升高，临床上常作"升压剂"使用。冠脉血流量的特点是冠脉血流量大，冠脉血流量的调节主要受心肌代谢水平的影响。

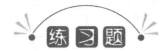

A₁型题

1. 心肌兴奋性变化的特点是

　　A. 绝对不应期短　　　　　　　　B. 有效不应期特别长

　　C. 相对不应期短　　　　　　　　D. 超常期特别长

　　E. 低常期较长

2. 心肌不会产生强直收缩的原因是

　　A. 心肌是功能上的合胞体　　　　B. 肌浆网不发达，Ca^{2+}贮存少

C. 有效不应期特别长　　　　　　　D. 有自律性，会自动节律收缩

E. 心肌呈 "全或无" 式收缩

3. 心室肌的前负荷是指

　　A. 收缩末期心室容积　　　　　　　B. 舒张末期心室容积

　　C. 快速射血期末心室容积　　　　　D. 等容舒张期心室容积

　　E. 快速充盈期心室容积

4. 心动周期中，室内压升高速率最快的时相是

　　A. 心房收缩期　　　　　　　　　　B. 等容收缩期

　　C. 快速射血期　　　　　　　　　　D. 减慢射血期

　　E. 快速充盈期

5. 心输出量是指

　　A. 每搏输出量　　　　　　　　　　B. 左、右心室输出的总血液量

　　C. 每分钟左心室所泵出的血量　　　D. 心房进入心室的血量

　　E. 每分钟两心房进入心室的血量

6. 心肌细胞分为快反应细胞和慢反应细胞的主要根据是

　　A. 4期自动除极的速度　　　　　　B. 动作电位复极化的速度

　　C. 动作电位时程的长短　　　　　　D. 0期去极化的速度

　　E. 静息电位的高低

7. 房室延搁的生理意义

　　A. 增强心肌收缩力　　　　　　　　B. 使心室肌不会产生强直收缩

　　C. 使心房、心室不会同步收缩　　　D. 使心室肌有效不应期延长

　　E. 使心室肌动作电位幅度增加

8. 大动脉弹性降低

　　A. 使收缩压与舒张压都升高　　　　B. 使收缩压与舒张压都降低

　　C. 使收缩压升高，舒张压降低　　　D. 使收缩压升高，舒张压无影响

　　E. 只使舒张压升高，收缩压无影响

9. 在家兔动脉血压实验中，夹闭一侧颈总动脉引起全身动脉血压升高，其主要原因是

　　A. 血管容积减少，相对血容量增多

　　B. 颈动脉窦受到牵拉刺激

　　C. 颈动脉体受到牵拉刺激

　　D. 颈动脉窦内压力降低

　　E. 颈动脉体内压力降低

10. 影响冠状动脉血流量增多的因素是

　　A. 主动脉舒张压降低　　　　　　　B. 体循环外周阻力减小

　　C. 心室舒张期延长　　　　　　　　D. 心室收缩期延长

　　E. 心率增加

11. 右心衰竭的患者常因组织液生成过多而致下肢浮肿，其主要原因是
    A. 血浆胶体渗透压降低　　　　　B. 毛细血管血压增高
    C. 组织液静水压降低　　　　　　D. 组织液胶体渗透压升高
    E. 淋巴回流受阻

12. 能使冠状动脉血流量增多的因素是
    A. 主动脉舒张压降低　　　　　　B. 外周阻力减小
    C. 心室舒张期延长　　　　　　　D. 心室收缩期延长
    E. 心率增加

13. 颈动脉窦压力感受性反射最敏感的窦内压变动范围是
    A. 130~150mmHg（17.3~20kPa）　B. 110~130mmHg（14.7~17.3kPa）
    C. 90~110mmHg（12~14.7kPa）　D. 70~90mmHg（9.33~12kPa）
    E. 30~50mmHg（4.0~6.67Kp）

14. 下列物质中，哪项能够阻断迷走神经对心肌的效应
    A. 异搏定　　B. 普奈洛尔　　C. 阿托品　　D. 河豚毒　　E. 维拉帕米

15. 当颈动脉窦、主动脉弓压力感受器传入冲动增加时，动脉血压
    A. 不变　　B. 降低　　C. 升高　　D. 先升后降　　E. 先降后升

16. 生理情况下，影响舒张压的主要原因有
    A. 大动脉管壁弹性　　　　　　　B. 阻力血管的口径
    C. 容量血管的大小　　　　　　　D. 心输出量　　E. 循环血量

17. 下列能使脉压增大的情况主要是
    A. 大动脉弹性减弱　　　　　　B. 心率加快　　C. 外周阻力升高
    D. 每搏输出量减少　　　　　　E. 体循环平均充盈压降低

18. 在下类因素中能使中心静脉压增高的因素是
    A. 血容量减少　　　　　　　　　B. 心脏射血能力降低
    C. 静脉回流量减少　　　　　　　D. 静脉血管扩张
    E. 以上都不对

19. 形成动脉血压的前提条件是有足够的
    A. 每搏输出量　　B. 大动脉弹性　　　　　　C. 外周阻力
    D. 循环系统平均充盈压　　　E. 心率

20. 体循环和肺循环基本相同的是
    A. 毛细血管处的液体交换　　B. 外周阻力　　C. 心输出量　　D. 收缩压
    E. 舒张压

B型题

    A. 房内压<室内压<主动脉压　　B. 房内压<室内压>主动脉压
    C. 房内压>室内压<主动脉压　　D. 房内压>主动脉压<室内压
    E. 房内压>主动脉压>室内压

21. 等容收缩期

22. 快速射血期

    A. 弹性贮器血管   B. 交换血管

    C. 容量血管   D. 短路血管

    E. 分配血管

23. 从生理功能上，真毛细血管为

24. 从生理功能上，将静脉称为

    A. 每搏输出量的多少   B. 外周阻力的大小

    C. 大动脉弹性贮器作用减弱   D. 循环血量减少

    E. 脉压减小

25. 一般情况下舒张压的高低主要反映

26. 一般情况下收缩压的高低主要反映

    A. 窦神经传入冲动减少   B. 心迷走神经传入冲动减少

    C. 心迷走神经传出冲动减少   D. 心交感神经传出冲动增加

    E. 血管升压素释放减少

27. 血量增加时

28. 颈动脉窦内血压升高时

    A. 每搏输出量   B. 心输出量

    C. 心指数   D. 射血分数

    E. 心力储备

29. 心输出量随机体代谢需要而增加的能力称为

30. 心率与搏出量的乘积称为

31. 一次心跳一侧心室射出的血液量称为

32. 搏出量占心室舒张末期容积的百分比称为

33. 比较不同个体心脏功能时常用

C型题

    A. 阈电位绝对值变大   B. 最大舒张电位绝对值变小

    C. 两者都是   D. 两者都不是

34. 浦肯野纤维自律性升高的可能原因是

35. 浦肯野纤维动作电位幅度减小的可能原因是

    A. 中心静脉压降低   B. 动脉血压升高

    C. 两者都是   D. 两者都不是

36. 血量增加可使

37. 心脏射血能力增强可引起

    A. 可引起血管舒张   B. 末梢释放ACh

    C. 两者均可   D. 两者均不可

38. 交感缩血管神经节前纤维兴奋时

39. 交感缩血管神经节后纤维兴奋时

40. 副交感舒血管纤维兴奋时

41. 交感舒血管纤维兴奋时

    A. 抗利尿激素   B. 醛固酮

    C. 两者都是   D. 两者都不是

42. 循环血量增加时，释放减少的是

43. 循环血量减少时，释放增加的是

X型题

44. 影响心肌兴奋性的因素有

    A. 与电位水平   B. 静息电位水平   C. 0期去极化速度

    D. 4期去极化速度   E. 以上均是

45. 可使心肌收缩力增强的是

    A. 血钙增加   B. 血钾增加   C. 交感神经兴奋

    D. 乙酰胆碱增多   E. 组织缺氧

46. 以下体液因素可使外周血管阻力明显增加

    A. 乳酸   B. 肾上腺素   C. 去甲肾上腺素

    D. 血管紧张素II   E. 组胺

47. 窦房结具有的功能特点是

    A. 正常心脏的起搏点   B. 不具有传导性

    C. 对潜在起搏点能夺获控制   D. 对房室结活动不能阻抑

    E. 在体内活动不受神经影响

48. 以下哪些组织有自律性

    A. 心房肌   B. 心室肌   C. 窦房结   D. 房室束   E. 浦肯野纤维

49. 心脏泵血功能的指标有

    A. 播出量   B. 心指数   C. 后负荷   D. 射血分数   E. 心输出量

50. 当人体由卧位转变为立位时，心血管活动的改变包括

    A. 心率减慢   B. 下肢静脉波动扩张

    C. 回心血量增加   D. 心输出量减少

    E. 动脉血压降低

51. 右心衰竭时可表现

    A. 颈静脉怒张   B. 下肢水肿   C. 肝肿大

    D. 中心静脉压升高   E. 肺水肿

52. 关于交感神经对心脏的作用

    A. 对心脏有紧张性作用   B. 使房室传导加快

    C. 使冠脉血流量增加   D. 使心肌收缩力增强

E. 使心率加快

53. 在动物实验中，以下哪几项可使动脉血压升高

    A. 阻断双侧颈动脉血流   B. 刺激减压神经

    C. 刺激迷走神经外周段   D. 注射肾上腺素

    E. 注射去甲肾上腺素

（朴伶华　董战玲）

呼　吸　/// 第五章

要点导航

◎ **学习要点**

　　呼吸、呼吸运动、肺通气、肺换气、肺活量、用力呼气量、每分通气量、肺泡通气量、肺牵张反射的概念；胸膜腔负压形成的机制及生理意义；深慢呼吸比浅快呼吸气体交换率高的原因；低O_2对呼吸运动影响的原因。

◎ **技能要点**

　　人体肺活量的测定；呼吸运动的调节；胸膜腔负压及其周期性变化的观察。

　　新生儿出生时的第一声啼哭，标志着其呼吸的开始，生命延续，呼吸不止。机体与外环境之间进行气体交换的过程，称为呼吸（respiration）。机体各种功能活动（如心跳、肌肉收缩等）都需要消耗能量，能量主要来自于体内营养物质的氧化分解，氧化分解所需要的O_2需从外界摄入，同时产生的CO_2必须排出体外。通过呼吸，机体从外环境摄取新陈代谢所需的O_2，排出代谢产物CO_2。机体O_2储存量大约1000ml，如果呼吸停止7~8min，即可导致机体严重缺O_2和CO_2潴留导致酸中毒，危及生命。因此，呼吸是维持生命活动的基本生理过程之一，呼吸一旦停止，生命便将终止。

　　人和高等动物，呼吸过程由相互衔接并同时进行的三个环节组成（图5-1）。①外呼吸，包括肺通气和肺换气；②气体在血液中的运输；③内呼吸（组织换气）。

　　呼吸的生理意义主要是保持机体内环境O_2和CO_2含量的相对稳定，保证细胞新陈代谢的正常进行。

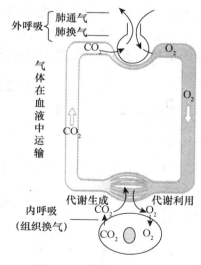

图5-1　呼吸过程示意图

第一节 肺通气

 病例

患者王某，男性，其无效腔为150ml，正常平静呼吸时潮气量500ml，呼吸频率12次/分。被诊断为肺炎，呼吸变浅、加速，若潮气量减半，呼吸频率加倍，请问其肺泡通气量是多少？

肺通气（pulmonary ventilation）是指肺与外界环境之间的气体交换过程。实现肺通气的结构是呼吸道和胸廓。呼吸道是气体进出肺的通道，并对吸入气体起加温、湿润和过滤、清洁等作用。胸廓的节律性呼吸运动是实现肺通气的原动力。

一、肺通气的原理

气体进出肺取决于两个因素的相互作用：一是推动气体流动的动力；二是阻止其流动的阻力。动力必须克服阻力，才能实现肺通气。

（一）肺通气的动力

气体能够通过呼吸道进出肺，原因是由于大气和肺泡气之间存在着压力差的缘故。气体入肺是由于肺扩张，肺内压低于大气压；而气体出肺则是由于肺缩小，肺内压高于大气压。肺本身不具有主动扩张和缩小的能力，它的张缩是由于胸廓运动的扩大和缩小（通过呼吸肌的收缩和舒张实现）引起的，即呼吸运动。因此，肺内压与大气压之差是肺通气的直接动力，而这种压力差源于呼吸肌的收缩和舒张引起的节律性呼吸运动。因此，呼吸运动是肺通气的原动力。可归纳如下：

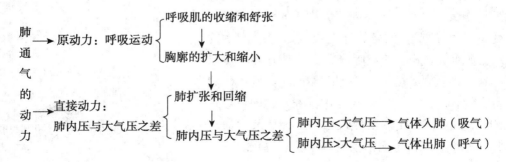

1. 呼吸运动 呼吸肌收缩和舒张引起的胸廓节律性扩大和缩小称为呼吸运动（respiratory movement），包括吸气运动和呼气运动。呼吸肌可分为吸气肌和呼气肌，吸气肌包括膈肌、肋间外肌和辅助吸气肌（如：胸大肌、胸锁乳突肌等）；呼气肌包括肋间内肌和腹肌。呼吸运动按胸腹部起落动作分为胸式呼吸和腹式呼吸；按呼吸深度不同可分为平静呼吸和用力呼吸。

（1）胸式呼吸和腹式呼吸 肋间外肌收缩和舒张时主要引起胸壁的起伏，因此，以肋间外肌舒缩活动为主的呼吸运动称为胸式呼吸。以膈肌收缩和舒张可引起腹腔内器官位移，造成腹壁的起伏，这种以膈肌舒缩活动为主的呼吸运动称为腹式呼吸。一般情况下，成年人两种呼吸形式并存为混合性呼吸。

（2）平静呼吸和用力呼吸　人体在安静状态下的呼吸运动称为平静呼吸，呼吸频率为12~18次/分。平静吸气时，是由于膈肌和肋间外肌收缩来实现的。膈肌收缩时，膈穹窿下移，使胸廓的上下径增大。肋间外肌收缩时，肋骨和胸骨上提，同时肋骨下缘向外侧偏转，使胸廓的前后径和左右径增大。由于膈肌和肋间外肌的收缩使胸廓增大，肺也随之扩张，肺容积增大，肺内压低于大气压，气体入肺，完成吸气运动。平静呼气并不是由呼气肌收缩所致，而是由膈肌和肋间外肌舒张所致。当膈肌和肋间外肌舒张时，膈肌、肋骨和胸骨自然回位，使胸廓和肺容积缩小，肺弹性回缩，肺内压高于大气压，气体出肺，完成呼气运动（图5-2）。平静呼吸运动的特点是：吸气运动是主动过程，而呼气运动是被动过程。

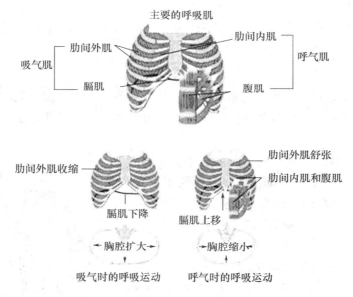

图5-2　主要的呼吸肌和平静呼吸运动

人体在劳动或剧烈运动时，呼吸运动加深加快，称为用力呼吸或深呼吸。吸气运动时膈肌和肋间外肌加强收缩，膈肌下移可达7~10cm；同时还有辅助吸气肌也参与收缩，使胸廓进一步扩大，吸气量增加。呼气运动时除吸气肌舒张外，还需要呼气肌收缩，使胸廓进一步缩小，肺内压进一步升高，呼气量增加。用力呼吸运动的特点是：吸气运动和呼气运动都是主动过程。

2. 肺内压　肺内压（intrapulmonary pressure）是指肺内气道和肺泡内的压力。平静呼吸时，吸气初，肺扩张容积增大，肺内压低于大气压，气体入肺；吸气末，进入肺的空气已充满肺，此时肺内压与大气压相等，气体停止入肺。呼气初，肺回缩容积减小，肺内压高于大气压，气体出肺；呼气末，肺内压又与大气压相等，气体停止出肺。

正是由于呼吸运动过程中肺内压的这种周期性变化，造成肺内压与大气压之间形成的压力差，成为实现肺通气的直接动力。一旦机体呼吸停止，便可根据这一原理，通过徒手或机械装置使空气有节律地进入肺内，然后利用胸廓和肺组织的弹性回缩力使进入肺内的气体呼出。如此周而复始以代替自主呼吸，这便是人工呼吸。

知识链接

❧ 人工呼吸 ❧

人的心脏和大脑需要不断地供给氧气。如果中断供氧3~4min就会造成不可逆性损害。所以在某些意外事故中，如触电、溺水、脑血管和心血管意外，一旦发现心跳呼吸停止，首要的抢救措施就是迅速进行人工呼吸和胸外心脏按压，以保持有效通气和血液循环，保证重要脏器的氧气供应。在施行人工呼吸时，首先要保持呼吸道通畅，以保证患者的呼吸道通畅，否则将影响操作效果。

根据产生压力差的方法不一样，人工呼吸有正压法（如简便易行的口对口呼吸、人工呼吸机进行正压通气）和负压法（如节律性地举臂压背或挤压胸廓）。

3. 胸膜腔和胸膜腔内压 正常呼吸运动过程中肺为什么能随着胸廓的运动而扩张和回缩呢？除肺本身具有弹性可扩张外，还因为在肺和胸廓之间存在一密闭的潜在的胸膜腔的作用有关。

胸膜腔是由紧贴于肺表面的脏层胸膜和紧贴于胸廓内面的壁层胸膜在肺根部相互移行所围成的密闭潜在的腔隙。胸膜腔内的压力称为胸膜腔内压（intrapleural pressure）。测量表明胸膜腔内压通常比大气压低，为负压。平静呼气末胸膜腔内压约为-5~-3mmHg，平静吸气末约-10~-5mmHg（图5-3）。

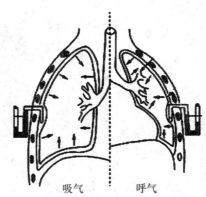

吸气　　　呼气

图5-3　胸膜腔负压产生示意图

（1）胸膜腔负压的形成 这可以从作用于胸膜腔的各种力来分析。胸膜壁层因受到强硬的胸廓的保护，可以认为不会再受到外力的作用。胸膜脏层有两种作用力：一是肺内压，使肺泡扩张；一是肺的回缩力，使肺泡缩小。因此，胸膜腔的压力实际上是两种相反的力的代数和，即：

$$胸膜腔内压=肺内压＋（-肺回缩力）$$

在吸气末和呼气末，肺内有气体不再流动，肺与大气相通，故肺内压就等于大气压，此时：

$$胸膜腔内压=大气压＋（-肺回缩力）$$

若以大气压的值定为0计算，则：

$$胸膜腔内压=-肺回缩力$$

可见，胸膜腔负压是由肺的回缩力造成的。在呼吸过程中，肺始终处于被扩张状态而倾向于回缩。吸气时，肺扩张程度增大，肺的回缩力增大，导致胸膜腔负压更大；呼气时，肺缩小，肺扩张程度减小肺的回缩减小，胸膜腔负压也减小。

（2）胸膜腔负压的生理意义　①使肺保持扩张状态，并使肺能随胸廓的运动而扩张和回缩；②降低心房、腔静脉和胸导管内的压力，有利于静脉血和淋巴液的回流。

一旦胸膜腔的密闭性遭到破坏，使空气进入胸膜腔称为气胸。此时，胸膜腔负压减小甚至消失，肺因回缩力而萎缩成实质性器官，静脉血和淋巴液回流受阻，导致呼吸和循环功能障碍，危及生命。

（二）肺通气的阻力

气体进出肺所遇到的阻力，称为肺通气阻力，包括弹性阻力和非弹性阻力。前者约占总阻力的70%，后者约占30%。

1. 弹性阻力　弹性组织在外力作用下变形时所产生的对抗变形的力称为弹性阻力。肺通气的弹性阻力由两部分组成：一是肺的弹性回缩力，约占1/3；一是肺泡表面张力，约占2/3。

（1）肺的弹性回缩力　肺组织含弹性纤维，肺扩张时弹性纤维被牵拉而倾向于回缩。在一定范围内，肺被扩张得越大，其牵拉作用就越强，弹性回缩力就越大，肺弹性阻力也越大。反之，就越小。

（2）肺泡表面张力　在肺泡内表面覆盖有一薄层液体，由于液体分子相互吸引，形成一种使肺泡表面缩至最小的力，即表面张力。表面张力的方向指向肺泡的中心，可使肺泡回缩。肺泡表面存在表面张力，而肺泡并不萎缩，是因为肺泡表面还有一层表面活性物质存在，即肺泡表面活性物质（pulmonary surfactant）。它由肺泡Ⅱ型细胞合成和释放，均匀分布在肺泡壁液体分子层表面，可降低肺泡表面张力。表面活性物质的密度与降低肺泡表面张力的作用呈正相关。吸气时，肺泡扩大，表面活性物质的密度下降，降低肺泡表面张力的作用减弱，以防止肺泡过度扩张；反之，则密度增大，降低肺泡表面张力的作用增强，以防止肺泡塌陷，因此，肺泡表面活性物质还有稳定肺泡的作用（图5-4）。

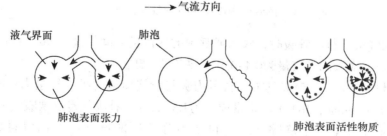

图5-4　肺泡表面张力和肺泡表面活性物质作用示意图

肺泡表面活性物质生理功能主要有：①维持肺泡的稳定性；②避免肺毛细血管中液体渗入肺泡，防止肺水肿的发生；③降低吸气阻力，减少吸气做功。

临床上，肺充血、肺纤维化或肺泡表面活性物质减少时，肺的弹性阻力增大，顺应性降低，均导致患者吸气困难；而在肺气肿时，肺组织弹性纤维大量破坏，弹性回缩力减小，弹性阻力减小，顺应性增大，均导致患者呼气困难。某些早产儿，因肺泡Ⅱ型细胞尚未发育成熟，肺泡内缺乏表面活性物质，导致肺泡表面张力过大，容易发生肺不张和肺水肿，造成"新生儿呼吸窘迫症"，导致死亡。现可通过检测羊水中肺泡表面活性物质的含量，对该病进行预测，以便采取有效预防措施。

2. 非弹性阻力　非弹性阻力包括惯性阻力、黏滞阻力和气道阻力，主要指气道阻力。气道阻力是气体流经呼吸道时所产生的摩擦力，其大小与气道口径、气流速度和气流形式有关，但主要取决于呼吸道口径。气道阻力与呼吸道半径的4次方成反比，气道口径愈小，气道阻力愈大。支气管哮喘的患者就是由于气管、支气管痉挛，气道口径变小，使气道阻力明显增加，而造成呼吸困难。对严重气道阻塞的患者及时做气管切开，可大大减小气道阻力，改善肺通气。

二、肺容量和肺通气量

衡量肺通气功能可用肺容量和肺通气量的变化作为指标。

（一）肺容积和肺容量

1. 肺容积　肺内气体的容积，称为肺容积（pulmonary volume）。通常肺容积可分为潮气量、补吸气量、补呼气量和残气量（图5-5），它们互不重叠，全部相加后等于肺总量。

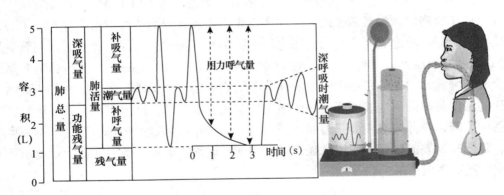

图5-5　肺容积和肺容量示意图

（1）潮气量　每次呼吸时，吸入或呼出的气体量为潮气量（tidal volume，TV）。平静呼吸时正常成人的潮气量为0.4~0.6L，平均为0.5L。

（2）补吸气量　平静吸气末，再尽力吸气所能增加的吸入气量为补吸气量（inspiratory reserve volume，IRV）。正常成人为1.5~2.0L。补吸气量反映吸气的储备量。

（3）补呼气量　平静呼气末，再尽力呼气所能增加的呼出气量为补呼气量（expiratory reserve volume，ERV）。正常成人为0.9~1.2L。补呼气量反映呼气的储备量。

（4）残气量　最大呼气末尚存留于肺内不能再呼出的气体量，称为残气量（residual volume，RV）。正常成人为1.0~1.5L。残气量的存在可避免肺泡在低肺容积条件下的塌陷。支气管哮喘和肺气肿的患者，残气量增加。

2. 肺容量 肺容积中两项或两项以上的联合气体量称为肺容量（pulmonary capacity）。包括深吸气量、功能残气量、肺活量和肺总量（图5-5）。

（1）深吸气量 从平静呼气末做最大吸气时，所能吸入的气体量为深吸气量（inspiratory capacity，IC）。它是潮气量与补吸气量之和，是衡量最大通气潜力的一个重要指标。

（2）功能残气量 平静呼气末肺内存留的气体量，称为功能残气量（functional residual capacity，FRC）。它是残气量与补呼气量之和，正常成人约为2.5L。

（3）肺活量和用力呼气量 最大吸气后再尽力呼气所能呼出的气体量，称为肺活量（vital capacity，VC）。它是潮气量、补吸气量和补呼气量之和。肺活量的值有较大的个体差异，与身材大小、性别、年龄、体位、呼吸肌强弱等有关。正常成年男性约为3.5L，女性约为2.5L。它反映了肺一次通气的最大能力，在一定程度上可作为肺通气功能的指标。

用力呼气量（forced expiratory volume，FEV）又称时间肺活量（timed vital capacity，TVC），是指一次最大吸气后再尽力尽快呼气，在一定时间内所能呼出的气体量占肺活量的百分数。正常人第1、2、3s末分别呼出83%、96%、99%。即正常成人在3s内基本上可呼出全部肺活量的气体。其中第1s末的用力呼气量意义最大，低于60%为不正常。时间肺活量是一种动态指标，不仅反映肺容量的大小，而且反映了呼吸所遇阻力的变化，是评价肺通气功能的较好指标。肺弹性降低或阻塞性肺疾病，用力呼气量可显著降低。

（4）肺总量 肺所能容纳的最大气体量为肺总量（total lung capacity，TLC）。它等于肺活量与残气量之和，正常成年男性为5.0~6.0L，女性为3.5~4.5L。

（二）肺通气量

1. 每分通气量 每分钟吸入或呼出的气体总量，称为每分通气量（minute ventilation volume）等于潮气量乘以呼吸频率。每分通气量随性别、年龄、身材大小和活动量的大小而有差异。正常人平静呼吸时，每分通气量为6.0~9.0L。尽力做深快呼吸时，每分钟所能吸入或呼出的最大气量为最大通气量（maximal voluntary ventilation）。它能反映肺通气功能的贮备能力，是估算一个人能进行多大运动量的重要生理指标。健康成年人一般可达70~120L。

2. 无效腔和肺泡通气量 每次吸入的气体，一部分将留在鼻腔至终末细支气管之间的呼吸道内，这部分气体不参与肺泡与血液之间的气体交换，故将这部分呼吸道容积称为无效腔（dead space），正常成人无效腔气量约为150ml。

由于无效腔的存在，每次吸入的新鲜空气不能都到达肺泡进行气体交换。因此，真正有效的通气量应以肺泡通气量（alveolar ventilation）为准。肺泡通气量是指每分钟吸入肺泡的新鲜空气量，等于（潮气量-无效腔）×呼吸频率。潮气量和呼吸频率的变化，对肺通气量和肺泡通气量有不同的影响（表5-1）。

表5-1　不同呼吸形式时的肺通气量

呼吸形式	潮气量（ml）	呼吸频率（次/分）	每分通气量（ml）	肺泡通气量（ml）
平静呼吸	500	12	6000	4200
深慢呼吸	1000	6	6000	5100
浅快呼吸	250	24	6000	2400

　　在每分通气量相同的情况下，表现为浅快呼吸时肺泡通气量明显减少，而深慢呼吸时则增加肺泡通气量。故从气体交换的效果看，浅快呼吸对机体不利，适当的深慢呼吸，肺泡通气量加大，有利于气体交换。中国的太极拳和印度的瑜伽都是利用这一原理辅助一定的形体姿势改变，达到强身塑体的作用。

第二节　气体的交换和运输

一、气体的交换

　　气体的交换包括肺换气与组织换气。肺换气是指肺泡与肺毛细血管血液之间进行的气体交换，组织换气是指血液与组织细胞之间进行的气体交换。

（一）气体交换的动力

　　混合气体中，某一气体成分所具有的压力称为该气体的分压差。气体交换的动力是气体分压差，即气体总是由分压高处向分压低处扩散。肺泡气、血液和组织中氧分压（PO_2）和二氧化碳分压（PCO_2）值（表5-2）。

表5-2　安静时肺泡、血液和组织内O_2和CO_2的分压（单位：mmHg）

	肺泡气	静脉血	动脉血	组织
PO_2	102	40	100	30
PCO_2	40	46	40	50

（二）气体交换过程

　　1. 肺换气过程　当静脉血流经肺毛细血管时，由于肺泡内气体不断更新，使肺泡气PO_2高于静脉血PO_2，肺泡气的PCO_2低于静脉血的PCO_2，因此，在分压差的作用下，O_2顺分压差由肺泡向静脉扩散，CO_2则顺分压差由静脉向肺泡扩散，经气体交换后，血中PO_2升高，PCO_2降低，静脉血变成动脉血（图5-6）。

　　2. 组织换气过程　当动脉血流经组织时，由于组织细胞在新陈代谢过程

直通护考

体内CO_2分压最高的部位是

A. 静脉血液　　　　B. 毛细血管血液

C. 动脉血液　　　　D. 组织液

E. 细胞内液

参考答案：E

解析： 气体总是从分压高的地方向分压低的地方扩散。体内CO_2是由细胞代谢活动产生的。CO_2和O_2一样是脂溶性的，通过单纯扩散方式穿过细胞膜进入到组织液中，再由组织液进入血液循环。

中不断消耗O_2并生成CO_2，使动脉血PO_2高于组织PO_2，动脉血的PCO_2低于组织的PCO_2，因此，在分压差的作用下，O_2由动脉血向组织扩散，CO_2则由组织向动脉血扩散，经气体交换后，血中PO_2降低，PCO_2升高，动脉血变成静脉血（图5-6）。

总之，在肺内循环的毛细血管的血液不断从肺获得O_2，释放CO_2；而在组织内体循环毛细血管的血液则不断从组织吸取CO_2，向组织释放O_2。

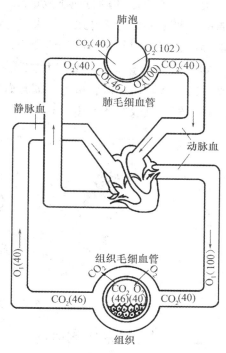

图5-6 肺换气和组织换气示意图

（三）影响气体交换的因素

1. 呼吸膜 肺换气时，O_2和CO_2在肺部扩散须经过呼吸膜。呼吸膜由六层结构组成（图5-7），即含有表面活性物质的液体层、肺泡上皮细胞层、肺泡上皮基膜层、肺泡与毛细血管之间的组织间隙、毛细血管基膜层、毛细血管内皮细胞层。正常情况下，呼吸膜厚度极薄，总厚度不到$1\mu m$，其通透性很大，非常有利于气体的扩散。正常成人呼吸膜的总面积约$70m^2$，安静状态下，用于气体扩散的呼吸膜面积约$40m^2$，因此，有相当大的贮备面积。呼吸膜的通透性、厚度以及呼吸膜的扩散面积均会影响气体交换的效率。

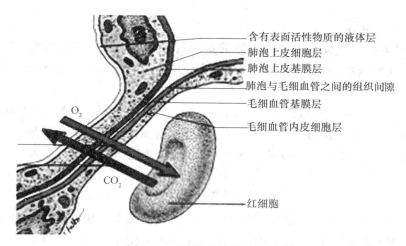

图5-7 呼吸膜的结构示意图

2. 通气/血流比值 通气/血流比值（ventilatian/perfusion ratio）是指每分肺泡通气量（V_A）和每分钟肺血流量（Q）之间的比值（简称为V_A/Q）。正常成人安静时，每分肺泡通气量约为4.2L，每分心输出量约为5.0L，则V_A/Q的比值为0.84。V_A/Q比值在0.84

的情况下，肺泡通气量与肺血流量配置适当，气体交换效率最高，静脉血流经肺毛细血管时，将全部变为动脉血。如果$V_A/Q<0.84$，表示肺通气不足，部分血液流经通气不良的肺泡，未能得到充分的气体交换，意味着出现了功能性动-静脉短路，如支气管哮喘。如果$V_A/Q>0.84$，表示通气量大或肺血流量不足，部分肺泡气未能与血液气体充分交换，意味着肺泡无效腔增大，如肺血管栓塞；V_A/Q比值大于或小于0.84，都将影响换气效率，使换气效率降低（图5-8）。

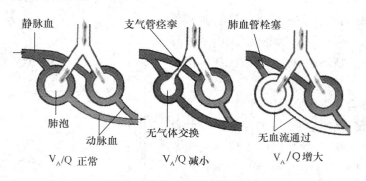

图5-8　通气/血流比值示意图

二、气体在血液中的运输

气体通过在血液中的运输，沟通了肺换气和组织换气。O_2和CO_2在血液中的运输形式有两种，即物理溶解和化学结合。物理溶解运输的量很少，但它是化学结合和释放的前提。进入血液的气体必须先溶解，然后才能结合；气体释放时也必须从化学结合状态解离成溶解状态，然后才能离开血液。物理溶解和化学结合两者之间处于动态平衡。

（一）O_2的运输

1. 物理溶解　气体在血浆中溶解的量与其分压成正比。O_2在血液中溶解的量很少，当血液O_2分压在100mmHg时，每100ml血液中可溶解0.3ml，仅占血液运输O_2总量的1.5%。

2. 化学结合　指O_2与血红蛋白（hemoglobin，Hb）结合，形成氧合血红蛋白（oxygenated hemoglobin，HbO_2）（图5-9）。它是O_2在血液中运输的主要形式，正常成人每100ml动脉血液中Hb结合的O_2约为19.5ml，占血液运输O_2总量的98.5%。

$$Hb + O_2 \underset{\text{氧分压低（组织）}}{\overset{\text{氧分压高（肺部）}}{\rightleftharpoons}} HbO_2$$

此反应（如上式所示）迅速、可逆，不需要酶的参与，决定反应方向的因素是血液中PO_2，当PO_2高时，Hb与O_2结合成HbO_2，而当PO_2低时，HbO_2则解离成Hb和O_2。此反应中，Fe^{2+}与O_2结合后仍是二价的铁，所以该反应是氧合，而不是氧化。HbO_2呈鲜红色，去氧Hb呈紫蓝色。当血液中的去氧Hb含量超过50g/L时，则皮肤、黏膜呈青紫色，这种现象称为发绀。发绀通常是人体缺氧的标志。Hb还可与CO结合，生成一氧化碳血红蛋白（HbCO），呈樱桃红色。CO中毒时，由于CO与Hb结合的能力是O_2的210倍，O_2

与Hb结合机会减少，造成缺O_2。

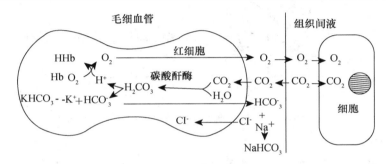

图5-9　O_2和CO_2运输示意图

（二）CO_2的运输

1. 物理溶解　约占血液运输CO_2总量的5%。

2. 化学结合　化学结合形式有两种（图5-9）。

（1）形成碳酸氢盐　是血液运输CO_2的主要形式，约占CO_2运输总量的88%。当血液流经组织时，CO_2由组织扩散入血浆，血浆中的CO_2大部分进入红细胞，在碳酸酐酶（CA）的催化下，CO_2迅速与H_2O结合生成H_2CO_3，并解离出H^+和HCO_3^-。HCO_3^-除一小部分在红细胞内与K^+生成$KHCO_3$外，绝大部分顺浓度差扩散入血浆，与血浆中Na^+生成主要形成$NaHCO_3$和$KHCO_3$。

（2）形成氨基甲酸血红蛋白（HbNHCOOH）　进去红细胞内的少部分CO_2可直接与红细胞内Hb的氨基结合形成氨基甲酸血红蛋白，这一反应不需酶的催化，且CO_2与Hb的结合松散，因而迅速、可逆，约占CO_2运输总量的7%。

$$HbNH_2O_2 + H^+ + CO_2 \underset{\text{肺部}}{\overset{\text{组织}}{\rightleftharpoons}} HHbNHCOOH + O_2$$

第三节　呼吸运动的调节

呼吸运动是一种节律性的活动，其深度和频率可随体内外环境理化性质变化而变化，以适应机体代谢的需要，这些都是通过神经系统的调节来实现的。

一、呼吸中枢

在中枢神经系统内产生和调节呼吸运动的神经细胞（元）群，称为呼吸中枢（respiratory center）。呼吸中枢分布于大脑皮质、脑干和脊髓等部位，各级呼吸中枢对呼吸运动的产生和调节起着不同的作用，它们之间协调配合，互相制约，对各种传入冲动进行整合，以此产生并调节着人类正常的呼吸运动（图5-10）。

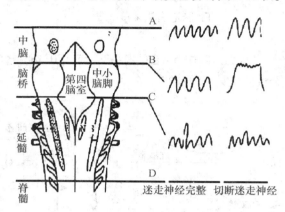

图5-10　在不同平面横断脑干后呼吸的变化曲线图

（一）脊髓

支配呼吸肌的运动神经元位于脊髓前角，它们发出膈神经和肋间神经分别支配膈肌和肋间肌。动物实验中发现，在脊髓与延髓之间横切动物的脑干，使其只保留脊髓时，动物的呼吸立即停止。这说明脊髓不能产生节律性的呼吸运动，它只是联系脑和呼吸肌的中继站和整合某些呼吸反射的初级中枢。当其神经元受到损害时，呼吸肌麻痹，呼吸运动停止。

（二）延髓

在延髓的网状结构中有控制呼吸运动的基本中枢，根据功能可以分吸气神经元和呼气神经元，主要集中在腹侧和背侧两组神经核团内，其轴突纤维下行支配脊髓前角的呼吸肌运动神经元。动物实验中发现，在延髓和脑桥之间横切动物的脑干，使其保留延髓和脊髓时，动物仍可存在节律性呼吸运动，但呼吸节律不规则，呈喘息样呼吸，这说明延髓是产生节律性呼吸运动的基本中枢。但正常呼吸节律的形成，仍依赖于上位呼吸中枢的作用。

（三）脑桥

在动物的脑桥和中脑之间横切，呼吸运动无明显变化，呼吸节律保持正常。这说明高位脑中枢对节律性呼吸运动的产生不是必需的。在脑桥前部有调节呼吸节律的中枢，称呼吸调整中枢，其作用是限制吸气，促使吸气向呼气转换。目前认为，正常呼吸节律是脑桥和延髓呼吸中枢共同活动形成的。

（四）大脑皮质

大脑皮质可随意控制呼吸，人在一定范围内可以有意识地暂时屏气或随意控制呼吸运动的深度与频率，也可由条件反射或情绪改变而引起呼吸运动变化，还可协调呼吸与说话、唱歌、吞咽、咳嗽、排便、哭笑之间的动作等，这些都是在大脑皮质的控制下进行的。

二、呼吸运动的反射性调节

呼吸运动虽然产生于脑，但其活动可通过接受各种感受器传入冲动，反射性的调节呼吸运动，使呼吸的深度和频率发生改变。

（一）肺及呼吸道感受性反射

1. 肺牵张反射 由肺扩张或缩小所引起的反射性呼吸变化，称为肺牵张反射（pulmonary inflation reflex）。肺牵张感受器主要分布在支气管和细支气管的平滑肌层中，对牵拉刺激敏感，阈值低、适应慢。其反射过程是：吸气时，当肺扩张到一定程度时，肺牵张感受器兴奋，发放冲动增加，经迷走神经传入到达延髓，在延髓内通过一定的神经联系，促使吸气及时终止，转为呼气。可见，这一反射起着负反馈作用，其生理意义在于防止吸气过深过长，促进吸气转为呼气。它和脑桥的呼吸调整中枢共同调节呼吸的频率和幅度。

2. 防御性呼吸反射 防御性呼吸反射是指当呼吸道黏膜受到刺激时，引起的一些对人体有保护作用的呼吸反射，主要有咳嗽和喷嚏。咳嗽是一种消除气道阻塞或异物的反射。咳嗽时，先深吸气关闭声门，再作强而有力的呼气，肺内压急剧上升，然后突然开放声门，呼出气急剧冲出，呼吸道的异物或分泌物也随之排出。故咳嗽起到清洁呼吸道的作用。喷嚏和咳嗽类似，只是呼出气主要从鼻腔喷出，以清除鼻腔中的刺激物。

（二）化学感受性反射

机体存在中枢和外周化学感受器，能感受动脉血或脑脊液中PO_2、PCO_2及H^+浓度的改变，反射性地调节呼吸运动。

1. 化学感受器 参与呼吸运动调节的化学感受器，按所在部位不同分为中枢化学感受器和外周化学感受器。

（1）中枢化学感受器 位于延髓腹外侧浅表部位，可感受脑脊液和局部细胞外液中H^+浓度的变化。血液中的H^+不易通过血-脑脊液屏障，故血液中H^+浓度的变化对中枢化学感受器的直接作用较小。但血液中的CO_2易于通过血-脑脊液屏障进入脑脊液，与水结合形成H_2CO_3，H_2CO_3进一步解离出H^+，此H^+可兴奋中枢化学感受器，进而兴奋延髓呼吸中枢。

（2）外周化学感受器 位于颈动脉体和主动脉体，可感受动脉血PO_2、PCO_2及H^+浓度的变化。当动脉血PO_2降低、PCO_2升高或H^+浓度升高时，外周化学感受器受到刺激而兴奋，冲动分别沿窦神经（舌咽神经的分支）和迷走神经传入延髓，反射性地兴奋延髓呼吸中枢，引起呼吸加强。

2. CO_2、O_2和H^+对呼吸运动的调节

（1）CO_2对呼吸的影响 CO_2是调节呼吸运动最重要的体液因素，血液中必须维持一定浓度的CO_2，呼吸中枢才能保持正常的兴奋性。通过实验得知，动脉血中PCO_2过低时（如过度通气），可发生呼吸运动暂停。PCO_2在一定范围内升高时（吸入气中CO_2含量在2%~4%时），通过刺激中枢化学感受器和外周化学感受器（主要是刺激中枢化学感受器），使呼吸中枢兴奋，呼吸运动加深加快，肺通气量增加，使动脉血中PCO_2可重新接近正常水平。PCO_2过高时（吸入气CO_2含量超过7%），由于CO_2在体内堆积，使中枢神经系统包括呼吸中枢的活动受抑制，出现呼吸困难、头痛、头昏，甚至昏迷，出现CO_2麻醉。

直通护考

在正常情况下，呼吸中枢发出呼吸冲动，依赖于血液中哪种物质浓度变化的刺激？

A. 二氧化碳　　B. 氧　　C. 一氧化氮　　D. 碳酸氢根　　E. 酸碱度

参考答案：A

解析：CO_2是调节呼吸运动最重要的体液因素，血液中必须维持一定浓度的CO_2，呼吸中枢才能保持正常的兴奋性。

考点提示

动脉血中PCO_2升高和PO_2降低都可以通过刺激化学感受器使呼吸中枢兴奋，但正常情况下是靠CO_2来兴奋呼吸中枢的。病理情况下如：严重肺心病、慢性支气管炎时，患者既有低O_2又有CO_2潴留，由于血中长期保持高浓度的CO_2，呼吸中枢对CO_2刺激的敏感性已降低，此时低O_2通过刺激外周化学感受器使呼吸中枢兴奋成为调节呼吸运动的重要因素。因此对这类患者不宜快速给O_2，应采取低浓度持续给O_2，以免突然解除低O_2的刺激作用，导致呼吸抑制。

 护理应用

动脉血中PCO_2升高和PO_2降低都可以通过刺激化学感受器使呼吸中枢兴奋，但正常情况下是靠CO_2来兴奋呼吸中枢的。病理情况下，如：严重肺心病、慢性支气管炎时，患者既有低O_2又有CO_2潴留，由于血中长期保持高浓度的CO_2，呼吸中枢对CO_2刺激的敏感性已降低，此时低O_2通过刺激外周化学感受器使呼吸中枢兴奋成为调节呼吸运动的重要因素。因此对这类患者不宜快速给O_2，应采取低浓度持续给O_2，以免突然解除低O_2的刺激作用，导致呼吸抑制。

（2）O_2对呼吸的影响　　动脉血PO_2下降到80mmHg以下时，可出现呼吸运动加深加快，肺通气量增加。低O_2对呼吸运动的直接作用是抑制，但是低O_2又可以通过刺激外周化学感受器而兴奋呼吸中枢，在一定程度上可以对抗低O_2对中枢的直接抑制作用。轻度缺O_2时，外周化学感受器兴奋占优势，呼吸运动加深加快，以便吸入更多的O_2来纠正机体缺O_2。重度缺O_2时，对呼吸中枢的直接抑制作用要强于外周感受器的兴奋作用，则导致呼吸运动减弱甚至停止。

（3）H^+对呼吸的影响　动脉血H^+浓度升高时，通过刺激外周化学感受器，呼吸中枢兴奋，呼吸运动加深加快，肺通气量增加。反之，呼吸运动抑制。中枢化学感受器对H^+的敏感性较外周的高，约为外周的25倍，但由于血液中H^+不易通过血-脑屏障，限制了它对中枢化学感受器的作用。

小　结

　　机体与外界环境之间进行气体交换的过程称为呼吸。呼吸过程包括外呼吸（肺通气和肺换气）、气体在血液中的运输和内呼吸三个环节组成。肺通气时，动力必须克服阻力才能实现通气。肺通气的直接动力是肺内压与大气压之间的压力差，原动力是呼吸运动。肺通气阻力分为弹性阻力和非弹性阻力。弹性阻力主要包括肺的弹性回缩力和肺泡表面张力。非弹性阻力主要是气道阻力。反映肺通气功能较好的指标是时间肺活量，反映肺通气效率的较好指标是肺泡通气量。气体在血液中运输通过物理溶解和化学结合的方式，O_2通过氧合血红蛋白的方式在血液中运输。CO_2主要通过碳酸氢盐和氨基甲酸血红蛋白的形式在血液中运输。体内节律性的呼吸运动产生于延髓，受到机械感受性因素和化学因素的双重调节，前者主要指肺牵张反射，后者主要指动脉血或脑脊液中的PO_2、PCO_2和H^+浓度。

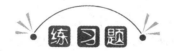

A_1型题

1. 平静呼气末胸膜腔内压

　　A. 高于大气压　　　　　B. 低于大气压　　　　　C. 等于大气压

　　D. 高于肺内压　　　　　E. 等于肺内压

2. 血中CO_2的主要运输形式是

　　A. 物理溶解　　　　　B. 形成碳酸氢盐　　　　　C. 与血浆蛋白结合

　　D. 与血红蛋白结合　　E. 形成氨基甲酸血红蛋白

3. 血液PCO_2升高对呼吸的刺激主要通过

　　A. 刺激颈动脉窦和主动脉弓感受器　　　　B. 刺激外周化学感受器

　　C. 直接兴奋延髓呼吸中枢　　　　　　　　D. 刺激颈动脉体和主动脉体感受器

　　E. 刺激中枢化学感受器

4. 肺通气的原动力是

　　A. 胸内压的变化　　　　　　　　　　　B. 外界环境与肺内压之差

　　C. 呼吸肌舒缩引起的呼吸运动　　　　　D. 肺内压与大气压之差

　　E. 肺主动舒缩

5. 在动物实验中，切断家兔颈部双侧迷走神经后，家兔的呼吸会发生什么变化

    A. 呼吸频率加快　　　B. 呼吸变慢变深

    C. 呼吸节律不变　　　D. 呼吸幅度缩短　　　　E. 吸气时相缩短

6. 决定肺部气体交换的主要因素是

    A. 肺泡膜的面积　　　B. 气体分子量的大小

    C. 气体的溶解度　　　D. 气体的分压差　　　　E. 肺泡膜的厚度

7. 维持呼吸中枢正常兴奋性所必需的是

    A. 缺O_2　　　　　　B. $NaHCO_3$　　　　　C. 一定浓度的CO_2

    D. 一定浓度的H^+　　E. HCO_3^-

B$_1$型题

    A. 肺活量　　　　　　B. 每分通气量　　　　　C. 时间肺活量

    D. 肺总量　　　　　　E. 肺泡通气量

8. 评价肺通气功能较好的指标是

9. 肺的有效通气量是

    A. 刺激外周化学感受器　　　　　　　　B. 刺激中枢化学感受器

    C. 直接兴奋延髓呼吸中枢　　　　　　　D. 直接抑制延髓呼吸中枢

    E. 直接兴奋脑桥呼吸调整中枢

10. PO_2降低，使呼吸运动增强，主要是通过

11. 动脉血H^+浓度升高，可使呼吸运动增强，主要是通过

（席耀川　王广铭）

消化与吸收

第六章

要点导航

◎ **学习要点**

　　消化与吸收的概念；胃和小肠的运动形式；胃液的成分及作用；胰液的成分及作用；胆汁的成分；小肠作为吸收主要场所的原因等。

◎ **技能要点**

　　滴加乙酰胆碱，小肠的运动状态的改变；滴加阿托品为什么能消除肠痉挛。

　　食物在消化管内被分解成可吸收的小分子物质的过程，称为消化（digestion）。消化分为机械性消化（mechanical digestion）和化学性消化（chemical digestion）两种形式。机械性消化是通过消化管的运动将食物磨碎并与使之与消化液充分混合，并将食糜不断向消化管的远端推进；化学性消化是指在消化腺分泌的酶的作用下，将食物中的大分子物质分解为可吸收的小分子物质的过程。食物经消化后的小分子营养物质透过消化管黏膜进入血液和淋巴液的过程称为吸收（absorption）。不能被消化的食物残渣，则以粪便的形式排出体外。

　　整个消化道，除口、咽、食管上段和肛门外括约肌属于骨骼肌外，其余都是平滑肌。消化道平滑肌具有以下一般生理特性。

　　1. 自动节律性　离体的消化管平滑肌在适宜的环境中，仍能进行自动节律性的收缩，但频率缓慢，节律性不如心肌规则。

　　2. 兴奋性较低　消化道平滑肌的兴奋性较骨骼肌、心肌低，收缩的潜伏期、收缩期和舒张期所占的时间比骨骼肌长得多，该特性适宜食物在消化道内停留较长时间，以利于消化和吸收。

　　3. 紧张性　消化道平滑肌常处于持续微弱的收缩状态称为紧张性又称紧张性收缩（tonic contraction）。其作用是保持胃、肠的形态和位置，并给其内的物质施加一定的压力。同时，也是消化道其他运动发生的基础。

　　4. 消化道平滑肌能适应实际需要而作更大的伸展　最长时可比原长度增加好几倍。这一特性使消化器官特别是胃可以容纳大量的食物而不产生运动障碍和过大的压力变化。

5. 消化道平滑肌对电刺激、切割刺激不敏感，而对化学、温度及机械牵张刺激敏感。

第一节　口腔内消化

口腔为食物消化的起点。食物在口腔内经过咀嚼被磨碎，并经咀嚼运动和舌的搅拌使食物与唾液混合，形成食团。食物在口腔内停留的时间仅有15~20s，然后被吞入胃。

一、咀嚼与吞咽

1. 咀嚼　是由咀嚼肌群协调而有顺序的收缩所完成的一系列反射动作。咀嚼是一种随意运动，是由咀嚼肌群顺序收缩而完成的反射动作，受意识控制。

2. 吞咽　是指食物由口腔经食管进入胃的过程，是一系列动作组成的复杂反射活动。

知识链接

吞咽反射的基本中枢在于延髓。在昏迷、深度麻醉时，吞咽反射可发生障碍，食管和上呼吸道的分泌物等容易误入气管，可造成窒息，因而必须加强对上述患者的护理工作。

二、唾液及其作用

1. 唾液的性质及成分　唾液（saliva）是由唾液腺分泌的无色无味，接近于中性的低渗液体，其pH为6.6~7.1。成人每天分泌唾液约为1.0~1.5L，水占唾液总量的99%，其余为有机物、无机物和一些气体分子。唾液的主要有机物为唾液淀粉酶、溶菌酶、黏蛋白、免疫球蛋白、乳铁蛋白和氨基酸等。

2. 唾液的作用

（1）消化　唾液中有唾液淀粉酶，其可水解淀粉为麦芽糖，故咀嚼淀粉多的食物（米饭、馒头等）可感觉甜味。

（2）清洁、保护和抗菌作用　唾液中的溶菌酶可清除或抑制口腔中的细菌和病毒，唾液大量分泌可以冲淡和中和某些有害物质，起到保护和清洁口腔的作用。

（3）利于吞咽　唾液可湿润和溶解食物，利于食物吞咽并引起味觉。

（4）排泄　唾液可排出铅、汞和碘等一些有毒物质，此外还可向外排出狂犬病毒和脊髓灰质炎病毒。

第二节　胃内消化

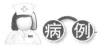病　例

患者，男性，60岁。上腹隐痛1年，饭后腹胀，食欲减退，体格检查一般情况尚可。测定基础胃酸排出量减少，胃肠造影提示胃皱襞少，黏膜粗乱。

1. 该患者最有可能的诊断是什么？
2. 诊断依据是什么？

胃（stomach）能暂时贮存和初步消化食物，成人胃的容量一般为1~2L。食团入胃后，受到胃的机械性消化和化学性消化共同作用。

一、胃的运动

（一）胃的运动形式

1. 容受性舒张　进食时食物刺激咽和食管等处的感受器，反射性地引起胃底和胃体的平滑肌舒张，称容受性舒张。胃内无食物时，胃的容积为0.5L，进食后，由于胃的容受性舒张，胃的容积可增大到1.0~2.0L，能够接纳大量食物而胃内压并无显著变化，其生理意义是使胃能更好地完成容纳和贮存食物。容受性舒张为胃的特征性运动形式。

2. 紧张性收缩　胃壁平滑肌经常处于一定程度的收缩状态称为紧张性收缩，其使胃保持一定的形态和位置；维持胃内压，有利于胃液渗入食物而进行化学性消化。此外，紧张性收缩也是胃其他运动形式有效进行的基础，如果胃的紧张性收缩过低，则容易导致胃下垂或胃扩张。

3. 蠕动　食物入胃后大约5min开始蠕动。蠕动波从胃的中部开始，并有节律地向幽门方向推进。其生理意义是磨碎食物，使食物与胃液充分混合形成糊状的食糜，并将食糜逐步推入十二指肠（图6-1）。

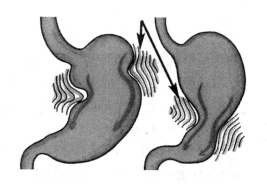

图6-1　胃的蠕动示意图

（二）胃的排空及其控制

1. 胃排空　食糜由胃排入十二指肠的过程称胃排空。一般进食后5min左右就开始胃排空。胃的运动所引起的胃内压升高是胃排空的动力，而幽门和十二指肠的收缩则是胃排空的阻力。排空的速度与食物的化学组成、物理性状和胃的运动状况有关。一般说来，稀的流体食物比稠的固体食物排空快；小块食物比大块食物更易排空；在

三大营养物质中，糖类排空最快，蛋白质次之，脂肪最慢；混合食物完全排空约需4~6h。

2. 影响胃排空的因素 胃排空是少量而有间断性的运动，受胃和十二指肠之间压力差的影响。

（1）食物在胃内促进胃排空 由于食糜对胃壁的机械和化学刺激，通过神经与体液作用，使胃运动增强，胃内压升高大于十二指肠压，当胃蠕动波到达幽门时，幽门括约肌松弛，酸性食糜顺压力差进入十二指肠。

（2）食糜进入十二指肠后抑制胃的排空 如十二指肠中的盐酸、脂肪、渗透压和机械性扩张，刺激肠壁上的有关感受器，反射性地抑制胃的运动，使胃的排空减慢，这种反射称为肠-胃反射。肠-胃反射对盐酸特别敏感，当pH降至3.5~4.0时，此反应即发生，阻止酸性食糜进入十二指肠，使胃排空暂停。随着酸性食糜被中和，抑制作用解除，胃的作用又加强，下一次胃排空开始。此外，进入十二指肠中的盐酸和脂肪还可引起小肠黏膜释放肠抑胃素，抑制胃的运动，延缓胃排空。

（三）呕吐

胃及十二指肠的内容物经口腔强力驱出体外的一种反射性动作称为呕吐。

呕吐时，十二指肠和空肠上段收缩增强，胃和食管下端舒张，同时，膈肌和腹肌强烈收缩，挤压胃内容物经过食管而进入口腔。有时因十二指肠内容物也倒流入胃，呕吐物中可混有胆汁和小肠液。呕吐是一种保护性的反射性动作，可将胃内有害物质排出。呕吐中枢位于延髓迷走神经背核水平的孤束核附近，与呼吸、心血管中枢有密切关系，故呕吐之前除有消化道症状（如恶心）外，还常出现呼吸急促和心跳加快等症状。

二、胃液及其作用

（一）胃液的性质、成分及作用

胃液（gastric juice）是一种无味无色透明的酸性液体，其pH约为0.9~1.5。正常成人每天约分泌1.5~2.5L。胃液的主要成分除了大量水分之外，主要成分为盐酸、胃蛋白酶、内因子和黏液及碳酸氢盐等。

1. 盐酸 盐酸（hydrochloric acid）也称胃酸，由泌酸腺中的壁细胞分泌。正常人空腹时的盐酸排出量称为基础胃酸排出量，约为0~5mmol/L。

胃酸的主要生理作用：①使无活性的胃蛋白酶原激活转变为有活性的胃蛋白酶，并为胃蛋白酶提供适宜的酸性环境，水解蛋白质；②使食物中的蛋白质变性，易于消化；③杀灭进入胃内的细菌，保持相对的无菌状态；④盐酸可与铁、钙、镁等发生化学结合，形成可溶性盐，促进其吸收；⑤盐酸进入小肠后，促进胰液、小肠液和胆汁的分泌。因此，盐酸分泌不足，会影响胃液消化、杀菌作用，可引起腹胀、腹泻等消化道症状；反之，则会导致溃疡。

2. 胃蛋白酶原 胃蛋白酶原（pepsinogen）主要由主细胞分泌。胃蛋白酶原在pH<5.0的酸性环境下可转变为有活性的胃蛋白酶（pepsin），具有水解蛋白质的作用。

胃蛋白酶最适宜的pH为2，当pH＞5时，胃蛋白酶便失活。

3. 黏液 由胃黏膜表面上皮细胞、黏液颈细胞、贲门腺和幽门腺共同分泌，主要成分为糖蛋白。黏液覆盖在胃黏膜表面，形成一厚度约为0.5mm的保护层，约为胃黏膜上皮细胞厚度的10~20倍。胃黏液的作用有：润滑食物，减少粗糙和坚硬食物对黏膜的机械性损伤，还可形成黏液-碳酸氢盐屏障阻止H^+向胃壁扩散；黏液呈弱碱性或中性，降低胃液酸度，减弱胃蛋白酶的活性，减轻对胃黏膜的损伤。

4. 碳酸氢盐 主要由胃黏膜非泌酸细胞分泌。碳酸氢盐呈弱碱性能中和胃酸，减弱盐酸对胃黏膜腐蚀，形成碳酸氢盐屏障，保护胃黏膜。

5. 内因子 内因子（intrinsic factor）由壁细胞分泌的一种糖蛋白。它能与食物中维生素B_{12}结合，形成复合物，促进维生素B_{12}在回肠段主动吸收。

（二）胃的自身保护机制

胃液中的盐酸和胃蛋白酶是两把利剑，既可水解食物中的蛋白质，又可腐蚀和损害胃黏膜。但正常机体的胃黏膜却保持完好，原因是机体在进化过程中形成了自身保护机制，除了胃黏液屏障和碳酸氢盐屏障之外，在胃腔和胃黏膜上皮细胞之间还形成胃黏膜屏障，此屏障结构致密，有效地防止胃酸和胃蛋白酶从胃腔向黏膜内扩散，防止胃酸和胃蛋白酶对胃黏膜的损害。近年还发现，胃黏膜细胞合成和释放的前列腺素及胃黏膜细胞间的内分泌细胞分泌的胃肠激素，都具有对自身细胞产生保护的作用，形成胃壁自身保护机制。

直通护考

胃大部分切除的患者出现严重贫血，表现为外周血巨幼红细胞增多，其主要原因是下列哪项？

A. HCl   B. 内因子   C. 黏液   D. HCO_3^- E. 胃蛋白酶原

答案：B

解析： 内因子由胃的壁细胞分泌。它由两个结合位点，一个与维生素B_{12}结合，形成复合物，保护维生素B_{12}免受肠内水解酶的破坏；另一个与回肠黏膜上皮细胞特异性受体结合，促进维生素B_{12}在回肠段主动吸收。若内因子缺乏，将导致维生素B_{12}吸收障碍，影响红细胞的成熟，发生巨幼细胞贫血。

第三节　小肠内消化

小肠内消化是消化过程中最重要的阶段。食物在小肠内停留的时间，因食物的性质而不同，一般3~8h。食糜在小肠内受到胃肠道运动的机械性消化作用和胰液、胆汁及小肠液的化学性消化作用逐渐分解为简单的可吸收的小分子物质，并在小肠内吸收。

一、小肠的运动

小肠的运动靠肠壁的两层平滑肌，即外层环行肌和内层环行肌的舒缩完成的。小肠运动对食物的消化和吸收都有重要作用，其主要功能是进一步研磨、搅碎及混合食糜，推送食糜向大肠方向运动，促进食糜的消化和吸收。

（一）小肠的运动形式

1. 紧张性收缩 紧张性收缩是小肠各种运动形式的基础，可使小肠内保持一定的基础压力，以维持小肠一定的形状和位置。在进餐后显著增强，能使食糜在肠腔内的混合和转运加速，也有利于吸收。

2. 分节运动 分节运动（segmentation contraction）是一种以环行肌为主的节律性收缩和舒张运动，是小肠的特征性运动形式。分节运动在空腹时几乎不见，进食后才逐渐加强。在食糜存在的一段肠管上，环行肌以一定距离的间隔，在许多点同时收缩或舒张，把食糜分成许多节段。随后，原来收缩的肠段舒张，而原来舒张处则发生收缩，使原来的每一节段食糜被分割为两半，而相邻的两半则合并为一个新的节段。如此反复进行，可使食糜与消化液充分混合，便于化学性消化的进行（图6-2）。

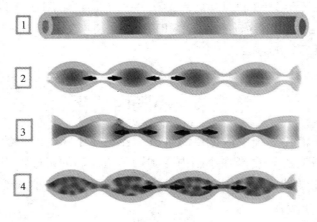

图6-2 小肠分节运动示意图

3. 蠕动　小肠的任何部位都可发生蠕动，将食糜向大肠方向推进，但推进的速度慢，其速度为0.5~2.0cm/s，蠕动波很弱，每个蠕动波只能把食糜向前推送数个厘米。小肠蠕动的意义在于经过分节运动作用后的食糜向前推进到一个新肠段，然后再继续开始分节运动，如此反复进行。

在小肠还常可见到一种进行速度快（2~25cm/s）、传播距离远的蠕动，称为蠕动冲。它可将食糜从小肠的始端一直推送到末端，甚至送入结肠。

护理应用

肠蠕动时，肠内的水和气体等内容物被推动而产生的声音称为肠鸣音。肠鸣音的强弱可反映肠蠕动的状态，肠蠕动增强时，肠鸣音亢进；肠麻痹时则肠鸣音减弱或消失。故肠鸣音可作为临床腹部手术后肠运动功能恢复的一个客观指征。

（二）回盲括约肌的功能

在回肠末端与盲肠交界处，环形肌明显增厚，起着括约肌的作用，称为回盲括约肌。回盲括约肌经常保持一定的收缩状态，它能防止回肠内容物过快地进入大肠，延长食糜在回肠内停留的时间，以便进行充分的消化和吸收。此外，它还能阻止大肠内容物向回肠倒流。

二、胰液及其作用

胰液是由腺泡细胞分泌胰酶和导管细胞分泌的水、碳酸氢盐组成。

（一）胰液的性质

胰液（pancreatic juice）是无色无味透明的碱性液体，pH值约为7.8~8.4，每日分泌约1~2L，渗透压与血浆相等。

（二）胰液的成分及作用

1. 水和碳酸氢盐　由胰腺导管细胞分泌，其作用是稀释进入十二指肠的盐酸，保护肠黏膜免受强酸的腐蚀，并为小肠内的多种消化酶提供适宜的pH环境。

2. 胰蛋白酶和糜蛋白酶　由胰腺腺泡细胞分泌，均以无活性的酶原形式分泌存在于胰液中。进入小肠后，胰蛋白酶原（trypsinogen）在小肠液中肠激酶的作用下，转变为有活性的胰蛋白酶；胰蛋白酶再进一步激活糜蛋白酶原，其变为有活性的糜蛋白酶。蛋白水解酶的可分解蛋白质为多肽和氨基酸。

3. 胰淀粉酶　胰液中的淀粉酶能将生的和熟的淀粉水解成麦芽糖和葡萄糖。

直通护考

含消化酶最全面、消化最彻底的消化液是

A. 唾液　　B. 胃液　　C. 胆汁

D. 胰液　　E. 小肠液

参考答案：D

解析： 胰液含有的消化酶种类最多，作用最全面，消化最彻底。

4. 胰脂肪酶　胰液中的脂肪酶在胆盐和辅脂酶的作用下可将脂肪分解为脂肪酸、甘油和一酰甘油，促进脂肪的消化。

5. 其他酶类　胰液中还含有羧基肽酶原、核糖核酸酶和脱氧核糖核酸酶。羧基肽酶可被胰蛋白酶激活为羧基肽酶，水解多肽为氨基酸；核糖核酸酶和脱氧核糖核酸酶能水解核糖核酸和脱氧核糖核酸为单核苷酸。

综上所述，胰液在所有的消化液中，含酶类最全面，其消化能力最强，因而是最重要的消化液。若胰液分泌有障碍，即使其他的消化液分泌正常，也会引起营养物质的消化不良，特别是蛋白质和脂肪的消化，可导致大量的蛋白质和脂肪随粪便排出，故可引起腹泻，此类腹泻称为胰源性腹泻。

知识链接

　　正常情况下，胰液中的胰蛋白酶和糜蛋白酶不消化胰腺本身，一方面是因为这两种酶都是以无活性的形式存在于胰液中；另一方面是因为腺泡细胞能分泌胰蛋白酶抑制因子，使胰蛋白酶失活并能部分地抑制糜蛋白酶的活性，有效的防止了胰腺自身被消化。若暴饮暴食，会使胰液分泌增多，胰管压力升高，使导管和腺泡破裂，胰蛋白酶原大量释放入胰腺间质并被组织液激活，导致胰腺自身消化，而引发急性胰腺炎。

三、胆汁的作用

（一）胆汁的性质及成分

胆汁是由肝细胞合成和分泌的，是一种具有苦味的有色液体，分为肝胆汁和胆囊胆汁。肝胆汁为金黄色，pH为7.8~8.6。胆囊胆汁储存在胆囊内，由于浓缩而颜色变深，为深绿色，pH为7.0~7.4。正常成人每天分泌的量为0.8~1.0L。胆汁的主要成分为水分、胆盐、胆固醇、卵磷脂、脂肪酸、黏蛋白、胆色素和无机盐等。胆汁中不含消化酶但却是促进脂肪消化和吸收的主要消化液。

胆汁中的绝大部分胆汁酸与甘氨酸或牛磺酸结合成在一起，形成胆盐，主要以钠盐的形式存在，它是胆汁参与消化与吸收的主要成分。胆汁中的胆盐、胆固醇和卵磷脂以适当的比例存在于胆汁中，维持胆固醇成溶解状态。当胆固醇含量过高或者胆盐、卵磷脂合成减少时，胆固醇可沉积下来形成结石。胆汁中的胆色素对机体有毒害作用，是血红蛋白的分解产物，为胆汁中的主要色素。

（二）胆汁的作用

1. 促进脂肪的消化　胆汁中的胆盐、胆固醇和卵磷脂可作为乳化剂，降低脂肪表面张力，使脂肪乳化成脂肪微滴，增加了与胰脂肪酶的接触面积，促进脂肪的分解。

2. 促进脂肪的吸收　当胆汁中的胆盐浓度达到一定时，可形成胆盐微胶粒。肠腔中的脂肪分解产物可渗入到微胶粒中，形成水溶性复合物，这样以胆盐为载体将不溶于水的脂肪水解产物运送到小肠黏膜表面，促进脂肪的吸收。若胆盐缺乏，可导致脂肪消化和吸收不良。

3. 促进脂溶性维生素的吸收 由于脂溶性维生素属于脂肪类物质，胆盐能促进脂肪的消化和吸收，所以也能促进脂溶性维生素的吸收。

四、小肠液的作用

小肠液由十二指肠腺和小肠腺分泌，其分泌量是消化液中最多的一种，每日分泌量为1~3L。小肠液为弱碱性液体，pH为7.6，渗透压与血浆基本相近。小肠液的主要成分为水，无机盐和有机物如黏蛋白和肠激酶等。水和无机盐主要是稀释和中和胃酸，保护小肠黏膜免受胃酸的侵蚀；肠激酶可激活胰蛋白酶原为胰蛋白酶；黏蛋白具有润滑作用，并可在小肠黏膜表面形成一层保护膜，抵抗机械性的损伤。

> **直通护考**
>
> 1. 下列为不含有消化酶的消化液是
> A. 唾液　　B. 胃液　　C. 胆汁
> D. 胰液　　E. 小肠液
> 参考答案：C
> **解析：**胆汁由肝细胞分泌，它不含消化酶，除含大量水分外，有机成分有胆盐、胆色素、胆固醇、卵磷脂和无机盐等。

第四节　大肠内消化

一、大肠的运动和排便

（一）大肠的运动形式

由于大肠的主要功能是吸收食糜中的水和电解质，形成和贮存粪便，因此无需强烈的运动。正常时大肠的运动很微弱，其运动形式类似小肠，主要有混合运动和推进运动两种。

1. 混合运动 类似小肠的分节运动，但在同一时间内参与收缩的结肠较长，收缩的环形肌较宽而有力，有时甚至使肠腔闭塞，同时纵行肌（结肠袋）也收缩，结果使邻近未收缩的结肠段形成许多呈袋状的节段，因此这种收缩称为袋状收缩（haustral contractions），其机构基础是结肠环形肌间断性增厚。一段结肠发生袋状收缩，持续一段时间后消失，邻近部位的结肠段又发生袋状收缩，如此反复进行，形成袋状往返运动（haustral shuttling），其主要作用是将大肠内容物不断地混合，因此又称混合运动（mixing movements）。这种形式的运动多见于近端结肠，可使肠黏膜与肠内容物充分接触，有利于大肠对水和无机盐的吸收。

2. 推进运动 短距离的蠕动常见于结肠远端，其传播速度很慢（约5cm/h），按此计算，食糜通过结肠约需48h。大肠还有一种行进很快、向前推进距离很长的强烈蠕动，称为集团蠕动（mass movements），它可将肠内容物从横结肠推至乙状结肠或直肠。集团运动时，袋状收缩停止，结肠袋消失。集团运动后，袋状收缩又重新出现。集团运动常见于进食后，最常发生在早餐后1h内，婴儿较成人表现更明显，是由于胃内容物进入十二指肠后，由于食物充胀胃肠壁，刺激黏膜引起的反射活动，称为十二指肠-结肠反射。

（二）排便

1. 食物残渣在大肠内停留时，一部分水被吸收，同时经过大肠内细菌的发酵与腐败作用以及大肠黏液的黏结作用，形成粪便。正常粪便中水分占3/4，固体物占1/4。后者包括死的和活的细菌（约占30%），未消化和不消化的食物残渣及消化道脱落的上皮细胞碎片、黏液、胆色素、脂肪等。

在未消化的食物残渣中，部分是食物中的纤维，包括纤维素、半纤维素、木质素以及各种树胶、果胶等。饮食纤维不能被人体消化吸收，但由于它可吸收水分，所以可使粪便的体积增大、变软，刺激肠道运动，使粪便停留时间缩短，减少粪便中有害细菌所产生的毒素或有害代谢产物与肠壁接触时间。此外，饮食纤维还可吸收胆汁酸，增加它们在粪便中的含量，使通过肠-肝循环回收的胆盐减少，肝脏需利用更多的胆固醇合成新的胆汁酸，所以增加饮食中的纤维含量不但可预防便秘，还可降低血浆胆固醇水平。

2. 粪便进入直肠刺激直肠壁，当刺激达到阈值时，就会使直肠壁内的机械感受器兴奋，冲动沿盆神经和腹下神经传入纤维传到脊髓腰骶段初级排便中枢，同时再向上传至丘脑和大脑皮质，产生便意。若条件许可，大脑皮质发出兴奋性神经冲动，使初级排便中枢兴奋，兴奋盆神经，使盆神经传出神经冲动增多，使降结肠、乙状结肠和直肠收缩，使肛门内括约肌舒张。同时传至阴部神经的冲动减少，使肛门外括约肌舒张，粪便排出体外（图6-3）；若条件不允许，大脑皮质发出抑制性神经冲动，暂时抑制排便反射，此时还可出现直肠逆蠕动，使粪便退回到结肠内。

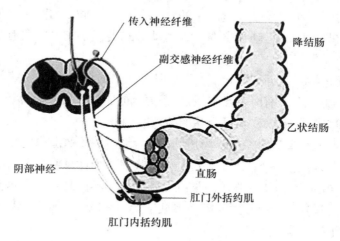

图6-3 排便反射示意图

如果经常抑制排便反射，逐渐使直肠对粪便的刺激正常敏感性变弱，会使粪便在直肠内停留时间过长，水分被吸收过多而导致大便干硬，不容易排出，可以形成排便困难，这是形成习惯性便秘的常见原因之一。若直肠有炎症时，会使直肠的对刺激的敏感性增高，很少的粪便就可引起便意和排便反射，导致排便次数增多，可引起腹泻。

综上所述，排便受初级中枢和高级中枢共同调控。临床上昏迷或脊髓腰骶段以上横断的患者，由于失去了大脑皮质高级中枢的随意控制作用，导致大便失禁；脊髓腰骶段初级中枢或形成排便反射的反射弧中任一环节受损都将导致大便潴留。

二、大肠液的作用

大肠液是由大肠黏膜表面的上皮细胞及杯状细胞分泌的。大肠液没有重要的消化功能。大肠主要成分为黏液和碳酸氢盐，其中的黏液蛋白保护肠黏膜和润滑粪便。

第五节 吸 收

一、吸收的部位及机制

由于消化管不同部位的组织结构、食物被消化的程度和分解产物停留的时间等因素的差异，导致消化管各部位的吸收能力有很大的不同。

口腔和食管基本上无吸收能力，胃只能吸收酒精和少量的水，大肠只能吸收水分和无机盐。食物中的三大营养物质的分解产物大部分在十二指肠和空肠吸收。回肠能主动吸收胆盐和维生素B_{12}（图6-4）。因此小肠是吸收的主要部位。

小肠作为吸收的主要部位是由于存在许多有利的条件：①食物到达小肠时基本上已经消化为可吸收的小分子物质；②小肠的吸收面积大。小肠的长度长，约为4~5m，小肠的黏膜上有环形皱襞，皱襞上有许多绒毛，绒毛的柱状上皮细胞上有许多微绒毛，使小肠黏膜的吸收面积可达200m^2（图6-5）；③小肠绒毛内有丰富的毛细血管、毛细淋巴管、平滑肌纤维和神经，使小肠的绒毛产生节律性地伸缩和摆动，可促进血液和淋巴液的回流，有利于吸收；④食物在小肠内停留时间长，一般3~8h，能充分的吸收时间。

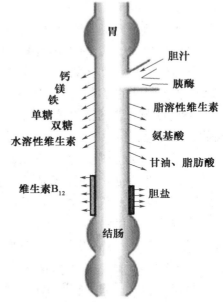

图6-4 各种物质在小肠内的吸收示意图

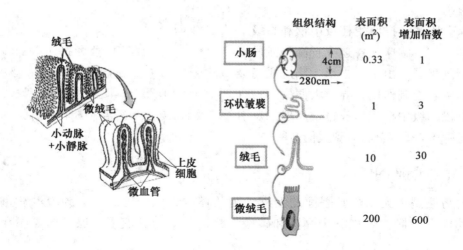

组织结构	表面积 (m²)	表面积增加倍数
小肠	0.33	1
环状皱襞	1	3
绒毛	10	30
微绒毛	200	600

图6-5　小肠环状皱襞、绒毛和微绒毛的示意图

二、小肠内主要营养物质的吸收

营养物质的吸收方式有被动吸收和主动吸收。水、水溶性维生素等通过被动吸收，Na^+、K^+、I^-等借助小肠黏膜的上皮细胞膜上的钠泵和碘泵的作用进行主动吸收。此外，钠泵还可促进葡萄糖和氨基酸等物质的继发性主动转运。

（一）水的吸收

成人每天从外界摄取约1~2L水，每日由消化腺分泌的消化液为6~8L，每日随粪便排出的水仅为0.1~0.2L，所以胃肠每日吸收的水量约为8L。水的吸收是被动的，各种溶质，尤其是NaCl的主动吸收所产生的渗透压是水被动吸收的动力。

（二）无机盐的吸收

1. 钠的吸收　钠的吸收是主动的，肠腔内的Na^+经过易化扩散进入细胞内，再借助钠泵的活动转运到组织间隙而进入血液。

Na^+在肠上皮细胞通过载体进入细胞时，还有助于葡萄糖、氨基酸和HCO_3^-及Cl^-的同向转运，所以钠的吸收可为葡萄糖、氨基酸等的吸收提供动力。

2. 铁的吸收　每天吸收的铁约为1mg，为饮食中铁量的1/10。食物中的铁绝大部分是以三价铁的形式存在，必须被维生素C、胃酸等还原为二价铁才能被吸收，所以当患胃病或胃酸缺乏时，会发生缺铁性贫血。

3. 钙的吸收　成人每天吸收的钙约为100mg，仅为食物中钙的少部分，绝大部分的钙随粪便排出。钙的吸收部位在小肠上段，其中以十二指肠的吸收能力最大。钙的吸收是通过主动方式吸收的。绝大部分钙借助细胞膜上的钙通道进入细胞，再经膜上的钙泵转运入血。

（三）糖的吸收

糖以单糖的形式被小肠主动吸收，其中以半乳糖和葡萄糖的吸收最快，果糖次之。葡萄糖借助细胞膜上的Na^+葡萄糖同向转运体将钠和葡萄糖同时转运至细胞内，进入细胞内的葡萄糖通过基底侧膜上的非 Na^+ 依赖性葡萄糖转运体，以易化扩散的方式转运到细胞间隙入血（图6-6）。

（四）蛋白质的吸收

蛋白质以氨基酸的形式吸收。吸收机制与葡萄糖相似，也属于继发性运动转运，吸收的部位主要在小肠，吸收的途径是血液吸收。

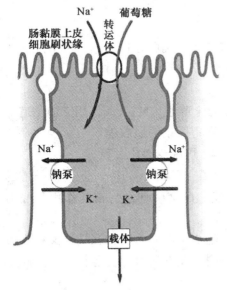

图6-6　葡萄糖吸收示意图

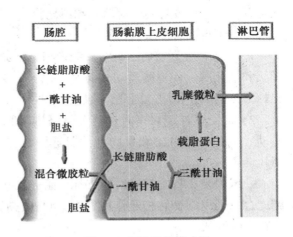

图6-7　脂肪吸收模式图

（五）脂肪的吸收

脂肪在小肠内被分解成甘油、一酰甘油、胆固醇和脂肪酸等，这些产物与胆盐结合成水溶性的混合微胶粒，透过肠黏膜上皮细胞表面的静水层到达细胞的微绒毛，一酰甘油、胆固醇等从混合微胶粒中释放，通过微绒毛的细胞膜进入细胞内，而胆盐留在肠腔内继续发挥作用。

进入细胞内的长链脂肪酸在细胞内被重新合成为三酰甘油，与细胞中的载脂蛋白结合成乳糜微粒，最后以出胞的方式离开细胞扩散至淋巴；中、短链脂肪酸和一酰甘油溶于水，可直接扩散至血液。因此，脂肪的吸收途径为淋巴和血液（图6-7）。由于食物中含长链脂肪酸较多，所以脂肪分解产物的吸收途径以淋巴为主。

（六）维生素的吸收

维生素除了维生素 B_{12} 在回肠被吸收外，其余的大部分维生素在小肠上段被吸收。大多数水溶性的维生素（如维生素 B_1、B_2、B_6、PP）主要是通过易化扩散的形式被吸收。脂溶性的维生素如A、D、E、K的吸收则与脂肪的吸收类似。

考点提示

食物中三大营养物质的分解产物大部分在十二指肠和空肠吸收，回肠能主动吸收胆盐和维生素 B_{12}。营养物质吸收的主要部位在哪，在护士执业考试中以各种题型出现。

第六节　消化器官活动的调节

消化器官的活动受神经和体液调节，通过调节使消化管的运动和消化腺的分泌、消化与吸收、吸收与代谢等活动得以协调。

一、神经调节

支配消化器官活动的神经分为自主神经（外来神经）和内在神经丛，两者之间相互协调，共同完成对消化管运动和消化腺分泌的调节。

（一）自主神经及其作用

1. 交感神经兴奋时，其节后纤维末梢释放去甲肾上腺素（NA），作用于消化道平滑肌和消化腺，使胃肠运动减弱、消化腺分泌减少和胃肠括约肌收缩，但对少数唾液腺的分泌起加强作用。因此，交感神经兴奋时，总体上可削弱消化过程。

2. 副交感神经兴奋时，其节后纤维末梢释放乙酰胆碱（ACh），促进胃肠道的运动、消化腺的分泌和胃肠括约肌舒张。综上所述，副交感神经兴奋的作用是加强消化。

一般说来，自主神经对所支配的某一消化器官起双重作用，既相互拮抗又相互协调配合，但以副交感神经作用为主。此外它们的作用可随消化道的功能状态不同而发生相应的改变。

（二）内在神经丛及作用

内在神经丛又称壁内神经丛，包括黏膜下神经丛和肌间神经丛两种。由无数神经元和大量的神经纤维组成复杂的神经网络，构成一个完整的、独立的反射活动整合系统。在整体状态下，内在神经丛的活动在自主神经的调控下进行。交感神经抑制内在神经元的活动，副交感神经则兴奋其活动。

（三）反射性调节

消化器官的反射性调节分为条件反射和非条件反射两种。条件反射是由食物的相关信息对头部感受器的作用结果，如同食物相关的形状、声音、气味以及同食物相关的语言和文字等对视、听、嗅觉的刺激引起的反射均是条件反射。非条件反射则是由食物的机械或化学刺激直接刺激感受器的作用结果，如食物在口腔被咀嚼和吞咽、在胃和小肠内进行机械和化学性消化时，刺激舌、口腔黏膜、胃、小肠等部位的感受器而引起的唾液、胃液、胰液等大量分泌即为非条件反射。

二、体液调节

在胃肠道黏膜上存在着数量庞大的内分泌细胞，它们能合成和分泌多种生物活性物质，统称为胃肠激素，主要的胃肠激素有促胃液素、缩胆囊素、促胰液素、抑胃肽。其生理作用是调节胃肠道的运动和消化腺的分泌；调节其他激素的释放；促进消化管组织代谢和生长。它们各自的分泌部位和作用。胃底和胃体的黏膜释放的组胺，可以和壁细胞上的组胺2型受体（H$_2$受体）结合，促进胃酸分泌。所以临床上常用组胺受体的阻断剂（西咪替丁）抑制胃酸的分泌，也常用注射组胺的方法来检查胃的泌酸能力。

另外，经研究证明，一些在胃肠道内发现的肽类激素也存在于中枢神经系统中，表现为双重分布，因此统称为脑-肠肽。已知的脑-肠肽有促胃液素、缩胆囊素、P物质、生长抑素等20余种。其生理意义在于：①调节胃肠道运动和消化腺分泌；②调节代谢；③调节摄食活动；④调节免疫功能；⑤细胞保护作用。脑-肠肽的提出揭示了神经系统与消化系统之间存在着紧密的内在联系。

小　结

人体从外界摄取的大分子营养物质，在消化道内被分解成小分子物质的过程，称为消化。小分子物质通过消化道黏膜进入血液和淋巴液的过程，称为吸收。食物在进行化学性消化时所需消化液主要是胃液、胰液、胆汁；进行机械性消化时，各部消化器官各有自己的运动形式比如：胃的容受性舒张、紧张性收缩、蠕动；小肠的分节运动、紧张性收缩、蠕动；大肠的集团蠕动等。小肠为消化和吸收最主要的部位。消化器官的活动主要受神经和体液调节。发挥神经调节作用的主要是交感神经和副交感神经。交感神经兴奋时，胃肠道消化活动减弱，具体表现为胃肠道运动减弱，消化腺分泌减少，括约肌收缩；副交感神经兴奋时，胃肠道消化活动加强，具体表现为胃肠道运动增强，消化腺分泌增多，括约肌舒张。而体液调节主要依靠胃肠激素。

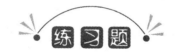

A$_1$型题

1. 混合食物由胃完全排空通常需要

　　A. 1~1.5h　　B. 2~3h　　　C. 4~6h　　　D. 7~8h　　　E. 12~24h

2. 消化液中最重要的是

　　A. 唾液　　　B. 胃液　　　C. 胆汁　　　D. 胰液　　　E. 小肠液

3. 激活胰液中胰蛋白酶原的是

　　A. 脂肪酸　　B. 胆盐　　　C. 蛋白水解产物

　　D. 肠致活酶　E. 糜蛋白酶

4. 胃的特征性运动形式是

　　A. 紧张性收缩　　　　　　　　B. 蠕动　　C. 分节运动

　　D. 容受性舒张　　　　　　　　E. 集团蠕动

5. 胆汁中与脂肪消化关系密切的成分是

　　A. 胆固醇　　B. 磷脂酰胆碱（卵磷脂）

C. 胆色素　　D. 胆盐　　　E. 脂肪酸

6. 不含有消化酶的消化液是

　　A. 唾液　　　B. 胃液　　　C. 胆汁　　　D. 胰液　　　E. 小肠液

7. 三种营养物质在胃中排空的速度最慢的是

　　A. 糖　　　　B. 蛋白质　　C. 脂肪　　　D. 糖、脂肪、蛋白质　　　E. 以上都不是

8. 吸收的主要部位是

　　A. 口腔　　　B. 大肠　　　C. 小肠　　　D. 直肠　　　E. 胃

9. 下列哪一项不是抑制胃液分泌的因素

　　A. 盐酸　　　B. 蛋白质　　C. 脂肪

　　D. 高渗溶液　E. 以上都不是

10. 小肠的特征性运动型形式是

　　A. 紧张性收缩　　　　　　　　B. 蠕动　　　C. 分节运动

　　D. 容受性舒张　　　　　　　　E. 集团蠕动

11. 胃进行其他运动形式的基础是

　　A. 紧张性收缩　　　　　　　　B. 蠕动　　　C. 分节运动

　　D. 容受性舒张　　　　　　　　E. 集团蠕动

B₁型题

　　A. 抑制胃液的分泌和胃的运动

　　B. 促进胰液中HCO_3^-分泌

　　C. 促进胰液中胰酶分泌

　　D. 促进胆汁排出

　　E. 促进胃蛋白酶分泌

12. 抑胃肽的主要作用是

13. 胆囊收缩素的作用是

（孙秀玲）

能量代谢和体温

要点导航

◎ **学习要点**

　　能量代谢的概念，机体能量的来源和利用，影响能量代谢的因素，基础代谢率；体温的概念，正常体温范围、测量方法、生理波动及其测量注意事项。

◎ **技能要点**

　　基础代谢率测定即测定人体在单位时间内基础状态下的能量代谢——基础代谢率；体温测量——常用直肠、口腔、腋窝等处的温度来表示体温。常用物理降温方法——酒精擦浴、冰袋等。

第七章

第一节　能量代谢

　　新陈代谢（metabolism）是生命活动的基本特征之一。新陈代谢包括着物质代谢和能量代谢。两者密不可分，通常把物质代谢过程中所伴随的能量的释放、转移、贮存称之为能量代谢（energy metabolism）。

一、能量的来源和去路

　　机体的能量主要来自于糖、脂肪和蛋白质三大营养物质。在我国糖为主要的能源物质。机体所需能量70%以上是由食物中糖提供的，其次为脂肪，正常体内极少动员蛋白质来供能。只有在长期饥饿或极度消耗的情况下，蛋白质才会分解供应能量来维持机体必需的生理需要。营养物质在氧化过程中产生的能量50%以上用于维持体温，其余则以化学能的形式贮存于三磷酸腺苷（ATP）的高能磷酸键中。当ATP分解释放出能量，供机体生理活动需要。

二、影响能量代谢的因素

　　1. 肌肉活动　肌肉活动是影响能量代谢最显著的因素，机体任何轻微活动，都可提高能量代谢率（图7-1）。运动或劳动时，机体耗氧量显著增加，剧烈运动或强劳动时，短时间内其产热量比安静时可增加数倍到数十倍。

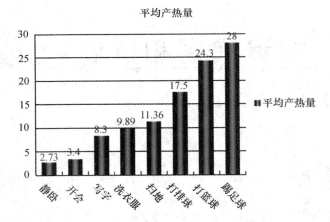

图7-1 劳动或运动时能量代谢率

2. 精神活动 精神紧张和情绪激动时对能量代谢有显著影响。因为脑的能量来源主要靠糖氧化释放能量，安静思考时影响不大，但精神紧张时，如激动、烦恼、愤怒、恐惧及焦虑等，产热量增多，能量代谢率升高。这与精神紧张时无意识的引起骨骼肌张力增强，交感神经兴奋释放儿茶酚胺等刺激代谢活动，产热量增加有关。因此，测量基础代谢率时，受测者必须排除精神紧张的影响。

3. 食物的特殊动力效应（specific dynamic effect） 人们在进食后的一段时间内（从进食后1h左右开始，延缓到7~8h）即使机体处于安静状态，其产热量也要比进食前增加。这种由食物引起机体额外产生热量的作用称为食物的特殊动力效应。不同食物其产生的动力效应不同。蛋白质类食物额外增加的热量可达30%左右，糖和脂肪其特殊动力作用可增加产热量约为4%~6%，混合食物约为10%，即蛋白质最多，脂肪次之，糖类最少。

4. 环境温度 安静状态下，人在20~30℃的环境中能量代谢最稳定。当环境温度低于20℃时代谢开始增加，在10℃以下明显增加，主要是由于寒冷刺激反射性地引起寒战和肌肉紧张所致，当环境温度为30~45℃时，代谢也增高，这可能是由于酶的活动加强，体内化学反应速度加速，代谢活动也增强所致。

5. 其他因素

（1）年龄因素　儿童能量代谢高，老年人能量代谢低。

（2）性别因素　男性能量代谢高，女性能量代谢低。

（3）睡眠因素　睡眠可使能量代谢降低10%~15%。

（4）激素水平的因素　如生长素、甲状腺素、肾上腺素和去甲肾上腺素等激素水平升高，可使能量代谢增强。

（5）细胞因子的因素　如瘦素、肿瘤坏死因子α、白介素-6等参与能量代谢的调节。

三、基础代谢

基础代谢（basal metabolism）是指机体在基础状态下的能量代谢。

1. 基础代谢率概念　单位时间内的基础代谢称为基础代谢率（basal metabolism rats，BMR），所谓基础状态是指人处于以下条件进行，即：①清晨空腹，即距前次进食12~14h以上，以排除食物的特殊动力效应的影响；②清醒安静、卧床和肌肉放松，以避免肌肉活动的影响；③排除紧张、焦虑和恐惧心理，以避免精神紧张等因素的影响；④保持室温在20~25℃之间，以排除环境温度的影响，受试者体温也要正常；⑤测定BMR的前一晚必须保证足够的睡眠。

在以上状态下，机体只维持最基础（血液循环、呼吸）的代谢状态，此时所测量的单位时间内的机体产热量，即为基础代谢率。

直通护考

基础代谢率的正常范围是不超过正常平均值的

A. ±5%~±10%　　B. 0%~±5%　　C. ±10%~±15%

D. ±20%~±30%　　E. ±30%~±40%

参考答案：C

解析：基础代谢率相差值在±10%~±15%以内的，都属正常，如果相差值超过20%时，才有可能是病理情况。

2. 基础代谢率的正常值和临床意义

$$BMR\%=\frac{实测数值-正常平均数值}{正常平均数值}\times100\%$$

相差值在±10%~±15%以内的，都属正常（表7-1），如果相差值超过20%时，才有可能是病理情况。BMR测定用来帮助诊断某些疾病，特别是甲状腺病变时影响BMR最为显著，甲状腺功能低下时，BMR将比正常值低20%~40%；甲状腺功能亢进时，BMR可比正常值高20%~80%，所以BMR测定，是临床诊断甲状腺疾病的重要辅助方法之一。

表7-1　中国人正常BMR平均值〔kJ/（m²·h）〕

年龄（岁）	11~15	16~17	18~19	20~30	31~40	41~50	51以上
男	195.5	193.4	166.2	157.8	158.7	154.1	149.1
女	172.5	181.7	154.1	146.5	146.4	142.4	138.6

第二节　体　温

机体的温度称为体温（body temperature）。通常生理学上的体温指机体深部的平均温度。人和高等动物保持一定的体温，是保证机体新陈代谢和生命活动正常进行的必要条件。新陈代谢和生命活动，都是以体内复杂的生物化学反应即酶促反应为基础的，而酶类必须在适宜的温度条件下才能有效地发挥作用，体温过高或过低，都会影响酶的活性。

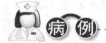

某儿童下午放学后感觉不适，家人带其来医院就诊。主述头晕，咳嗽，喉咙痛，浑身发冷。查体：扁桃体肿大，体温38.8℃。血常规显示：白细胞$14×10^9$/L。诊断为急性细菌性上呼吸道感染，留院观察、治疗。至午夜，患儿自述感觉好转并大量出汗，查体温37.1℃。

讨论并分析下列问题：

1. 高热初起的患者为什么感觉发冷甚至出现寒战？

2. 退热的患者为什么常常大量出汗？

3. 发热的生理机制是什么？

一、正常体温及测量方法

临床上常用直肠、口腔和腋窝等部位的温度来代表体温。分别称为直肠温度、口腔温度、腋窝温度。直肠温度正常为36.9~37.9℃，平均为37℃，比较接近机体深部温度；口腔温度正常为36.7~37.7℃，比直肠温度低0.2℃；腋窝温度又比口腔温度低0.4℃，正常为36.3~37.3℃。测量腋窝体温时，腋窝不得有汗，而且应将上臂紧贴胸部，使腋窝形成密闭的腔隙，这样，深部的热量逐渐传导过来，因此，测量时放置时间至少10min才能达到稳定值。

二、体温的生理变动

在正常生理情况下，体温可随昼夜、性别、年龄、肌肉活动，精神紧张和环境温度等不同而异。

1. 昼夜变化 在一昼夜中，人体的体温呈周期性波动，清晨2~6时体温最低，午后1~6时最高，波动幅度一般不超过1℃，体温的这种昼夜周期波动称为昼夜节律或日周期。

2. 性别 女性基础体温较同龄男性体温高0.3℃且会随月经周期发生规律性变化，排卵前体温较低，排卵当天体温最低，排卵后体温上升（图7-2），原因是体内孕激素水平周期性变化的结果（见第十二章）。

3. 年龄 体温与年龄有关。新生儿，特别是早产儿，其体温受环境温度影响而变动，新生儿的体温调节中枢发育尚未完善，因此，对早产儿应保持适宜的室温，加强护理，注意保温。老年人基础代谢低，故其体温也略低。

4. 肌肉活动 肌肉活动时代谢增强，产热量增高，导致体温增高。因此，临床上测量体温时，应让受测者安静一段时间后再测，测定小儿体温时也应避免哭闹。

5. 情绪激动 精神紧张、进食和环境温度变化等因素对体温也有影响。麻醉药物能抑制体温调节中枢的活动，又能扩张皮肤血管，从而增加热扩散，这样便降低机体对寒冷环境的适应能力。因此，麻醉手术时和手术后一段时间内应注意患者的保温。

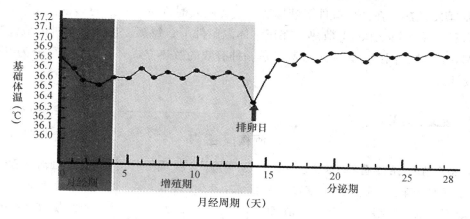

图7-2　女性月经周期中基础体温曲线图

三、人体的产热和散热

（一）产热过程

机体主要的产热器官是内脏和骨骼肌。安静时以内脏为主，按重量计算肝脏产热量最大。劳动和运动时，骨骼肌是主要的产热器官。机体在寒冷环境中发生寒战（shivering）来增加产热量。提高代谢率是增加产热量的途径之一。

（二）散热过程

机体的主要散热部位是皮肤。以下是几种主要的散热方式。

1. 辐射散热　辐射（radiation）散热是机体以热射线（电磁波）的形式将热量传给外界较冷物体的一种散热方式。在适宜的气候中，机体在安静状态下，以辐射散热方式散发的热量占机体总散热量的60%。辐射散热量的多少主要取决于皮肤与周围环境温度之间的温度差以及机体有效辐射面积。

2. 传导散热　由温度高处经物体传递到温度低处称传导（conduction）散热。通过热的传导，机体与低于体温的物体直接接触，把体内热量传出去称传导散热。传导散热量与物体导热性能有关，临床上根据此原理用冰袋、冰帽或冷湿毛巾给高热患者物理降温。

3. 对流散热　机体借空气或液体流动带走机体周围已加温的热空气，称为对流（convection）散热，是传导散热的特殊方式。对流散热的量多少，主要受风速影响，风速越大，对流散热量也越大。例如，冬天增加衣服可减少空气对流，以达到御寒的目的。

辐射、传导、对流等方式散热只有在体表温度高于外界气温的前提下才能进行，一旦外界气温等于或高于皮肤温度

护理应用

　　蒸发散热：临床上患者高热时酒精擦浴，其原理即为蒸发散热作用。

　　传导散热：临床上患者高热时使用冰袋降温，其原理即为传导散热作用。

时，辐射、传导、对流就会停止，此时蒸发散热便成为体表散热的唯一方式。

4. 蒸发散热   在任何条件下液体变为气体蒸发时都带走一定的热量，此种散热方式称为蒸发（evaporation）散热。在正常体温条件下，每蒸发1g水可使机体散失2.4kJ（0.58kcal）热，因此，体表水分蒸发是一种有效的散热方式。蒸发散热可分为不感蒸发和发汗。

 知识链接

◦ 酒精擦浴 ◦

　　擦浴前患者的准备将冰袋置于患者头顶或前额，可减轻因高热引起头部充血而引起的头痛，并有助于降温，同时将热水袋置于患者足底，可促进足底末梢血管扩张，以防患者出现寒冷和不适。擦浴时使用25%~35%的乙醇100~200ml，温度在27~37℃，防止过冷刺激使大脑皮质兴奋、横纹肌收缩等致使体温升高。擦浴应使用拍拭方式为防止摩擦产热，以离心方向拍拭，在腋窝、腹股沟等血管丰富处适当延长擦拭时间，以增加散热。擦浴后30min降温患者应测量体温并做好记录。

　　（1）不感蒸发（insensible perspiration）　　不感蒸发是指液体中的水分直接渗出皮肤和呼吸道黏膜等表面而被蒸发，并不被人们觉察，是持续进行的一种散热方式，故称不感蒸发，这种蒸发与汗腺活动无关，成人每天不感蒸发水分约1000ml，其中皮肤蒸发约600~800ml，呼吸道蒸发约200~400ml，特别是婴幼儿的不感蒸发的速度比成人大。

直通护考

　　患者高热待查，体温39.8℃，行酒精拭浴降温，为观察降温效果，测体温应在拭浴后

A. 10min   B. 20min

C. 30min   D. 60min   E. 2h

参考答案：C

解析：酒精拭浴应在拭浴后30min测量体温并记录。

直通护考

　　A. 辐射散热   B. 对流散热   C. 传导散热   D. 蒸发散热   E. 传导和蒸发散热

　　1. 给高热患者使用冰帽的散热方式属于

　　2. 用酒精给高热患者擦浴的散热方式属于

　　3. 通过游泳使机体散热的方式属于

　　参考答案：1. C   2. D   3. C

　　解析：给高热患者用冰帽降温是将热量直接传给与它接触的较冷物体的散热方式，称为传导散热。酒精是一种易蒸发的液体，给高热患者擦浴是通过水分蒸发散失体热的一种方法。游泳是机体将热量传给与它接触的较冷的水而散热，是传导散热。

（2）发汗（sweating） 由汗腺分泌的汗液活动称发汗。发汗是可以意识到的有明显的汗液分泌，因此，汗液的蒸发又称可感蒸发。当环境温度接近或超过体温时，发汗是人体最有效的散热途径。汗液是一种低渗液，其中，水分占99%以上，不到1%的固体成分主要是NaCl，还有少量KCl和尿素等。当机体大量发汗在短时间内丧失大量水分和盐，及时补充足够的水分固然重要，但也要同时补充由于汗液失去的NaCl，例如临床上儿科患儿"热痉挛"就是由于水、电解质平衡紊乱，影响神经和骨骼肌等组织的兴奋性所引起的，因此，应及时输液，补充水和电解质。

四、体温调节

机体在代谢过程中，物质分解不断产热，同时又将产生的热量，主要由体表不断地向外发散。机体温度能维持相对恒定是产热和散热两个生理过程保持动态平衡的结果，产热大于散热，体温升高；反之，散热大于产热则体温下降。

机体的体温相对恒定有赖于自主性和行为性两种体温调节功能的活动。

（一）自主性体温调节

自主性体温调节是在下丘脑体温调节中枢控制下，随机体内外环境温度性刺激信息的变动，通过增减皮肤血液量、发汗、寒战等生理反应，调节机体的产热和散热两个过程，使体温保持恒定。

1. 温度感受器

（1）外周感受器 广泛分布于黏膜、内脏和肌肉等部位，分为冷、热感受器，分别感受相应部位的冷热变化，传入体温中枢，产生温度的各种感觉并引起体温调节反应。

（2）中枢感受器 分布于下丘脑、脑干网状结构和脊髓等部位，分为热敏神经元和冷敏神经元两种，感受局部组织温度的变化，引起体温调节反应。

2. 体温调节中枢 广泛存在于中枢神经各级部位，其基本中枢在下丘脑。下丘脑的视前区-下丘脑前部（PO/AH）温度敏感神经元，既能感受它局部组织温度变化的刺激，又能对其他途径传入的温度变化信息整合处理，因此，PO/AH现被认为是体温调节中枢整合机构的中心部位。

3. 体温调定点学说（set-point theory） 体温调定点学说认为：体温恒定的调节是通过机体内体温自动控制系统来完成的，体温的调节类似于恒温器的调节。PO/AH中有个调定点，即事先将调定点定在一个规定的数值（如37℃）。如果体温偏离此数值则由反馈系统将偏差信息反馈到控制系统，然后经过对受控系统的调整

考点提示

机体产热与散热及其体温调节：恒温动物之所以体温能维持相对恒定，是由于在体温调节中枢——下丘脑的视前区-下丘脑前部（PO/AH）的控制下，产热和散热活动取得动态平衡的结果。机体产热安静时主要来自肝脏，运动时主要来自肌肉产热作用，尤其是骨骼肌产热作用大；机体散热的形式有辐射、对流、传导和蒸发，可结合临床病例以各种题型的方式出现。

来维持体温相对恒定，关于调定点的机制尚不清楚。某些退热药（如阿司匹林）的作用就在于阻断致热原的作用，使调定点恢复到正常水平。

（二）行为性体温调节

是机体通过一定的行为来保持体温的相对恒定，如人类的生火取暖、衣着增减、空调、暖气等人工御寒防暑措施的采取等均属行为性体温调节。

小　结

机体新陈代谢包括:物质代谢和能量代谢。机体的能量来源于食物中3大营养物质：糖、脂肪和蛋白质。ATP既是机体的直接供能物质，又是机体能量贮存的重要形式。影响能量代谢的主要因素：肌肉活动、精神活动、食物的特殊动力效应和环境温度。测定基础代谢率时，机体要处于基础状态：即清晨、清醒，静卧，未作肌肉活动，无精神紧张，进食后12h，室温保持在20~25℃。生理学上的体温指机体深部的平均温度。体温正常值：直肠温度36.9~37.9℃、口腔温度36.7~37.7℃、腋窝温度36.3~37.3℃。体温生理波动：清晨2~6时体温最低，午后1~6时体温最高；女性在排卵前较低，排卵日最低，排卵后升高；成年女性体温高于男性，儿童和青少年体温较高，老年人较低，婴儿不稳定。机体安静时以内脏产热为主，劳动和运动时，骨骼肌是主要的产热器官。机体的散热方式有：辐射散热、传导散热、对流散热和蒸发。机体的体温相对恒定有赖于自主性和行为性两种体温调节。

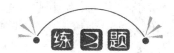

A₁型题

1. 体内既能贮能又能直接供能的物质是

    A. 葡萄糖　　　　B. 脂肪　　　　C. 蛋白质　　　　D. ATP　　　　E. CP

2. 对能量代谢率影响最大的激素是

    A. 胰岛素　　　　B. 肾上腺素　　　C. 生长激素

    D. 甲状腺素　　　E. 甲状旁腺素

3. 下列食物的特殊动力效应最大的是

    A. 糖　　　　　　B. 蛋白质　　　　C. 脂肪

    D. 糖和脂肪　　　E. 混合食物

4. 当外界环境温度超过机体体温时，人体的主要散热方式是

    A. 辐射　　　　　B. 对流　　　　　C. 传导　　　　D. 蒸发　　　　E. 不感蒸发

5. 下列哪项不属于基础状态

    A. 清晨、清醒　　B. 静卧　　　　　C. 进食后8h

    D. 室温20℃　　　E. 肌肉放松

6. 体温调节基本中枢位于

　　A. 脊髓　　　　B. 延髓　　　　C. 中脑　　　　D. 脑桥　　　　E. 下丘脑

B₁型题

　　A. 辐射散热　　B. 对流散热　　C. 传导散热

　　D. 蒸发散热　　E. 传导和蒸发散热

7. 用冰袋或冰帽给高热患者降温属于

8. 用酒精擦浴给高热患者的降温属于

9. 通过吹风扇使机体散热的方式属于

10. 内服冷饮降温属于

（董战玲）

第八章

尿液的生成与排泄

要点导航

◎ **学习要点**

　　排泄、肾小球滤过率的概念；肾小球滤过作用的结构基础、肾小球滤过率的动力；肾小管和集合管的重吸收和分泌功能，影响和调节尿生成的各种因素，尿量及理化特性，排尿反射。

◎ **技能要点**

　　尿量及理化特性异常在临床护理中的应用；学会分析机体在剧烈运动、大失血、大量输液及糖尿病患者尿量发生改变的机制。

　　在新陈代谢的过程中，机体通过呼吸和消化吸收获得氧气和营养物质。营养物质分解时，一方面为生命活动提供能量，同时产生各种代谢终产物。机体将代谢终产物、过剩及有害的物质，经血液循环，通过排泄器官排至体外的过程称为排泄（excretion）。

　　人体的排泄器官主要包括呼吸器官、消化器官、皮肤和肾。在所有的排泄器官中，肾排出的代谢产物种类最多，数量最大，并可根据机体的状况调整尿液的质和量，所以肾是人体最重要的排泄器官。肾不仅可以清除代谢终产物等，还能调节体内的水、电解质和酸碱平衡，对维持内环境的稳态起着重要作用。

第一节　肾的结构及功能特点

一、肾的结构特点

（一）肾单位

　　人类每侧肾约有100万个肾单位。肾单位（nephron）是肾的基本功能单位，它与集合管共同完成尿生成过程。肾单位由以下各部分组成（图8-1）。

　　肾单位按其所在部位可分为皮质肾单位和近髓肾单位。皮质肾单位的肾小体分布在外皮质和中皮质层，肾小管伸到外髓部，约占肾单位的85%~90%，主要功能是生成尿液；近髓肾单位的肾小体分布在内皮质层，肾小管一直伸到内髓部，甚至达肾乳头

部，约占肾单位的10%~15%，主要
与尿液的浓缩与稀释有关。

集合管虽不属于肾单位，但在功
能上与远曲小管紧密联系，在尿的生
成过程中，尤其在尿液的浓缩和稀释
以及保持体内电解质平衡中，起着重
要作用。尿液在肾单位和集合管内生
成后，汇入乳头管，经肾盏、肾盂、
输尿管最后进入膀胱贮存。

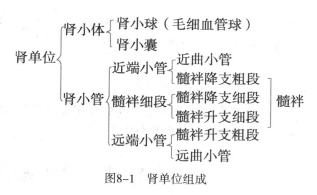

图8-1　肾单位组成

（二）球旁器

球旁器（juxtaglomerular apparatus）由球旁细胞、致密斑和球外系膜细胞三部分组
成，主要分布于皮质肾单位。

1. 球旁细胞　是入球小动脉中膜内特殊分化的肌上皮细胞，胞质中含有分泌颗
粒，它具有合成、贮存和释放肾素（renin）的功能。

2. 致密斑　是远曲小管起始部，穿过出、入球小动脉夹角处，呈高柱状的上皮细
胞，能感受小管液中NaCl含量的变化，并将其信息传递给球旁细胞，调节肾素的分泌。

3. 球外系膜细胞　是位于出、入球小动脉和致密斑之间的一群细胞，具有吞噬
功能。

二、肾血液循环特点

（一）肾血液供应丰富且分布不均

正常成人安静时两肾血流量约为1000~1200ml/min，大约占心输出量的20%~25%。
约有94%的肾血流量分布在肾皮质，约5%分布在外髓，剩余不到1%供应内髓，这与肾
脏的功能有关。通常所说的肾血流量主要是指肾皮质血流量。

（二）肾血流经过两套毛细血管网

1. 肾小球毛细血管网　肾小球毛细血管网是介于入球小动脉和出球小动脉之间，
经入球小动脉分支形成的。在皮质肾单位，入球小动脉的口径粗、血流阻力小，出球
小动脉的口径细、血流阻力大，致使肾小球毛细血管网的血压较高，有利于肾小球的
滤过作用。

2. 肾小管周围毛细血管网　肾小管周围毛细血管网由出球小动脉再次分支形成。
血液经肾小球毛细血管网滤过及出球小动脉的高阻力能量消耗后，到达肾小管周围毛
细血管网时压力已很低，有利于肾小管的重吸收作用。

三、肾的内分泌功能

肾能分泌多种生物活性物质参与调节人体的生理功能。①分泌肾素、前列腺素、
激肽等，通过肾素–血管紧张素–醛固酮系统和激肽–缓激肽–前列腺素系统来调节血
压。慢性肾病时，这些活性物质的分泌可出现异常，引起血压升高。②分泌促红细胞

生成素，促进骨髓造血（详见第三章）。③生成1，25-（OH）$_2$-D$_3$，调节体内的钙磷代谢，维持骨骼的正常结构与功能。

四、肾的尿生成功能

肾通过肾小球的滤过、肾小管和集合管的重吸收及肾小管和集合管的分泌三个基本步骤生成尿液，下面将分别予以叙述。

第二节　肾小球的滤过功能

肾小球的滤过是指血液流经肾小球毛细血管时，血浆中的水和小分子物质通过滤过膜进入肾小囊腔形成原尿的过程。原尿又称超滤液，成分除大分子蛋白质外，几乎与血浆相同（表8-1）。肾小球的滤过是尿生成的第一步，滤过的结构基础是滤过膜，滤过的动力是有效滤过压。

表8-1　血浆、原尿和终尿主要成分比较（g/L）

成分	血浆	原尿	终尿	终尿浓缩倍数
蛋白质	80	微量	0	–
葡萄糖	1	1	0	–
Na$^+$	3.3	3.3	3.5	1.1
K$^+$	0.2	0.2	1.5	7.5
Cl$^-$	3.7	3.7	6.0	1.6
磷酸根	0.03	0.03	1.2	40.0
尿素	0.3	0.3	20.0	67.0
尿酸	0.02	0.02	0.5	25.0
氨	0.001	0.01	0.4	400
水	900	980	960	1.1

一、滤过膜

1. 滤过膜的组成　滤过膜由三层结构组成：①内层是肾小球毛细血管内皮细胞；②中层是基膜；③外层是肾小囊脏层上皮细胞。三层滤过膜上都有网孔，构成了滤过膜的机械屏障，其中基膜的孔径最小（图8-2）。其次，在滤过膜的各层结构上均覆盖着带负电荷的唾液蛋白，起着电学屏障的作用。两道屏障使滤过膜对血浆成分的滤过有着严格的限制，对原尿的成分起着决定性作用。

2. 滤过膜的通透性　血浆成分通过滤过膜的难易主要取决于物质分子的大小。一般来说，分子量小于70 000的物质容易通过，而大于70 000则不易通过；此外血浆中的物质通过滤过膜的难易还与其所带的电荷有关，白蛋白分子量虽然只有69 000，但由于带有负电荷，因此不能通过电学屏障，故原尿中几乎没有蛋白质。

3. 滤过膜的面积 在正常情况下，成人两侧肾脏的全部肾小球都参与滤过作用，滤过膜的总面积可达1.5m²，有利于原尿的生成。如肾脏疾病导致肾小球滤过面积减少，滤过率降低，可引起少尿，严重时无尿，使代谢产物在体内堆积，机体内环境的遭到破坏。

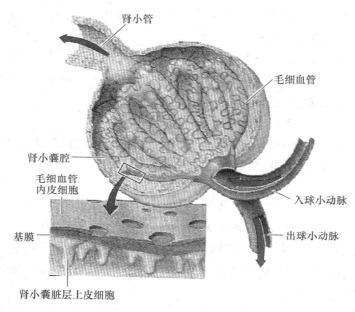

图8-2 滤过膜的超微结构模式图

直通护考

在肾小球滤过膜的滤过屏障各层中，发挥最重要作用的是

A. 内皮细胞层　　B. 基膜层　　C. 上皮细胞层　　D. 系膜细胞层　　E. 滤过膜

答案：B

解释： 肾小球滤过膜由毛细血管内皮细胞、基底膜、肾小囊脏层上皮细胞组成。基底膜在内皮细胞和上皮细胞之间，孔径最小，且带负电荷，是肾小球滤过膜屏障的重要组成。

二、有效滤过压

肾小球滤过的动力是有效滤过压。肾小球滤过与组织液生成的原理相似。因正常时肾小球滤过膜不允许血浆蛋白滤出，故超滤液中蛋白质浓度极低，滤液胶体渗透压可忽略不计。因而肾小球滤过有效滤过压=肾小球毛细血管血压-（血浆胶体渗透压+囊内压）。

用微穿刺技术测定大鼠皮质肾小球毛细血管压，发现肾小球毛细血管血压入球小动脉端和出球小动脉端几乎相等，均为45mmHg，囊内压较为恒定，约为10mmHg，血浆胶体渗透压入球端为25mmHg，由于水和小分子物质不断滤出，其逐渐升高。当血浆胶体渗透压升高到35mmHg时，有效滤过压降低为零，滤过作用停止。故出、入球小动脉端有效滤过压为：

入球小动脉端有效滤过压=45−（25+10）=10mmHg

出球小动脉端有效滤过压+45−（35+10）=0mmHg

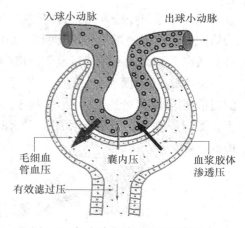

图8-3　肾小球有效滤过压示意图

从上可得，入球小动脉端有效滤过压为正值，有滤液生成；出球小动脉端有效滤过压为零，无滤液生成，同时也无回流。

三、肾小球滤过率和滤过分数

肾小球滤过率和滤过分数是衡量肾小球滤过功能的重要指标。

1. 肾小球滤过率　单位时间内两肾生成原尿的量称为肾小球滤过率（glomerular filtration rate，GFR）。正常成人安静时肾小球滤过率约为125ml/min，24h两肾产生的原尿量将可达180L。

2. 滤过分数　肾小球滤过率与每分钟的肾血浆流量的百分比值称为滤过分数（filtration fraction，FF）。肾血浆流量在正常成人安静时约为660ml/min，故滤过分数约=125/660×100%=19%，也就是说，血液流经肾小球毛细血管时，大约血浆的1/5被滤出到肾小囊腔内生成原尿，其余4/5进入出球小动脉。

第三节　肾小管和集合管的重吸收及其分泌功能

正常成人24h肾小球滤过生成的原尿量大约180L，但通过肾小管和集合管后，终尿量只有1.5L左右，同时原尿与终尿的成分也有较大的差异（表8-1），这说明原尿在流经肾小管和集合管的过程中，肾小管和集合管对小管液进行了重吸收及分泌排泄作用。

一、肾小管和集合管的重吸收功能

肾小球滤过生成的原尿流入肾小管和集合管后称为小管液。肾小管和集合管上皮细胞将小管液中的水和绝大部分溶质重新转运回血液的过程称为肾小管和集合管的重吸收（reabsorption）。

（一）重吸收的部位

各段肾小管和集合管都具有重吸收功能，但重吸收的量和物质种类有较大差异。其中近端小管重吸收的物质种类最多，量最大，是主要的重吸收部位。小管液中的葡萄糖、氨基酸、维生素等几乎全部在近端小管重吸收，65%~70%的水和Na^+、K^+、Cl^-及80%~90%的HCO_3^-也在近端小管重吸收，其余的水和盐在各段肾小管重吸收，少量随尿排出（图8-4）。远曲小管和集合管对水、盐的重吸收虽然量不大，但能随机体的需要而进行调节性的重吸收，因而，对维持水、电解质平衡和酸碱平衡具有重要意义。

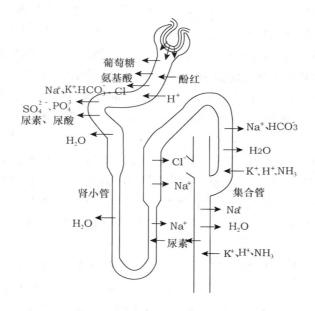

图8-4 肾小管和集合管重吸收及分泌作用示意图

（二）重吸收的特点

1. 重吸收的选择性 肾小管和集合管的重吸收具有选择性，对营养物质几乎全部重吸收（在正常范围内），对水和电解质大部分重吸收，对尿素和磷酸根等部分重吸收，对代谢终产物和进入机体的异物不进行重吸收而全部排出体外，从而保证了机体内环境的稳态。

2. 重吸收的有限性 肾小管和集合管对某些物质的重吸收是有限的，如葡萄糖，只在近端小管有重吸收功能，且重吸收的量也是有限度的，当小管液中的葡萄糖浓度超过一定范围（肾糖阈）时，将不能全部重吸收，而从尿中排出。

（三）重吸收的方式

肾小管和集合管重吸收的方式有两种，即主动重吸收和被动重吸收。

1. 主动重吸收 主动重吸收是指肾小管和集合管上皮细胞在耗能的条件下，逆浓度差或电位差将小管液中的物质转运到血液中的过程。如葡萄糖、氨基酸、Na^+的重吸收等。

2. 被动重吸收　被动重吸收是指肾小管和集合管上皮细胞，顺浓度差、电位差或渗透压差将小管液中的物质转运到血液中的过程，即单纯扩散、易化扩散和渗透。如尿素顺浓度差、Cl^-顺电位差、水顺渗透压差从小管液转运到管周组织液，再进入血液。

两种重吸收方式之间有着密切的联系，如Na^+主动重吸收，使小管内电位降低造成管内外电位差，Cl^-则顺电位差被动重吸收；NaCl向管外转移后，使管周组织液渗透压增高，形成小管内外的渗透压差，又促进水以渗透方式被动重吸收。

（四）几种主要物质的重吸收

1. Na^+和Cl^-的重吸收　原尿中的Na^+99%以上可被肾小管和集合管重吸收。各段肾小管对Na^+的重吸收率不尽相同，近端小管重吸收Na^+量总是占肾小球滤过率的65%~70%；髓袢除降支细段外各段对Na^+都有重吸收作用，重吸收量约占肾小球滤过的20%；远曲小管和集合管重吸收Na^+量约占肾小球滤过的10%~15%，并受机体分泌醛固酮的调节，属调节性重吸收。各段肾小管对Na^+的重吸收主要为主动重吸收。Cl^-的重吸收主要是伴随Na^+主动重吸收而被动重吸收的，但在髓袢升支粗段Cl^-为继发性的主动重吸收。

2. 水的重吸收　正常情况下，原尿中的水流经肾小管和集合管后99%以上的被重吸收，只有不足1%的随终尿排出。各段肾小管对水的重吸收率不同，近端小管的重吸收率约为原尿的65%~70%；髓袢约10%~15%，其中髓袢升支对水不通透；远曲小管和集合管约为20%~25%。肾小管和集合管对水的重吸收稍有下降，尿量将会成倍的增加。

水的重吸收是通过渗透作用完成的。由于小管液的溶质成分被重吸收，管周液的渗透压高于小管液，导致水顺渗透压差而被重吸收。在近端小管水的重吸收是一种必需重吸收，与体内的含水量无关，而在远曲小管和集合管水的重吸收则是一种调节重吸收，受机体分泌的抗利尿激素的调节，是根据机体对水的需要量进行重吸收的。

3. K^+的重吸收　原尿中的K^+90%以上被重吸收，重吸收的主要部位是近端小管，重吸收的机制是逆浓度差和电位差的主动转运。终尿中的K^+绝大部分是由远曲小管和集合管分泌的，其分泌量取决于体内醛固酮水平和机体对K^+的摄入量。

4. HCO_3^-的重吸收　从肾小球滤出的99%以上的HCO_3^-被重吸收，其中约80%~90%的在近端小管重吸收，其余的在髓袢升支粗段、远曲小管和集合管重吸收。HCO_3^-在血液中是以$NaHCO_3$的形式存在，$NaHCO_3$是机体重要的碱储备物质，故HCO_3^-的重吸收对维持机体酸碱平衡有重要意义。原尿中的HCO_3^-是以CO_2的形式进行重吸收的（图8-5）。

5. 葡萄糖的重吸收　正常成人空腹血糖浓度为3.9~6.1mmol/L，原尿中的葡萄糖浓度与血浆相等，但终尿中几乎不含葡萄糖。葡萄糖的重吸收部位仅限于近端小管，其余各段肾小管均无重吸收葡萄糖的功能。近端小管对葡萄糖的重吸收有一定限度，当血液中葡萄糖的浓度超过8.96~10.08mmol/L时，小管液中的葡萄糖就不能被近端小管全部重吸收，尿中开始出现葡萄糖，称为糖尿。尿中出现葡萄糖时的最低血糖浓度称为肾糖阈（renal glucose threshold），正常人为8.88~9.99mmol/L。

此外，氨基酸的重吸收部位及机制与葡萄糖基本一致。

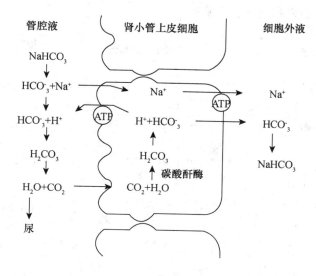

图8-5　H^+分泌HCO_3^-的重吸收示意图

二、肾小管和集合管的分泌功能

肾小管和集合管的分泌是指肾小管和集合管上皮细胞将代谢产物或血浆中的某些物质转运入小管腔的过程。通过分泌功能可将进入体内的异物、过剩的物质及有毒物质随尿排出。在此只介绍肾小管和集合管分泌的三种主要物质，即H^+、NH_3和K^+的分泌。其对保持体内的酸碱和Na^+、K^+平衡具有重要意义。

1. H^+的分泌　H^+的分泌部位有近端小管、远曲小管和集合管，但以近端小管的分泌功能最强。

在近端小管上皮细胞内，CO_2（细胞代谢产生或由小管液扩散进入细胞）和H_2O在碳酸酐酶的催化下生成H_2CO_3，H_2CO_3离解为H^+和HCO_3^-，H^+被管腔膜上的H^+、Na^+共用载体与Na^+反向转入小管液，形成$H^+- Na^+$交换。进入细胞的Na^+再由基侧膜上的钠泵转运至周围组织液，细胞内不断产生的HCO_3^-则顺浓度差和电位差扩散至管周组织液，并与Na^+结合生成$NaHCO_3$回到血液中（图8-6），$NaHCO_3$是体内最重要的"碱储"，故H^+的分泌具有排酸保碱作用。

2. NH_3的分泌　正常情况下，NH_3的分泌主要在远曲小管和集合管。酸中毒时，近端小管也可分泌NH_3。

小管上皮细胞中的NH_3主要来源于谷氨酰胺的脱氨基反应。NH_3是脂溶性物质，容易通过细胞膜向pH较低的小管液一侧扩散。NH_3进入小管液后，与小管液中的H^+结合生成NH_4^+，而后NH_4^+又与小管液中的Cl^-结合生成NH_4Cl随尿排出（图8-6）。生成NH_4^+既可降低小管液中的NH_3浓度，促进NH_3的分泌；还可降低小管液中的H^+浓度，促进H^+

的分泌。因此，NH₃的分泌不仅具有排出氨基酸的代谢产物的作用，同时对维持机体的酸碱平衡也具有重要作用。

3. K⁺的分泌 K⁺由肾小球滤过后，进入肾小管和集合管几乎被全部重吸收，终尿中的K⁺主要由远曲小管和集合管分泌的。

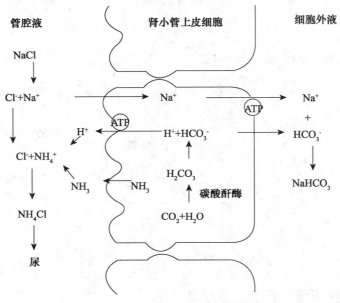

图8-6 H⁺与NH₃的分泌关系示意图

K⁺的分泌与Na⁺的重吸收密切相关。由于Na⁺的主动重吸收使小管腔内电位降低，这种电位差是K⁺分泌的动力，K⁺即顺电位差被动扩散到小管液中。通常将K⁺的分泌与Na⁺重吸收相互耦联的现象称为K⁺–Na⁺交换。

在远曲小管和集合管由于同时存在H⁺–Na⁺交换和K⁺–Na⁺交换，二者会呈现竞争抑制现象。即H⁺–Na⁺交换增多时，K⁺–Na⁺交换则减少；当K⁺–Na⁺交换增多时，H⁺–Na⁺交换则减少。例如酸中毒时，小管细胞内的碳酸酐酶活性增强，H⁺生成增多，H⁺–Na⁺交换加强，而K⁺–Na⁺交换减弱，可出现高钾血症；相反，在碱中毒时，H⁺生成减少，H⁺–Na⁺交换减少，而K⁺–Na⁺交换增多，则可出现低钾血症。

 护理应用

体内K⁺主要由肾脏排泄。正常情况下，机体对K⁺的摄入和排出保持平衡。K⁺的代谢特点是：多食多排，少食少排，不食也排。由于K⁺对维持神经、肌肉兴奋有重要作用，在临床上对不能进食的患者必须进行补K⁺，否则将会引起低血钾；肾功能不全的患者，排K⁺能力降低，摄入过多，则会出现高血钾。

第四节　影响和调节尿生成的因素

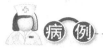

> 男性，14岁，3天前因劳累后发现血尿，并感乏力、两侧腰部钝痛。其母发现患儿面部浮肿，尤以眼睑明显。尿少且尿中带血。入院时患儿感恶心，但无呕吐，纳差。病史半月前曾患扁桃体炎，经治疗有所好转。
>
> 经体格检查和辅助检查，诊断为急性肾小球肾炎。
>
> 请分析：急性肾小球肾炎为什么会出现少尿、血尿、蛋白尿、水肿？

尿生成过程的任何一个环节发生改变都可影响尿的质与量。例如肾脏疾病导致肾功能受损，将会使体内代谢产物堆积，破坏内环境稳态，严重时因尿毒症而危及生命。

一、影响和调节肾小球滤过功能的因素

机体对肾小球滤过功能的调节主要是调节肾血流量，进而影响肾小球毛细血管血压，达到调节肾小球滤过率的目的。

（一）肾血流量的改变

肾血流量是肾小球滤过的前提。肾血流量增大时，滤过增多；肾血流量减少时，滤过减少。由于安静时肾血流量几乎达到了最大，所以肾血流量的改变主要表现为肾血流量的减少。肾血流量的变化受神经、体液和自身调节的影响。

1. 肾血流量的自身调节　肾血流量的自身调节是指在不依赖于神经和体液因素的作用下，通过肾血管平滑肌的舒缩实现的。当机体动脉血压在80~180mmHg范围内波动时，肾血流量通过自身调节保持相对稳定。如果动脉血压高于180mmHg或低于80mmHg，超过了肾入球小动脉血管平滑肌舒缩的极限范围，肾血流量将发生相应的波动。

2. 肾血流量的神经体液调节　肾血管主要受交感缩血管神经支配。安静时交感神经的紧张性较低，肾血流量较大。当交感神经兴奋时，引起肾血管收缩，肾血流量减少，尿量减少。在体液因素中，肾上腺素、去甲肾上腺素、血管紧张素Ⅱ等都有强烈收缩肾血管的作用，可引起肾血管收缩，肾血流量下降。

（二）肾小球有效滤过压的改变

构成肾小球有效滤过压的任何一个因素发生变化时，都可影响肾小球的滤过率。

1. 肾小球毛细血管血压　当动脉血压在80~180mmHg范围内波动时，肾血流量保持相对恒定，则肾小球毛细血管血压、肾小球滤过率及尿量都保持相对稳定。当大失血、休克时，动脉血压低于80mmHg，肾血流量将会减少，肾小球毛细血管血压降低，肾小球有效滤过压下降，尿量减少，动脉血压降到40mmHg以下时，将会出现无尿。

2. 血浆胶体渗透压 正常人体内血浆胶体渗透压是比较稳定的，对肾小球滤过率影响不大。但在病理情况下，如肝、肾疾病，使血浆蛋白降低；或因静脉大量输入生理盐水，使血浆蛋白被稀释，均导致血浆胶体渗透压下降，有效滤过压升高，肾小球滤过率增加，尿量增多。

3. 囊内压 囊内压正常情况下比较稳定，只有在肾盂、输尿管因结石或肿瘤被阻塞或压迫时，小管液或终尿排出不畅，逆行性的致使肾小囊内压升高，有效滤过压降低，肾小球滤过率下降，尿量减少。

（三）滤过膜的改变

在生理情况下，滤过膜的通透性和面积都较大且较稳定。但在病理情况下，如急性肾小球肾炎，可造成滤过膜的通透性因电学屏障或机械屏障作用的削弱而增大，出现蛋白尿或血尿；肾小球毛细血管管腔变窄甚至阻塞，使具有滤过功能的滤过膜面积减少，肾小球滤过率亦减小，出现少尿，严重时无尿。

二、影响和调节肾小管和集合管重吸收和分泌的因素

（一）小管液溶质的浓度

小管液溶质浓度决定小管液的渗透压，而小管液的渗透压是肾小管和集合管重吸收水的阻力。若小管液溶质浓度升高，小管液的渗透压随之升高，肾小管各段和集合管对水的重吸收减少，尿量将增加，这种利尿方式称为渗透性利尿（osmotic diuresis）。糖尿病患者的多尿，就是由于血糖浓度超过肾糖阈，小管液中的葡萄糖不能被全部重吸收，引起小管液中的葡萄糖增多，小管液渗透压升高，使水的重吸收减少，导致尿量增加。临床上常采用能被肾小球滤过但不能被肾小管和集合管重吸收的药物如甘露醇等，来提高小管液中的溶质浓度，使水的重吸收减少，达到消肿的目的。

直通护考

某患者多食、多饮、多尿，血糖浓度为200mg/dl，尿糖(+)。其尿量增加主要原因是

A. 肾小管分泌增加   B. 肾小球滤过率增加

C. 血浆晶体渗透压升高   D. 醛固酮分泌增加

E. 肾小管液中溶质浓度增加

答案：E

解析：小管液溶质浓缩增加，使小管内渗透压的升高，对抗肾小管上皮细胞对水的重吸收，水重吸收减少，尿量增加。

（二）抗利尿激素

抗利尿激素（antidiuretic hormone，ADH）又称为血管升压素。抗利尿激素由下丘脑视上核和室旁核的神经元合成，沿神经元的轴浆运输到神经垂体贮存，并由神经垂体将其释放入血。抗利尿激素的主要生理作用是增加远曲小管和集合管对水的通透性，从而使水的重吸收增加，尿量减少。调节抗利尿激素释放的主要因素是血浆晶体

渗透压和循环血量（图8-7）。

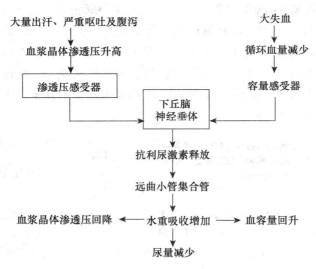

图8-7　抗利尿激素释放调节示意图

1. 血浆晶体渗透压的改变　在下丘脑视上核及其周围存在渗透压感受器（osmoreceptor），对血浆晶体渗透压的改变十分敏感。当大量出汗、严重呕吐、腹泻等引起人体缺水时，血浆晶体渗透压升高，刺激渗透压感受器，使抗利尿激素合成和释放增加，水的重吸收增加，尿量减少。相反，在短时间内大量饮清水，使血浆晶体渗透压降低，渗透压感受器受到的刺激减弱，抗利尿激素合成和释放减少，从而水的重吸收减少，尿量增加。因大量饮清水后引起尿量明显增多的现象称为水利尿（water diuresis）。血浆晶体渗透压的改变对于抗利尿激素合成和释放的调节以及体内水平衡的维持有着重要的意义。

2. 循环血量的改变　在左心房和胸腔大静脉壁上存在容量感受器（volume receptor）。当循环血量改变时，可刺激容量感受器，反射性地改变下丘脑和神经垂体合成及释放抗利尿激素的量。如大失血或严重呕吐、腹泻时，机体循环血量减少，对容量感受器的刺激减弱，抗利尿激素释放增加，水的重吸收增加，尿量减少，有利于循环血量的恢复。反之，当循环血量过多时，对容量感受器的刺激增强，抗利尿激素释放减少，水的重吸收减少，尿量增多，循环血量得到恢复。

在临床上将下丘脑病变累及视上核和室旁核以及神经垂体，引起抗利尿激素合成、释放障碍，致使尿量明显增加，称为尿崩症。尿崩症患者每天尿量可多达10L以上。

（三）醛固酮

醛固酮（aldosterone）是肾上腺皮质球状带分泌的一种调节水盐代谢的激素。其主要作用是促进远曲小管和集合管上皮细胞对Na^+的重吸收和K^+的分泌，由于Na^+的重吸收同时伴有Cl^-和水的重吸收，所以，醛固酮有保Na^+排K^+和保水、保Cl^-的作用，使尿量减少。调节醛固酮分泌的主要因素是肾素-血管紧张素-醛固酮系统及血K^+、血

Na^+的浓度。

1. 肾素–血管紧张素–醛固酮系统 肾素是由球旁细胞分泌的一种蛋白酶，能催化血浆中的血管紧张素原（主要在肝脏产生）分解成血管紧张素 I，血管紧张素 I 可经肺的转换酶降解为血管紧张素 II，血管紧张素 II 又在氨基肽酶的作用下降解成血管紧张素 III。血管紧张素 II 和血管紧张素 III 都能收缩血管和刺激肾上腺皮质球状带分泌醛固酮，但血管紧张素 II 的缩血管作用较强，血管紧张素 III 则刺激肾上腺皮质球状带分泌醛固酮的作用较强（图8-8）。

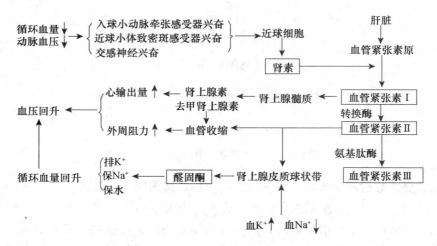

图8-8　醛固酮分泌调节示意图

正常情况下血液中肾素的浓度很低，在循环血量减少、动脉血压下降以及肾血流量减少等情况下，引起肾素分泌，启动肾素–血管紧张素–醛固酮系统，发挥醛固酮保Na^+排K^+和保水的作用，从而促使循环血量和动脉血压的恢复。如大失血患者，循环血量减少、动脉血压下降、肾血流量减少，交感神经兴奋，肾上腺髓质释放肾上腺素和去甲肾上腺素增加，可同时促进肾素的释放；入球小动脉的压力下降，对入球小动脉的牵张刺激减弱，牵张感受器兴奋，肾素释放量增加；入球小动脉的压力下降，肾小球滤过减少，流经致密斑处的小管液Na^+含量降低，激活致密斑感受器，肾素释放量也可增加。

2. 血K^+与血Na^+的浓度 当血K^+浓度升高或血Na^+浓度降低时，可直接刺激肾上腺皮质球状带，使醛固酮分泌增加；反之，血K^+浓度降低或血Na^+浓度升高，醛固酮分泌减少，保持机体血K^+和血Na^+浓度的相对恒定。肾上腺皮质球状带对血K^+浓度升高更为敏感。

（四）球–管平衡

无论肾小球滤过率的多与少，近端小管对Na^+和水的重吸收率总是占肾小球滤过率的65%~70%，这种现象称为球–管平衡。球–管平衡的生理意义在于尿中排出Na^+和水的量将不会因肾小球滤过率的变化而发生较大幅度的变化，从而保持尿量和尿钠的相对稳定。如果球–管平衡一旦被打破，尿量将会发生较大波动，如渗透性利尿，即在肾小球滤过率没有变化的情况下，因小管液溶质浓度的升高，使肾小管重吸收率降低，尿量明显增加。

（五）心房钠尿肽

心房钠尿肽（ANP）是由心房肌细胞合成分泌的一类肽激素，又称心钠素。其主要作用是抑制Na^+的重吸收，有较强排Na^+、利尿作用，从而使血容量减少，血压降低。

 知识拓展

尿液的浓缩和稀释

尿液的渗透压可因体内缺水或水过剩等不同情况而出现大幅度的变动。当体内缺水时，尿液的渗透压明显比血浆渗透压高，称为高渗尿，表示尿被浓缩；而体内水过剩时，尿液的渗透压比血浆渗透压低，称为低渗尿，表示尿被稀释。这表明肾脏具有浓缩和稀释尿液的功能，这一功能对维持机体的水平衡具有重要的意义。当浓缩和稀释尿的能力发生障碍时，无论体内是否缺水，尿的渗透压均将与血浆渗透压相近，则为等渗尿。

尿液浓缩和稀释的关键是肾髓质渗透压梯度以及血液中ADH的浓度。

水重吸收的动力来自肾髓质渗透压梯度，即肾髓质部的渗透压由外髓部向内髓部逐渐增加，有明显的渗透压梯度。当小管液流经近曲小管时，小管液的渗透压与血浆渗透压相近，在髓袢降支粗段和降支细段，由于管壁对水易通透，对溶质不通透，小管液在髓质组织液高渗浓度的作用下，水被"抽吸"出来，进入肾组织间液，小管液渗透压逐渐升高。在髓袢升支细段和粗段，Na^+、Cl^-、K^+不断被主动重吸收，而该段管壁对水的通透性较低，这种水、盐分离的重吸收使小管液逐渐变为低渗。

当低渗的小管液流经远曲小管和集合管时，Na^+、Cl^-继续被重吸收；水的重吸收则受抗利尿激素的调节。当ADH缺乏时，远曲小管和集合管管壁对水的通透性很低，水的重吸收减少，小管液的渗透压进一步降低，形成低渗尿，即尿液被稀释。当体内缺水、血浆被浓缩时，ADH释放增加，管壁对水的通透性增加，小管液中的水大量被重吸收，形成高渗尿，即尿液被浓缩。

第五节 尿液及其排放

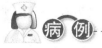 病例

患者，男性，55岁，慢性肾功能衰竭，尿毒症。护士观察：患者24h尿量70ml，下腹部空虚，无胀痛。

讨论分析：该患者目前的尿量状况。

尿液来源于血浆，它不仅能反映肾脏及泌尿系统的功能状态，还可反映机体某些方面的变化，因此，尿液在临床上作为常规检查项目及某些疾病的重要观察指标。

一、尿液

（一）尿量

尿量是反映肾功能的重要指标之一。正常成人每次尿量200~400ml，24h尿量1000~2000ml，平均1500ml。尿量的多少与水的摄入量和其他途径的排泄量有直接关系，如大量饮水，尿量增多；大量出汗而饮水不足则尿量减少。若24h尿量长期保持在2500ml以上，称为多尿；24h尿量在100~500ml之间，或每小时尿量<17ml，称为少尿；24h尿量不足100ml，称为无尿。多尿、少尿和无尿均属异常。正常成人每天大约产生35g固体代谢产物，至少需要500ml尿量，才能将其溶解从肾排出，因此，少尿和无尿将会导致代谢产物在体内堆积，严重时引起尿毒症；多尿则可使机体水分大量丧失，导致脱水。

（二）尿的理化性质

1. 颜色 正常新鲜的尿液多呈透明，淡黄色。放置后可出现微量絮状沉淀物。颜色主要来自胆红素代谢产物（尿胆原、尿胆素）。尿的颜色与尿液浓缩稀释程度有关，还受某些食物和药物的影响，如服用维生素B_2，尿色可呈亮黄色。

2. 比重 正常成年人尿比重为1.015~1.025，但受饮水量、出汗等因素影响，最大变动范围可达1.001~1.035。尿比重可反映肾脏的浓缩稀释功能。

3. 酸碱度 正常尿液一般为弱酸性，pH5.0~7.0。尿液的酸碱度主要受食物成分的影响，如食入大量蛋白质，尿呈酸性；食用大量蔬果尿则偏碱性。

4. 气味 新鲜尿液有特殊气味，来源于尿内的挥发性酸。

考点提示

尿液的观察在临床护理上是一项重要指标，也是护考的重要内容。

（1）尿量异常 包括多尿，常见于糖尿病；少尿，常见于心脏、肾脏疾病等；无尿或尿闭，见于严重心脏、肾脏疾病。

小儿尿量异常：学龄前儿童24h尿量少于300ml，婴幼儿24h尿量少于200ml，即为少尿；24h尿量少于50ml为无尿。

（2）颜色异常 服用维生素B_2，尿色可呈亮黄色。在病理情况下，血尿（洗肉水）、血红蛋白尿（深褐色）、胆红素尿（深黄色）、白色混浊（脓尿）及乳糜尿（乳白色）。

（3）透明度异常 尿中含有脓细胞、红细胞、大量上皮细胞、黏液、管型等，新鲜尿液即可出现混浊。

（4）比重异常 如果尿液比重固定在1.010左右，提示肾功能严重受损。

（三）尿液的化学成分

尿液的主要成分是水，占95%~97%，溶质占3%~5%，正常尿液中的溶质主要是电解质和非蛋白含氮化合物。电解质中以Na^+、Cl^-含量最多，非蛋白含氮化合物中则以尿素为主。此外，正常尿中还含有微量的糖、蛋白质、酮体等，但一般不易检出。

二、尿液的排放

尿液的生成是连续不断的，尿生成后经过输尿管运送到膀胱内贮存，但膀胱的排尿是间歇的。正常人膀胱内贮存的尿量达100ml时，开始有膀胱充盈感；尿量达150ml时，则产生尿意，达到400ml时，可产生较强的尿意；当膀胱内尿量达400~500ml时，膀胱内压会明显上升，可引起排尿反射，将尿液排出体外。

（一）膀胱和尿道的神经支配

膀胱的逼尿肌和尿道内括约肌受交感和副交感神经双重支配，尿道外括约肌受躯体神经支配（图8-9）。

1. 盆神经 起自骶髓2~4节侧角，其传出纤维属副交感神经，兴奋时能使膀胱逼尿肌收缩，尿道内括约肌松弛，促进排尿。

2. 腹下神经 起自脊髓胸12至腰2节段，其传出纤维属交感神经，兴奋时能使膀胱逼尿肌松弛，尿道内括约肌收缩，抑制排尿。

3. 阴部神经 起自骶髓2~4节前角细胞，属躯体神经，兴奋时是尿道外括约肌收缩，抑制排尿活动，这一作用是受意识控制的。

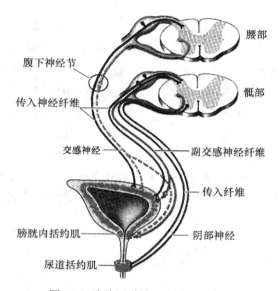

图8-9 膀胱尿道神经支配示意图

（二）排尿反射

排尿反射（micturition reflex）是一种受自主神经和意识双重控制的反射活动，其反射中枢包括脊髓骶段初级排尿中枢和高位中枢。

当膀胱内尿液充盈时，膀胱内压将明显升高，膀胱壁上的牵张感受器受到牵拉刺激，产生冲动，冲动沿盆神经传到脊髓骶段的初级排尿中枢，而后上行达大脑皮质产生尿意。此时，若环境不许可，大脑皮质的高级排尿中枢将发出抑制冲动，抑制脊髓骶段初级排尿中枢的活动，使腹下神经兴奋，终止排尿过程。若环境条件允许，大脑皮质高级排尿中枢则发出兴奋冲动到达脊髓骶段，一方面兴奋初级排尿中枢，通过盆神经将冲动传出，引起膀胱逼尿肌收缩，尿道内括约肌舒张；另一方面抑制阴部神经，使尿道外括约肌舒张，尿液被排出体外。同时，尿液在排出过程中进入后尿道时，尿液刺激尿道壁上的感受器，冲动沿阴部神经传入脊髓初级排尿中枢加强其活动，再进一步使盆神经的传出冲动增加，加强膀胱逼尿肌的收缩，这种正反馈过程，可以促进排尿反射不断加强，直至排尿结束（图8-10）。

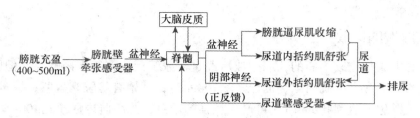

图8-10 排尿反射过程示意图

（三）排尿异常

排尿过程有赖于排尿反射的每一个环节的正常，如果任何一个环节发生障碍，均会造成排尿异常或障碍。在临床上，常见的排尿异常有尿频、尿潴留和尿失禁等。

1. 尿频 排尿次数过多，称为尿频。在临床上主要见于膀胱炎症或机械性的刺激（如膀胱结石），同时还伴有尿急、尿痛，三者统称膀胱刺激征。

2. 尿失禁 排尿失去意识控制，尿液不自主地流出的现象称为尿失禁。见于脊髓骶段以上的中枢部位受损伤，导致初级排尿中枢失去高级中枢的控制所致。

3. 尿潴留 膀胱内尿液充盈但不能自主排出称为尿潴留。尿潴留可发生于支配膀胱的盆神经或脊髓初级排尿中枢受损或功能障碍、尿道机械性梗阻（如前列腺肥大或肿瘤压迫尿道）等原因引起。

护理应用

导尿术（catheterization），常用于尿潴留，留尿作细菌培养，准确记录尿量，了解少尿或无尿原因，测定残余尿量、膀胱容量及膀胱测压，注入造影剂，膀胱冲洗，探测尿道有无狭窄及盆腔器官术前准备等。

膀胱高度膨胀且又极度衰弱的患者，首次放尿不应超过1000ml。

解释： 膀胱高度膨胀，一次放尿量不得超过1000ml，以防腹内压力突然降低，血液大量滞留在腹腔血管内，引起血压下降而虚脱。另外，膀胱内压突然降低，也可导致膀胱黏膜急剧充血而发生血尿。

小　结

本章主要介绍肾脏的泌尿功能，主要从尿生成的三个基本步骤为主线来阐述肾脏的泌尿功能，即血浆由肾小球的滤过形成原尿，再通过肾小管和集合管的重吸收及分泌生成终尿。同时还讨论了机体对肾脏功能的调节和肾脏在完成泌尿功能时，受到哪些因素的影响及与临床疾病的关系，为同学们学习后继课程奠定基础。肾小球的滤过是尿液生成的第一步，滤过的结构基础是滤过膜，促进滤过的动力是的肾小球滤过有效滤过压。肾小球滤过有效滤过压=肾小球毛细血管血压-（血浆胶体渗透压+囊内压）。衡量肾小球滤过功能的重要指标是肾小球滤过率和滤过分数。

肾小管和集合管的重吸收具有选择性，在各段肾小管中近端小管的重吸收作用最强。肾小管对葡萄糖、氨基酸、Na^+、K^+的重吸收是主动的，且葡萄糖只能在近端小管全部重吸收，对Cl^-（髓袢升支粗段为继发性主动重吸收）、水、HCO_3^-的重吸收是被动的。肾小管和集合管分泌的物质主要有H^+、NH_3和K^+。影响和调节肾小球滤过的因素有肾血流量的改变、肾小球有效滤过压的改变及滤过膜的改变。影响和调节肾小管和集合管重吸收与分泌功能的因素有小管液溶质浓度、抗利尿激素和醛固酮。抗利尿激素的主要生理作用是增加远曲小管和集合管对水的通透性，从而使水的重吸收增加，尿量减少。醛固酮有保Na^+排K^+和保Cl^-、保水的作用，使尿量减少。尿量的各项指标及理化特性，是反映肾功能的检测指标，尿常规是临床三大常规之一。

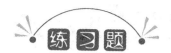

A₁型题

1. 肾功能的重要生理意义是
   A. 排泄代谢终产物　　B. 维持酸碱平衡　　C. 调节水、盐代谢
   D. 维持机体内环境相对稳定　　E. 产生生物活性物质
2. 肾小球滤过的动力是
   A. 全身动脉平均压　　B. 入球小动脉血压
   C. 入球小动脉血压与出球小动脉血压之差
   D. 血浆胶体渗透压与囊内压之差
   E. 有效滤过压
3. 肾小球有效滤过压等于
   A. 肾小球毛细血管血压+血浆胶体渗透压−囊内压
   B. 肾小球毛细血管血压−血浆胶体渗透压−囊内压
   C. 肾小球毛细血管血压+血浆胶体渗透压+囊内压
   D. 肾小球毛细血管血压−血浆晶体渗透压−囊内压
   E. 肾小球毛细血管血压−血浆晶体渗透压+囊内压
4. 肾小球滤过率是指
   A. 两侧肾脏每分钟生成的原尿量　　B. 两侧肾脏每昼夜生成的原尿量
   C. 一侧肾脏每分钟生成的原尿量　　D. 每个肾单位每分钟生成的原尿量
   E. 每分钟肾血浆流量与滤过量之比
5. 引起肾小球滤过率增加的是
   A. 血压升至200mmHg　　B. 入球小动脉收缩　　C. 肾血流量减少
   D. 血浆胶体渗透压升高　　E. 高血糖、血糖浓度达180mg/100ml

6. 滤过膜的主要滤过屏障是

    A. 肾小球毛细血管内皮细胞   B. 基膜   C. 肾小囊脏层上皮细胞

    D. 肾小囊壁层上皮细胞   E. 肾小球系膜细胞

7. 正常情况下不能通过滤过膜的物质是

    A. 葡萄糖   B. 氨基酸   C. 血浆蛋白

    D. 尿素   E. Na^+、K^+等电解质

8. 肾血流量能保持相对恒定的动脉血压波动范围是

    A. 60~120mmHg   B. 80~120mmHg   C. 100~150mmHg

    D. 60~180mmHg   E. 80~180mmHg

9. 球-管平衡是

    A. 近端小管重吸收率等于肾小球滤过率

    B. 肾小球的重吸收率为65%~70%

    C. 肾小球滤过率等于肾小管重吸收率

    D. 肾小球滤过率随肾小管吸收率而变化

    E. 近端小管对滤过液的重吸收率为65%~70%

10. 肾小管对葡萄糖的重吸收与下列哪种离子的主动转运有关

    A. Ca^{2+} B. Ng^{2+} C. Na^+ D. K^+ E. Cl^-

11. 与HCO_3^-的重吸收有密切关系的是小管上皮细胞管腔膜上的

    A. Na^+–H^+交换   B. K^+–H^+交换   C. Na^+–K^+交换

    D. NH_3–H^+交换   E. NH_3–Na^+交换

12. 给兔静脉注射50%葡萄糖5ml后，尿量增多的主要原因是

    A. 血浆晶体渗透压增高   B. 小管液溶质浓度增加

    C. 肾小球毛细血管血压增高   D. 血容量增多

    E. 血浆胶体渗透压降低

13. 关于H^+分泌的叙述错误的是

    A. 近端小管通过Na^+–H^+交换分泌

    B. 远曲小管和集合管也可分泌

    C. 顺电化学梯度进行

    D. 与HCO_3^-的重吸收有关

    E. 与NH_3分泌有关

14. 可分泌肾素的结构是肾的

    A. 感受器细胞   B. 球旁细胞   C. 系膜细胞

    D. 致密斑   E. 间质细胞

15. 交感神经兴奋时，少尿的主要原因是

    A. 血浆胶体渗透压升高   B. 血浆晶体渗透压升高

    C. 滤过膜通透性降低   D. 肾血流量减少   E. 醛固酮分泌减少

16. 大量出汗时尿量减少，主要是由于
    A. 血浆晶体渗透压升高，引起抗利尿激素分泌
    B. 血浆晶体渗透压降低，引起抗利尿激素分泌
    C. 交感神经兴奋，引起抗利尿激素分泌
    D. 血容量减少，导致肾小球滤过减少
    E. 血浆胶体渗透压升高，导致肾小球滤过减少

17. 醛固酮的保Na^+排K^+作用部位是
    A. 远曲小管和集合管　　　　　B. 集合管　　　　　C. 近曲小管和集合管
    D. 髓袢粗段　　　　　　　　　E. 髓袢细段

18. 可促进醛固酮的分泌增多的因素是
    A. 血Ca^{2+}浓度降低　　　　B. 循环血量增多　　　　C. 血Na^+浓度增高
    D. 血K^+浓度增高　　　　　　E. 血糖浓度增高

19. 关于远曲小管和集合管中的物质转运的叙述错误的是
    A. 水的重吸收主要受血管升压素调节
    B. Na^+和K^+的转运主要受醛固酮调节
    C. H^+的分泌是一个逆电化学梯度进行的主动转运过程
    D. NH_3的分泌与H^+的分泌密切相关
    E. NH_3的分泌与H^+的分泌无关

20. 对于尿量的叙述，错误的是
    A. 正常人每昼夜排出尿量约1~2 L
    B. 每昼夜尿量长期超过2.5 L为多尿
    C. 每昼夜尿量持续在0.1~0.5L间为少尿
    D. 每昼夜尿量少于0.1 L为无尿
    E. 尿量与摄入水量无关

21. 腰骶部脊髓或盆神经损伤时表现为
    A. 尿失禁　　　　　　　　　　B. 尿潴留　　　　　　　C. 多尿
    D. 少尿　　　　　　　　　　　E. 无尿

B型题

    A. 抗利尿激素　　　　　　　　B. 血管紧张素Ⅰ　　　　C. 血管紧张素Ⅲ
    D. 肾上腺素　　　　　　　　　E. 醛固酮

22. 调节远曲小管集合管对水重吸收的主要因素

23. 调节远曲小管和集合管对Na^+重吸收的主要因素是

24. 可刺激醛固酮分泌的主要因素是

    A. 水利尿　　　　　　　　　　B. 渗透性利尿　　　　　C. 尿失禁
    D. 尿潴留　　　　　　　　　　E. 尿崩症

25. 一次饮用大量清水导致尿量增多称

26. 下丘脑视上核受损引起

27. 静脉滴注甘露醇引起

    A. 肾小球毛细血管血压降低   B. 囊内压升高

    C. 血浆胶体渗透压降低   D. 血浆晶体渗透压降低

    E. 肾小管内溶质浓度增加

28. 结石堵塞输尿管引起尿量减少的机制是

29. 低血压休克时尿量减少的机制是

30. 肝、肾严重病变时尿量增加的主要机制是

（咸国红）

要点导航

◎ **学习要点**

　　眼的三种调节方式，三种屈光不正的特点，眼的感光换能功能，声波传入内耳的途径，耳蜗的感音功能，前庭器官的功能。

◎ **技能要点**

　　学会检查瞳孔反射，视敏度测定，视野测定，色盲检查的方法。

第一节　概　　述

一、感受器与感觉器官

　　感受器（receptor）是指分布于体表或体内的专门感受机体内、外环境变化的结构或装置。为了更好地完成感觉功能，有些感受器还需有一些附属结构，这构成了复杂的感觉器官（sense organ），如眼、耳、前庭器官等。

二、感受器的一般生理特性

（一）感受器的适宜刺激

　　各种感受器都有其最敏感、最易接受的刺激形式，这种刺激就是该感受器的适宜刺激（adequate stimulus）。如视网膜中感光细胞的适宜刺激是一定波长（380~760nm）的光波。

（二）感受器的换能作用

　　感受器能将它们所接受的各种能量形式的刺激如电能、光能等，转换为生物电能，最终以神经冲动的形式传入中枢，这种能量转换称为感受器的换能作用（transducer function）。

（三）感受器的编码功能

　　感受器在感受刺激的过程中，不仅发生了能量的转换，而且把刺激所包含的信息也编入动作电位中，起到信息转移的作用，这就是感受器的编码（coding）功能。例如，正常人不但能听到声音，还能辨别钢琴和喇叭的声音。

（四）感受器的适应现象

当某一强度恒定的刺激，持续作用于一感受器时，传入神经上产生动作电位的频率会逐渐降低，这一现象称为感受器的适应（adaptation）现象。各种感受器适应的快慢有很大差别，有的感受器适应快，如触觉、嗅觉感受器，有利于机体不断接受新的刺激；有的感受器适应慢，如痛觉感受器等，有利于机体对某些生理功能进行检测。

第二节　视觉器官

患者，男，21岁。在黄昏后或白天处于光线昏暗的地方视物不清。实验室检查：显示缺乏维生素A，视紫红质合成不足。诊断为夜盲症。

请说明夜盲症的主要发病机制。

视觉器官也称眼（eye），包括折光系统和感光系统两部分。外界物体发出的光，经眼的折光系统折射后，刺激视网膜上的感光系统，将光能转变为生物电能，沿视神经传入视觉中枢，经分析整合，产生视觉（vision）。研究表明，人脑获得的外界信息中，有70%以上来自于视觉。

一、眼的折光功能

（一）眼的折光系统、折光成像和简化眼

眼的折光系统包括角膜、房水、晶状体和玻璃体。眼的折光成像原理与凸透镜折光成像原理相似，但复杂的多。为了研究方便，通常用简化眼（reduced eye）来说明折光系统的成像功能。

简化眼（图9-1）由一个前后径为20mm的单球面折光体构成，其折射率为1.333，球面的曲率半径为5mm，即节点n在球形界面后方5mm的位置，外界光线进入眼球时只折射一次。这个模型与生理安静状态下的人眼一样，正好能使6m以外的平行光线聚焦在视网膜上，形成一个清晰的物象。

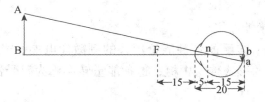

图9-1　简化眼及其成像情况（单位：mm）

n为节点，AnB和anb是相似三角形，如果物距已知，就可以由物体（AB）的大小计算出物象（ab）的大小，也可算出两三角形对顶角（即视角）的大小

（二）眼的调节

当看6m内的近物时，眼会进行适当的调节。眼的调节（visual accommodation）包括晶状体的调节，瞳孔的调节和双眼会聚。

1. 晶状体的调节 晶状体呈双凸透镜形，富有弹性，其周边部借睫状小带与睫状体相连。睫状体内有睫状肌。晶状体的凸度可随睫状肌的舒缩而改变。

正常人眼在安静时，晶状体处于扁平状态，此时看6m外的远物时，从物体上发出的所有进入人眼的光线可认为是平行光线，经折射后正好成像在视网膜上，不需要调节即可看清远物。当看近物时，近物的光线呈辐射状，若眼仍处于安静状态，物像将落在视网膜的后方，造成视物不清，但此时会反射性的引起副交感纤维兴奋，使睫状肌收缩，睫状小带松弛，晶状体靠自身的弹性使凸度加大，折光能力增强，物像前移，正好落在视网膜上。物体距眼睛越近，入眼光线的辐散程度越大，需要晶状体作的调节也就越大。可见，人眼看近物时的调节能力，主要取决于晶状体的调节。晶状体的调节能力可用近点来表示，近点（near point）是指人眼能看清物体的最近距离，近点越近，表示晶状体的调节能力越强。随着年龄的增长，晶状体的弹性减弱，眼的调节能力降低，这种现象称为老视（presbyopia），俗称老花眼。如10岁儿童的近点平均水平为8.3cm，60岁时可增大到80cm以上。

2. 瞳孔的调节 在生理状态下，有两种情况可改变瞳孔的大小：一种是当视近物时，可反射性的引起双侧瞳孔缩小，称为瞳孔近反射或瞳孔调节反射。其意义是调节入眼的光量及减少折光系统的球面像差和色差，使成像清晰。另一种是当环境较亮时瞳孔缩小，当环境变暗时瞳孔散大，这种瞳孔的大小随光线强弱而改变的反应称为瞳孔对光反射。瞳孔对光反射是双侧性的。其意义是控制入眼光量。瞳孔对光反射的中枢在中脑，临床上常把它作为判断神经系统病变的部位及病情危重程度的重要指标。

3. 双眼会聚 当双眼注视一个由远移近的物体时，两眼视轴同时向鼻侧会聚的现象，称为双眼会聚。其意义是，当看近物时，避免复视。

（三）折光异常

若眼的折光能力异常或眼球的形态异常，使平行光线不能成像在视网膜上，称折光异常也称屈光不正。折光异常包括近视、远视和散光（图9-2）。

1. 近视 近视（myopia）是由于眼球前后径过长或折光能力过强，物体成像于视网膜之前。表现为视远物不清。可配凹透镜矫正。

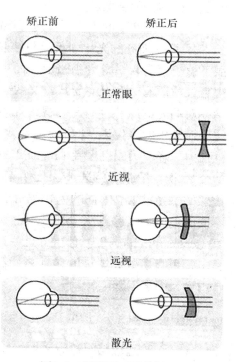

图9-2 屈光不正及其矫正

2. 远视 远视（hyperopia）由于眼球前后径过短或折光力过弱，物体成像于视网膜后方。其特点是不论看远看近都需要进行调节，故易出现视疲劳，可配凸透镜矫正。

3. 散光 散光（astigmatism）由于角膜表面各方向上的曲率半径不同，这就使入眼的平行光线不能在视网膜上形成焦点，导致视物不清或变形。可用柱透镜矫正。

二、眼的感光换能功能

外界光线，经过折光系统在视网膜上形成物像。但这只是物理范畴的像，它只有被视网膜上的感光细胞感受，并被转换为神经冲动，传入视觉中枢，才能形成主观意识上的"像"。

（一）视网膜的结构特点

视网膜从外向内由色素上皮、感光细胞、双极细胞和神经节细胞4层结构组成。其中神经节细胞的轴突在视网膜内表面聚成视神经，并穿过视网膜，此处称为视神经乳头。

（二）视网膜的感光功能

视网膜感光细胞有视锥细胞和视杆细胞。

1. 视锥细胞 主要分布在视网膜中央部，其光敏感度低，只接受强光刺激，能分辨颜色，视物精确度高。

2. 视杆细胞 分布于视网膜周边部，光敏感度高，能感受弱光刺激，但不能分辨颜色，视物精确度低。

（三）视网膜的光化学反应与换能

1. 视杆细胞的光化学反应与换能 视杆细胞所含的感光色素是视紫红质，它在光照下被分解为视黄醛和视蛋白，而在暗处又重新合成视紫红质。实际上暗处视物时，视紫红质既有分解又有合成。光线越暗，合成越大于分解，合成的视紫红质越多，视网膜对弱光的敏感度越高。视紫红质在分解和再合成的过程中，部分视黄醛被消耗，需要血液中的维生素A来补充。若缺乏维生素A，可使视紫红质合成障碍，导致人在暗处视力下降而形成夜盲症（night blindness）。

2. 视锥细胞与色觉 在视网膜上有3种视锥细胞，分别含有对红、绿、蓝3种色光敏感的感光色素。不同的色光作用于视网膜时，使3种视锥细胞按不同比例兴奋，产生不同的色觉。某些人由于视网膜上缺乏某种视锥细胞，不能辨别相应的颜色，称为色盲（color blindness）。色盲分全色盲和部分色盲。临床上常见的是红绿色盲（部分色盲），色盲多数和遗传因素有关。若对某种颜色的识别能力比正常人差，称为色弱，常由后天因素引起。

三、与视觉有关的几个现象

（一）暗适应与明适应

人从亮处进入暗处，最初看不清物体，经过一段时间，逐渐能看清暗处的物体，称为暗适应（dark adaptation）。反之，从暗处进入强光下，最初感到耀眼的光亮，不能视物，待片刻后才能恢复视力，称为明适应（light adaptation）。

明适应主要由于视紫红质在强光下迅速分解，产生耀眼光感，当视杆细胞中的视紫红质减少后，视锥细胞承担起亮处的感光任务。而暗适应是由于在亮处时，视杆细胞内的视紫红质大量分解，剩余量少，待到暗处视紫红质再合成，量相应增多时，暗视觉逐步恢复。

（二）视力

视力，也称视敏度（visual acuity），是指眼对物体细微结构的分辨能力，即分辨物体上两点间最小距离的能力。可用视角表示。视角是指物体上两点发出的光入眼后在节点相交时形成的夹角。视角越小，表示视力越好。

（三）视野

单眼固定注视正前方一点时，该眼能看到的空间范围称为视野（visual field）。受面部结构影响，鼻侧和上侧视野较小，颞侧和下侧视野较大。不同色光测得的视野大小依次为：白色>黄色>蓝色>红色>绿色。临床上检查视野可帮助诊断视网膜的某些病变及神经系统疾病。

第三节 听觉器官

听觉的感觉器官是耳（ear）。物体振动时发出的声波，通过外耳、中耳、传至内耳，经内耳的感音换能作用，产生神经冲动，传至听觉中枢，产生听觉。

一、外耳与中耳的传音功能

（一）外耳的作用

外耳由耳廓、外耳道和鼓膜组成。耳廓收集声波，还可帮助判断声源的方向。外耳道是声波传导的通道。鼓膜是一个漏斗形的薄膜，能将声波如实地传向内耳。

（二）中耳的作用

中耳由听骨链、鼓室和咽鼓管等组成，它们在声波传导过程中起重要的作用。听骨链由锤骨、砧骨、镫骨依次连接而成，构成一个固定角度的杠杆系统。声波由鼓膜经听骨链传至内耳前庭窗时，震动的压强增大，而振幅减小。这样既可提高传音效率，又可避免造成内耳的损伤。咽鼓管的主要功能是调节鼓室内的压力，使之与外界大气压保持平衡。

（三）声波传入内耳的途径

1. 气传导 声波经外耳道引起鼓膜振动，再经听骨链和前庭窗传入内耳，这种方式称气传导（air conduction）。这是声波传导的主要途径。此外，鼓膜的振动也可引起鼓室内空气振动，再

 知识链接

耳聋可根据发生部位与性质的不同，分为三类。①传导性聋：因外耳或中耳病变导致的听力障碍。②感音神经性聋：因内耳、听神经或听觉中枢病变引起的听力障碍。③混合性聋：前两者皆有。

经蜗窗传入耳蜗，但这种气传导在一般情况下并不重要。

2. 骨传导 声波直接引起颅骨振动，从而引起耳蜗内淋巴的振动，这种传导方式称为骨传导（bone conduction）。正常情况下，骨传导在听觉中起的作用很小。

二、内耳耳蜗的感音功能

内耳包括耳蜗和前庭器官两部分。其中，耳蜗与听觉有关，它的作用是把传入的机械振动转变为神经纤维的神经冲动。

（一）耳蜗的感音功能

声波感受器称螺旋器，又称柯蒂（Corti）器，位于蜗管的基底膜上，由毛细胞、支持细胞等组成。

声波从前庭窗传入耳蜗，通过内、外淋巴的振动引起基底膜振动，从而引起螺旋器振动，使毛细胞受刺激而发生电位改变。该电位激发毛细胞底部的神经末梢产生动作电位，此动作电位传入大脑，引起听觉。

（二）耳蜗对声音的初步分析

根据行波理论，基底膜上的振动是以行波方式进行的：振动的频率越低，传播越远，最大行波振幅出现的部位越靠近基底膜蜗顶处，且最大振幅出现后，行波很快消失；反之，频率越高，振动越局限在基底膜底部（图9-3）。

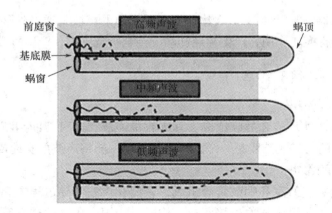

前庭窗　高频声波　蜗顶
基底膜
蜗窗
中频声波
低频声波

图9-3　基底膜对声波频率共振范围示意图

直通护考

患者，男，20岁，外伤致颞骨骨折累及中耳，音叉试验：气传导听力时间小于骨传导听力时间，提示可能为

A. 感音性聋　　B. 传导性聋　　C. 混合性聋　　D. 神经性聋

答案：B

解析： 外伤致颞骨骨折累及中耳，中耳在声音的传导中起重要作用。

第四节　前庭器官

前庭器官由内耳的前庭和半规管组成，它们在维持身体平衡中起重要作用。

一、前庭的功能

前庭包括椭圆囊和球囊，两囊内分别有椭圆囊斑和球囊斑，内有毛细胞。它们的作用是感受头部空间位置和直线变速运动。当人体头部位置改变或作直线变速运动时，会引起内淋巴振动，刺激毛细胞，使之兴奋，神经冲动经前庭神经传入中枢，产生头部空间位置或直线变速运动的感觉，同时引起姿势反射，以维持身体平衡。

二、半规管的功能

在人的两侧内耳中，各有三条互相垂直的半规管。每条半规管一端有一膨大的壶腹，内有壶腹嵴，壶腹嵴内也有毛细胞。

壶腹嵴是旋转变速运动的感受器。当身体做旋转变速运动时，由于惯性作用内淋巴会滞后或超前于半规管的运动，使毛细胞兴奋，此信息经前庭神经传入中枢，产生不同的旋转变速运动的感觉，并引起姿势反射以维持身体平衡。

三、前庭反应

当前庭器官受刺激兴奋时，除了引起位置觉和运动觉外，还能引起各种姿势反射和自主神经功能的改变，这种现象称为前庭反应。如前庭器官受到过强或过长时间的刺激，常会引起恶心、呕吐、眩晕、皮肤苍白等症状，称为前庭自主神经反应，如晕船、晕车等。

第五节　其他感觉器官

人类的感觉器官，除上面提到的以外，还有鼻、舌、皮肤等，这里我们只简单讨论下嗅觉和味觉器官。

一、嗅觉器官

人的嗅觉器官是鼻，嗅觉感受器是嗅细胞。嗅觉的适宜刺激是空气中有气味的可挥发性化学物质。这些物质进入鼻腔，刺激嗅细胞，产生动作电位，传入嗅觉中枢，引起嗅觉。

二、味觉器官

人的味觉器官是舌，味觉感受器是味蕾。味觉的适宜刺激是一些溶于水的化学物质。

舌能辨别的基本的味道有酸、甜、苦、咸四种。人舌表面的不同部位对不同味道刺激的敏感程度不一样，一般是舌尖部对甜味比较敏感，舌两侧对酸味比较敏感，而舌两侧前部对咸味较敏感，舌根部对苦味比较敏感。

小　　结

感受机体内外环境变化的特殊结构，称为感受器。感受器加上一些附属结构，称为感觉器官。感受器的一般生理特征是适宜刺激、换能作用、适应现象和编码作用。视觉器官（眼）包括折光系统和感光系统。折光系统包括角膜、房水、晶状体、玻璃体。折光系统把物像聚焦在视网膜上。视近物时，眼的调节包括晶状体调节、瞳孔反射和双眼会聚三方面。折光异常包括近视、远视和散光。感光系统包括视锥细胞和视杆细胞，能把物像刺激转换为神经冲动，经视神经传入到中枢，产生视觉。耳既是听觉器官，又是前庭器官。声波传入内耳的途径有气传导和骨传导两种。耳蜗内螺旋器是听觉感受器。前庭内的椭圆囊斑和球囊斑及半规管中的壶腹嵴是位置觉感受器。人的嗅觉器官是鼻，味觉器官是舌。

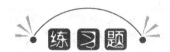

A₁型题

1. 瞳孔对光反射中枢位于（　　　）

　　A. 脑桥　　　　　B. 延髓　　　　　C. 中脑　　　　　D. 小脑　　　　　E. 间脑

2. 某儿童在游乐园坐旋转椅游玩时，突然出现恶心、呕吐、眩晕、皮肤苍白等现象，分析最可能的原因是产生了（　　　）

　　A. 低血压　　　B. 低血糖　　　　C. 脑缺血　　　　D. 低血钙

　　E. 前庭自主神经性反应

3. 飞机下降时，嘱咐乘客作吞咽动作，其生理意义在于调节下列哪项与大气压力之间取得平衡

　　A. 内耳　　　　B. 鼻咽部　　　　C. 鼓室　　　　　D. 前庭阶　　　E. 鼓阶

B型题

　　A. 正视眼　　B. 近视眼　　　C. 远视眼　　　D. 老视眼　　　E. 散光眼

4. 因眼球前后径过长而导致眼的折光能力异常，称为（　　　）

5. 因晶状体弹性减弱，视近物时调节能力下降，称为（　　　）

6. 因角膜球面不同方向的曲率不同所造成的视物不清，称为（　　　）

　　A. 感音性耳聋　　　　　　　B. 传音性耳聋　　　　　　　　C. 中枢性耳聋

　　D. 高频听力受损　　　　　　E. 低频听力受损

7. 鼓膜穿孔可导致（　　　）

8. 听骨链破坏可导致（　　　）

9. 耳蜗底部病变可导致（　　　）

10. 听神经传导阻滞可导致（　　　）

（徐晓霞）

第十章　神经系统

要点导航

◎ **学习要点**

突触的概念及突触传递过程；内脏痛的特点；牵涉痛的概念及常见内脏疾病牵涉痛的部位；大脑皮质运动区部位及其对运动调节的特点；自主神经的主要功能及生理意义；自主神经递质和受体。中枢兴奋传递的特征；特异性投射系统和非特异性投射系统的功能；体表感觉区部位及其投射规律；牵张反射的概念及类型；脑干网状结构易化区与抑制区对肌紧张的调节。神经纤维传导兴奋的特征；小脑的功能；内脏活动的中枢调节；脑电活动及觉醒与睡眠；脑的高级功能。

◎ **技能要点**

学会腱反射评估的方法。

神经系统是人体结构和功能最复杂的系统，由中枢神经系统和周围神经系统两个部分组成。神经系统不仅可以调节人体其他系统的活动，使之相互协调成为有机的整体，还可以使人体更好地适应内外环境的变化，维持生命活动的正常进行，因而神经系统在人体功能活动调节中起主导作用。人类的大脑皮质在生产劳动、语言交流和社会生活中，发生了质的飞跃，产生了分析语言的中枢，为语言、思维、学习、记忆等高级功能活动提供了所需的物质基础。使人类不仅能被动适应环境的变化，而且能主动地认识和改造世界，使自然界为人类服务。

第一节　神经元与神经胶质细胞

一、神经元

神经元（neuron）又称神经细胞（nerve cell），是神经系统的基本结构和功能单位（图10-1）。人类中枢神经系统中约含100多亿个神经元。具有感受刺激和传导神经冲动的功能。

（一）神经元的结构

神经元由胞体和突起两部分组成。胞体形态多样，如呈圆形、梭形等，直径约

3~15μm，胞体细微结构有细胞膜、细胞质、细胞核、细胞器、尼氏体、神经元纤维。突起分为树突和轴突。树突较短，可反复分支、数量多，具有接受信息的功能；轴突通常只有一条，可发出侧支，直径0.2~20μm，长度可达1m，具有传导信息的功能。

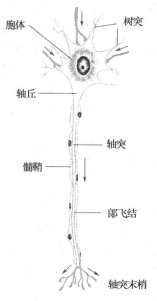

图10-1　神经元模式图

（二）神经元的分类

1. 功能分类　感觉神经元（sensory neuron）将信息传向中枢；运动神经元（motor neuron）将信息从中枢传至效应器；联络神经元（association neuron）位于感觉、运动神经元之间，分布于中枢神经系统。

2. 突起数量分类　假单极神经元（pseudounipolar neuron）神经元胞体开始只发出一个突起，很快该突起分为两支，一支到达感受器，另一支进入脑或脊髓。双极神经元（bipolar neuron）神经元胞体发出两个突起，一个达感受器，另一个进入脑或脊髓。多极神经元（multipolar neuron）具有多个树突和一个轴突。

3. 神经递质分类　胆碱能神经元、单胺能神经元、氨基酸能神经元、肽能神经元。

（三）神经纤维

轴突被神经内膜及髓鞘包裹而形成的结构称为神经纤维（nerve fibers）。既有神经内膜又有髓鞘包裹的神经纤维称为有髓神经纤维；仅有神经内膜包裹的神经纤维称为无髓神经纤维；相邻两髓鞘间的部位称郎飞结。周围神经纤维的髓鞘由施万细胞构成，而中枢神经系统内神经纤维的髓鞘由少突胶质细胞构成。

1. 功能　神经纤维的基本功能是传导神经冲动（nerve impulse）。神经冲动是指神经纤维上传导的兴奋或动作电位。

2. 神经纤维传导兴奋的特征

（1）生理完整性　神经纤维组织结构和生理功能的完整性是其传导兴奋的必要条件，若神经纤维受损伤、低温及药物的影响，均可导致兴奋传导障碍。

（2）双向性　神经纤维任一点受到足够强度的刺激时，受刺激的点产生的兴奋可同时向神经纤维两端传导。

（3）绝缘性　大量神经纤维聚积成束共同组成神经干，神经干内各条神经纤维同时传导的兴奋之间基本上不会相互干扰。绝缘性的产生与局部电流在细胞外液中发生短路有关。

（4）相对不疲劳性　实验中，将高频率的有效电刺激连续作用于神经纤维，在9~12h内神经纤维始终保持传导兴奋的能力，与突触相比表现为不易发生疲劳。

3. 神经纤维传导兴奋的速度　哺乳动物神经纤维传导兴奋的速度在0.3~120m/s之间。神经纤维传导兴奋的速度与以下因素有关。

（1）直径　一般神经纤维直径越大，传导兴奋速度越快；神经纤维总直径与轴索直径之比为5/3时，传导兴奋速度最快。

（2）结构　因兴奋能在郎飞结间呈跳跃式传导，有髓神经纤维传导兴奋的速度较无髓神经纤维传导快；髓鞘越厚传导速度越快。

（3）温度　在一定范围内，温度越高传导速度越快。

（4）种类　运动神经纤维传导速度较感觉神经纤维慢。

（5）物种　高等动物神经传导兴奋的速度较低等动物快。

 知识链接

◎ **局部麻醉** ◎

局部麻醉是指将局部麻醉药注射到神经末梢、神经干、神经丛或神经根周围，药物阻断钠通道，从而阻断钠离子内流，可暂时性、可逆性阻断神经冲动的产生和传导，在意识清醒的状态下，使局部痛觉暂时消失。根据给药方法的不同将其分为表面麻醉、浸润麻醉、传导麻醉及椎管内麻醉（蛛网膜下隙麻醉、硬膜外隙麻醉、骶管麻醉）。

二、神经胶质细胞

神经胶质细胞（glial cell）又称神经胶质（neuroglia）。其数量是神经元的10~50倍。

1. 分类　神经胶质细胞可分为两类：①大胶质细胞（macroglia），主要包括星形胶质细胞、施万细胞、少突胶质细胞和室管膜细胞；②小胶质细胞（microglia），是神经系统中的巨噬细胞。

2. 功能　神经胶质细胞对神经元具有支持、营养、保护、修复及调节神经系统活动的功能。

第二节　神经元间的信息传递

中枢神经系统内存在着大量功能各异的神经元，神经元与神经元之间存在着复杂而特殊的联系，但它们之间并没有原生质相连，而只是彼此靠近而发生接触，并经接触部位实现信息传递。通常把神经元之间相互接触并传递信息的部位所形成的特殊结构称为突触（synapse）。神经元间的信息传递主要靠突触传递而实现的。信息传递方式有经典突触传递、非突触性化学传递及电突触传递。

一、经典突触传递

（一）经典突触的分类

根据突触发生部位不同，将突触分为3类：①轴-体突触；②轴-树突触；③轴-轴突触（图10-2）。按突触性质不同，可分为兴奋性突触和抑制性突触两类。

（二）经典突触的基本结构

经典突触由突触前膜（presynaptic membrane）、突触间隙和突触后膜（postsynaptic membrane）三部分组成（图10-3）。一个神经元轴突末梢分支末端膨大呈球状，称为突触小体。突触小体内有许多囊泡，囊泡内贮存有高浓度的神经递质，递质的类型与突触的性质有关。突触小体面对突触后神经元的细胞膜称为突触前膜。与突触前膜相对应的突触后神经元细胞膜称为突触后膜。突触后膜上分布有能与突触前膜释放的相应递质发生特异性结合的受体。突触前膜和突触后膜之间约有20~40nm的间隙称为突触间隙。

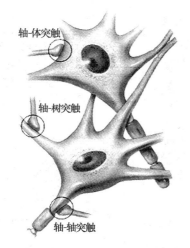

图10-2　经典突触分类示意图

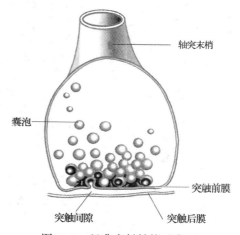

图10-3　经典突触结构示意图

（三）经典突触传递的过程

突触前神经元的信息，通过突触传递给突触后神经元的过程称为经典突触传递，通常称为突触传递或化学性突触传递。经典突触传递包括电-化学-电3个环节。突触前神经元兴奋时，兴奋很快传导至轴突末梢及突触小体，使突触前膜发生去极化，去极化达一定水平时，突触前膜上的Ca^{2+}通道开放，膜外的Ca^{2+}进入突触小体内，促使囊泡向突触前膜移动，囊泡膜与突触前膜接触、融合、破裂，以出胞作用释放兴奋性或抑制性神经递质，经突触间隙扩散抵达突触后膜，并与突触后膜上特异性受体结合，突触后膜上离子通道开放，提高突触后膜对某些离子通透性。由于离子的跨膜流动，使突触后膜发生去极化或超极化，从而产生兴奋性突触后电位（excitatory postsynaptic potential，EPSP）或抑制性突触后电位（inhibitory postsynaptic potential，IPSP），进而引起突触后神经元兴奋或抑制。兴奋性突触后电位与抑制性突触后电位比较（表10-1）。

1. 兴奋性突触后电位　兴奋性神经递质与突触后膜上特异性受体结合后，提高了突触后膜对Na^+、K^+的通透性，特别是对Na^+的通透性，Na^+扩散入突触后神经元，突触后膜发生去极化，这种电位变化称为兴奋性突触后电位。兴奋性突触后电位是局部电位，多个兴奋性突触后电位总和达阈电位水平时，突触后神经元产生兴奋即在轴突起始部产生动作电位，兴奋可传导至整个神经元；若兴奋性突触后电位总和未达到阈电位水平，突触后神经元不产生动作电位，此时，膜电位与阈电位距离减小，突触后神经元兴奋性增高，更容易产生兴奋。

2. 抑制性突触后电位　抑制性神经递质与突触后膜上特异性受体结合后，提高了突触后膜对Cl^-、K^+的通透性，特别是对Cl^-的通透性，Cl^-扩散入突触后神经元，突触后膜发生超极化，这种电位变化称为抑制性突触后电位。抑制性突触后电位亦是局部电位，能使突触后神经元膜电位与阈电位距离增大，突触后神经元兴奋性降低而出现抑制。

表10-1　EPSP与IPSP比较

特点	兴奋性突触	抑制性突触
突触前神经元	兴奋性神经元	抑制性神经元
神经递质	兴奋性递质	抑制性递质
离子基础	Na^+内流（主要）、K^+外流	Cl^-内流（主要）、K^+外流
突触后膜电位	去极化	超极化
突触后神经元	兴奋或兴奋性增高	兴奋性降低

二、非突触性化学传递

在中枢神经系统中，除经典突触传递外，还有非突触性化学传递。如中枢神经系统内单胺类神经纤维末梢有许多分支，在分支上有大量结节状曲张体，其内含大量突触小泡，小泡内有高浓度的神经递质。当神经冲动抵达曲张体时，递质从曲张体释放出来，通过扩散到达突触后神经元，与相应受体结合，使突触后神经元活动发生改变。

三、电突触传递

电突触传递的结构基础是缝隙连接。由于缝隙连接处电阻低，局部电流和兴奋性突触后电位可以电紧张扩布形式从一个神经元传递到另一个神经元。电突触传递具有双向性、速度快的特点。

第三节　反射的一般规律

反射是神经调节的基本方式。反射的结构基础和基本单位是反射弧。反射弧五个组成部分中，反射中枢最为复杂。虽然每个反射各有特点，但不同的反射活动又具有共同的规律。本节重点介绍中枢神经系统反射活动的一般规律。

一、中枢神经元的联系方式

中枢神经元间存在着复杂的联系，主要的联系方式有单线式联系、辐散式联系、聚合式联系、链锁式联系、环式联系等几种（图10-4）。

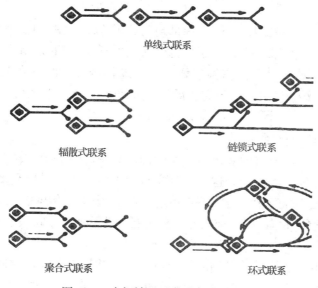

单线式联系

辐散式联系　　　　　　　链锁式联系

聚合式联系　　　　　　　环式联系

图10-4　中枢神经元联系方式示意图

1. 单线式联系　指一个神经元轴突末梢仅与另一个神经元发生突触联系。

2. 辐散式联系　指一个神经元轴突经过分支与多个神经元建立突触联系辐散式联系，这种联系能使一个神经元的兴奋引起多个神经元同时兴奋或抑制。该联系方式多存在于感觉传导途径上。

3. 聚合式联系　指多个神经元的轴突末梢与同一个神经元建立突触联系聚合式联系，这种联系能使多个神经元的作用集中到同一神经元，从而发生总和或整合作用。该联系方式多存在于运动传导途径上。

4. 环式联系　辐散式联系与聚合式联系同时存在时形成链锁式联系或环式联系。兴奋通过链锁式联系时要在空间上扩大作用范围；环式联系是指一个神经元经过轴突侧支与中间神经发生突触联系，中间神经元反过来再与该神经元发生突触联系，构成闭合环路。如果中间神经元是兴奋性神经元，兴奋通过环式联系传递时能使兴奋效应增强即产生正反馈效应；如果中间神经元是抑制性神经元，兴奋通过环式联系传递时能使兴奋效应及时终止即产生负反馈效应。

二、中枢兴奋传布的特征

（一）单向传递

兴奋通过突触传递时，只能由突触前神经元向突触后神经元传递，这是由突触结构特点所决定的。因为神经递质是由突触前膜释放的，受体分布在突触后膜。这种定向传递保证了神经系统活动有规律地进行。

（二）突触延搁

突触传递必须经历递质的释放、扩散以及对突触后膜相应受体的作用等环节，因此兴奋通过突触耗时较长现象，称为突触延搁，又称中枢延搁。

（三）总和

突触后膜产生EPSP或IPSP均为局部电位，可以产生总和。例如一个兴奋性突触传递的单一神经冲动，一般不能引起突触后神经元产生兴奋；当一个兴奋性突触连续传递神经冲动或多个兴奋性突触同时传递神经冲动时，突触后膜上产生多个EPSP，EPSP可以产生总和，引起突触后神经元产生兴奋。总和可分为时间总和与空间总和。

（四）兴奋节律的改变

在反射活动中，传入神经和传出神经的冲动频率并不一致，说明兴奋通过神经中枢后，其兴奋节律发生了改变。这是因为突触后神经元常同时接受多个突触前神经元的信息传递，突触后神经元自身状态也可能不同。因此，传出神经兴奋的节律不但取决于传入神经冲动的节律，还与神经元本身功能状态及神经元间联系方式有关。

（五）后放

在反射活动中，当传入神经刺激停止后，传出神经仍继续发放冲动，并持续一段时间，这种现象称为后放。环状联系是后放的结构基础，传入冲动经环式联系反复传递反馈，使传出冲动的发放时间延长。

（六）对内环境变化敏感和易疲劳性

反射中枢活动中，突触最易受内环境变化的影响，缺O_2、CO_2、麻醉剂以及其他药物等均可作用于突触传递的某些环节，改变突触传递的能力。同时，突触也是反射弧中最易疲劳的环节，出现这种疲劳与递质耗竭有关。

三、中枢抑制

中枢抑制是中枢神经系统内反射活动表现形式之一，它可发生在突触前，也可发生在突触后。根据抑制现象发生部位的不同，将中枢抑制分为突触前抑制和突触后抑制两类。

（一）突触前抑制

通过改变突触前膜的活动而使突触后神经元产生抑制，称为突触前抑制。其结构基础是轴-轴突触。突触前抑制广泛存在于中枢神经系统中，多见于感觉传入途径内，对感觉传入活动起调节作用。

（二）突触后抑制

通过突触后膜产生抑制性突触后电位而发生的抑制。需要通过抑制性中间神经元来发挥作用。兴奋性神经元必须先兴奋抑制性中间神经元，由后者释放抑制性递质，引起突触后膜产生抑制性突触后电位，突触后神经元产生抑制。根据抑制性中间神经元联系方式，将突触后抑制分为传入侧支性抑制和返回性抑制。突触前抑制和突触后抑制两者区别（表10-2）。

表10-2　突触前抑制和突触后抑制比较

项　　目	突触前抑制	突触后抑制
性　　质	去极化抑制	超极化抑制
突触前神经元	兴奋性神经元	抑制性神经元
突触联系方式	轴-轴式突触	轴-树突触或轴-体突触
递质释放	兴奋性递质释放减少	释放抑制性递质
突触后电位变化	产生EPSP，但幅度减小	产生IPSP
生理意义	参与感觉调节	参与运动调节

第四节　感觉的形成

　　患者，女性，56岁，左上肢发作性麻木半年，初从左手拇指开始，后扩散至整个上肢，体查：生命体征无异常，左上肢痛觉、温度觉减退，腱反射正常，无本体感觉障碍，余未见明显异常。

　　问题1：其病变部位中央前回还是中央后回？

　　问题2：其病变部位在左侧还是右侧？

　　感觉是人体的重要生理功能之一，其形成依赖于感受器及相应感觉传导通路及感觉中枢共同协调作用。各种感受器感受内、外环境变化的刺激时，将刺激转变为传入神经冲动，神经冲动沿相应传导通路抵达感觉中枢，经整合后形成相应的感觉，同时产生相应的反射活动。

一、脊髓的感觉传导功能

　　躯体感觉经脊神经后根进入脊髓，躯干、四肢浅感觉（痛觉、温度觉、粗略触-压觉）传入纤维在同侧脊髓后角交换神经元，第二级神经元发出的神经纤维交叉至对侧并上行，形成脊髓丘脑束，抵达丘脑的腹后外侧核。躯干、四肢深感觉及精细触-压觉传入纤维进入脊髓后，先在同侧形成上行的薄束和楔束，抵达薄束核和楔束核并交换神经元后，第二级神经元再发出神经纤维交叉至对侧，并上行形成内侧丘系，止于丘脑的腹后外侧核。

二、丘脑的感觉投射功能

（一）丘脑的神经核团

丘脑的神经核团按其功能分为感觉接替核（包括腹后核、内侧膝状体、外侧膝状体等）、联络核、髓板内核群（图10-5）。几乎所有的感觉均在丘脑神经核团交换神经元，之后投射到大脑皮质。因此，丘脑是感觉的换元接替站，同时也能对感觉进行粗略的分析和综合。

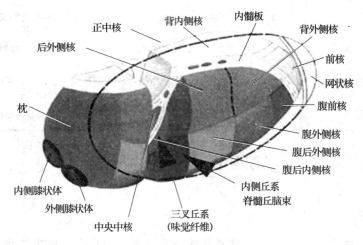

图10-5　丘脑神经核团示意图

（二）丘脑的感觉投射功能

根据丘脑各部分向大脑皮质投射特征的不同，将感觉投射系统分为特异性投射系统和非特异性投射系统（图10-6）。

1. 特异性投射系统　各种感觉（除嗅觉外）经一定的传导路径上传，到达丘脑感觉接替核，交换神经元后投射到大脑皮质特定区域，产生特定感觉，这一感觉传导系统称特异性投射系统（specific projection system）。该投射系统中，每一种感觉的传导投射系统都是专一的，各种感觉上传都有其专门的途径，感受器与大脑皮质的感觉区有点对点的投射关系。其主要的功能是引起特定的感觉和激发大脑皮质发出相应传出冲动。

2. 非特异性投射系统　各种特异性感觉投射纤维经过脑干时，发出侧支与

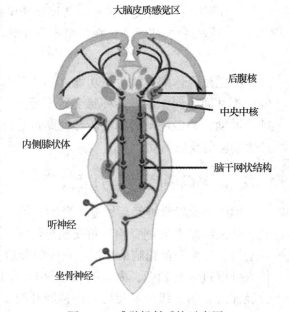

图10-6　感觉投射系统示意图

脑干的神经元发生突触联系，并通过多次换元后到达丘脑，在丘脑的髓板内核群换元后，再弥散地投射到大脑皮质广泛的区域的传导系统，这一感觉传导系统没有专一性，是不同感觉的共同上传途径，故称为非特异性投射系统（unspecific projection system）。与特异性投射系统不同，主要功能是维持和改变大脑皮质的兴奋状态，使机体保持觉醒。

脑干网状结构中具有上行唤醒作用的功能系统，这一系统称为脑干网状结构上行激动系统。由于这一系统是一个多突触接替的上行系统，因此易于受药物的影响。

特异性投射系统与非特异性投射系统的比较（表10-3）。

表10-3 特异性投射系统与非特异性投射系统的比较

不同点	特异性投射系统	非特异性投射系统
突触联系	较少	多突触联系
投射关系	点对点投射	弥散性投射
传导途径	专一	各种感觉共同上行通路
投射区域	大脑皮质的特定区域	大脑皮质的广泛区域
主要功能	引起特定感觉，并激发大脑皮质发放传出冲动	维持和改变大脑皮质的兴奋状态，使机体保持觉醒

三、大脑皮质的感觉分析功能

大脑皮质是分析各种感觉的最高级中枢，它接受各种感觉传入冲动并进行精细的分析和综合而产生感觉，同时，发生相应的反应。不同的感觉投射到大脑皮质不同区域。

（一）体表感觉区

大脑皮质的中央后回是最主要的体表感觉区，又称为第一体感区。其投射规律如下。

1. 交叉投射 躯体体表感觉传入冲动向皮质投射具有交叉的性质，即左侧躯体体表感觉投射至右侧中央后回，右侧躯体体表感觉投射至左侧中央后回，但头面部的体表感觉投射是双侧性的。

2. 倒置分布 投射区域的空间排列是倒置的，即下肢和躯干、上肢、头面部体表感觉分别投射至第一体表感觉区的顶部、中间部及底部，但头面部代表区内部的排列是正立的。

3. 投射区域的大小与不同体表部位的感觉分辨精细程度呈正相关 体表感觉分辨愈精细的部位在中央后回投射区域也愈大（图10-7）。

此外，中央前回与脑岛之间还存在第二体感区，其投射规律呈双侧性、正立性。

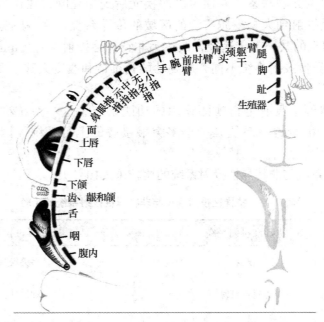

图10-7　大脑皮质感觉区示意图

（二）其他感觉区

内脏感觉区混杂在第一体感区中，第二体感区、运动辅助区、边缘系统的皮质部位等，也与内脏感觉有关；本体感觉区主要在中央前回；视觉区位于枕叶距状裂的上、下缘，投射具有部分交叉性质；听觉区位于皮质颞叶的颞横回与颞上回，投射呈双侧性；嗅觉区位于边缘皮质前底部；味觉区位于中央后回面部感觉区下侧。

四、痛觉

痛觉是一种复杂的主观感觉。痛觉感受器是广泛存在于各器官、组织中的游离神经末梢。痛觉感受器没有适宜刺激，不易产生适应现象，任何形式的刺激只要达到一定强度，即可成为伤害性刺激，造成组织损伤，引起痛觉产生。受损的组织细胞释放致痛物质，如K^+、H^+、组胺、5-羟色胺、缓激肽、前列腺素等，这些物质可引起痛觉感受器兴奋，使传入纤维产生神经冲动，传入中枢而引起痛觉。痛觉作为警报信号，可唤起警觉，对机体具有保护作用。疼痛可伴有恶心、出汗和血压改变等自主神经反应，剧烈疼痛可使人发生休克。疼痛往往是许多疾病的共同症状，认识疼痛产生的原因和规律，对于疾病的诊断和治疗具有重要意义。

痛觉可分为皮肤痛觉和内脏痛觉。

（一）皮肤痛觉

当伤害性刺激作用于皮肤时，可先后出现两种不同性质的痛觉，即快痛（fast pain）和慢痛（slow pain）。快痛是受到刺激时立即发生的尖锐的"刺痛"，产生和消失迅速，感觉清晰，定位准确，对刺激的性质分辨力强；慢痛表现为一种定位不准确的"烧灼痛"，持续时间较长，一般在受刺激后0.5~1.0s才被感觉到，痛感强烈而难以忍受，并伴有不愉快的情绪反应和心血管、呼吸等方面的改变。

（二）内脏痛与牵涉痛

内脏痛与皮肤痛相比具有下述几个特点：①发生缓慢、持续时间较长；②定位不清楚和对刺激的分辨能力差；③对机械性牵拉、痉挛、缺血、炎症等刺激敏感，而对切割、烧灼等刺激不敏感；④常伴有牵涉痛。

牵涉痛是指某些内脏疾病常引起体表一定部位发生疼痛或痛觉过敏现象。临床常见内脏疾病牵涉痛的部位（表10-4）。

表10-4　常见内脏疾病牵涉痛的部位

患病器官	牵涉痛部位
心脏	心前区、左肩和左上臂
肝、胆	右肩部、右上腹
胃、胰	左上腹、肩胛间
小肠、阑尾	上腹部、脐周围
肾、输尿管	腰部、腹股沟

第五节　躯体运动的调控

病 例

患者，女性，67岁，脑动脉硬化5年，因与家人发生矛盾，突然出现眩晕、枕后痛，呕吐，伴共济失调和眼球震颤，很快出现意识模糊，CT显示颅内高密度影。

问题：根据临床特点，判断出血部位。

神经系统对躯体运动的调节是通过对骨骼肌活动的调节来实现的。从脊髓至大脑皮质的各级中枢对躯体运动均有直接或间接的调节功能。

一、脊髓对躯体运动的调控

脊髓前角运动神经元主要有α运动神经元和γ运动神经元两类。α运动神经元支配梭外肌，其轴突末梢在梭外肌内反复分支，每一分支支配一条肌纤维，当一个α运动神经元兴奋时，引起其支配的所有梭外肌纤维收缩。生理学中，把一个α运动神经元及其所支配的全部肌纤维组成的功能单位称为运动单位（motor unit）。γ运动神经元支配梭内肌，调节肌梭对牵拉刺激的敏感性。

脊髓是调节躯体运动的最基本中枢。它可以完成形式比较简单的躯体反射活动，如牵张反射、屈肌反射和对侧伸肌反射等。

（一）牵张反射

牵张反射（stretch reflex）是指骨骼肌受到外力牵拉时，引起受牵拉的肌肉产生收缩的反射活动。牵张反射有肌紧张（muscle reflex）和腱反射（tendon reflex）两种类型。

1. 肌紧张　肌紧张是指缓慢、持续牵拉肌腱时引起的牵张反射，表现为受牵拉的肌肉发生微弱而持久收缩。肌紧张是维持躯体姿势最基本的反射活动，是姿势反射的基础。

2. 腱反射　腱反射是指快速、短暂地牵拉肌腱时，引起受牵拉的肌肉产生反射性收缩活动。例如，叩击髌骨下缘的股四头肌肌腱，可引起股四头肌收缩，膝关节伸展，称为膝反射（图10-8）。临床上常采用检查腱反射的方法，来了解神经系统的某些功能状态或病变部位。

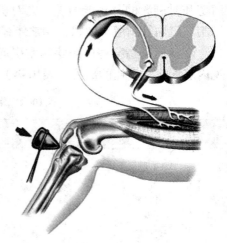

图10-8　膝反射示意图

牵张反射的反射弧比较简单。其感受器是肌梭，呈梭形，与梭外肌平行排列，可感受肌肉长度的变化；传入纤维有两种，Ⅰ类传入纤维和Ⅱ类传入纤维；反射中枢位于脊髓；传出神经是α和γ传出神经；效应器是梭外肌。当骨骼肌受牵拉时，肌肉长度发生变化，肌梭兴奋性增加，传入纤维将冲动传入脊髓，脊髓前角运动经元兴奋，传出纤维传出冲动导致受骨骼肌收缩。

护理应用

腱反射评估：腱反射即深反射。腱反射反射弧比较简单，反射中枢均位于脊髓，但只涉及1~2个脊髓节段，反射范围也只局限于受牵拉的肌肉。腱反射的减弱或消失，常提示反射弧受损；而腱反射的亢进，则常提示高位中枢可能有病变。腱反射评估中常常评估肱二头肌反射、肱三头肌反射、膝反射及跟腱反射。

（二）屈肌反射和对侧伸肌反射

当一侧肢体皮肤受到伤害性刺激时，同侧肢体的屈肌收缩而伸肌舒张，肢体产生屈曲称为屈肌反射。屈肌反射使躯体躲避伤害性刺激，具有一定保护意义。当一侧肢体皮肤受到严重的伤害性刺激时，发生屈肌反射的同时，对侧肢体伸肌收缩，肢体伸直称为对侧伸肌反射，其意义在于保持躯体平衡。

（三）脊休克

脊髓与高位中枢之间断离后，断面以下反射活动暂时丧失而进入无反应状态的现象称为脊休克（spinal shock）。主要表现为横断面以下脊髓所支配的躯体和内脏反射活动减弱或消失，如肌紧张降低、外周血管扩张，血压下降，发汗反射消失，粪、尿潴留等。脊休克发生后，各种躯体和内脏反射可在一定程度逐渐恢复。一般低等动物恢复较高等动物快；简单、原始的反射较复杂、高级的反射恢复早；断面以下躯体知觉和随意运动能力永久丧失。

二、脑干对躯体运动的调控

脑干在躯体运动的调节中起着重要作用。实验证明，脑干网状结构中存在抑制和加强肌紧张的区域。

（一）脑干网状结构的抑制区和易化区

脑干网状结构中对肌紧张有加强作用的区域称为易化区，分布于延髓网状结构的背外侧部、脑桥被盖、中脑中央灰质及被盖部位；对肌紧张有减弱作用的区域称为抑制区，分布于延髓网状结构腹内侧部（图10-9）。

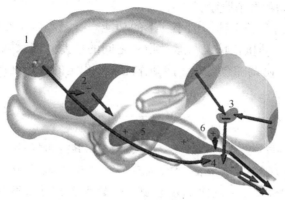

图10-9　脑干网状结构易化区与抑制区示意图

+表示易化区　－表示抑制区　1：大脑皮质

2：尾状核　3：小脑　4：网状结构抑制区

5：网状结构易化区　6：延髓前庭核

脑干网状结构抑制区本身没有自发活动，只有在高位中枢的作用下才能充分发挥减弱肌紧张的效应。

在高位中枢的调控下，脑干网状结构易化区和抑制区的活动相对保持平衡（易化区的作用略占优势），以维持正常的肌紧张。如果平衡被打破，将导致肌紧张增强或减弱。

（二）去大脑僵直

实验发现，在动物中脑的上、下丘之间切断脑干，将会导致伸肌的肌紧张过强，动物表现为四肢伸直，头尾昂起，脊柱挺硬，这种现象称为去大脑僵直（decerebrate rigidity）。原因是大脑皮质运动区、纹状体等高位中枢与脑干网状结构抑制区联系被切断，使抑制区活动减弱，而易化区活动相对增强，易化区作用占明显优势，出现肌紧张亢进。在人类，中脑发生疾病时，也会出现去大脑僵直，表现为头后仰，上下肢伸直僵硬，上臂内旋，手指屈曲。

三、小脑对躯体运动的调控

根据小脑传入、传出纤维的联系，将小脑可分为前庭小脑、脊髓小脑和皮质小脑。从进化角度，小脑又分为古小脑、旧小脑和新小脑。小脑功能主要是调节躯体运动，具体表现在维持身体平衡、协调随意运动、调节肌紧张三个方面。

（一）维持身体平衡

维持身体平衡主要是前庭小脑（古小脑）的功能。从结构上，前庭小脑主要由绒球小结叶构成，其传入纤维主要来自前庭器官；传出纤维均在前庭神经核内换元，再经前庭脊髓束抵达脊髓前角的运动神经元。此区域受损或受压时，患者会出现躯体平衡失调，如站立不稳、步态蹒跚、易跌倒等症状。此外，前庭小脑还有控制眼球运动的功能，受损时可出现眼球震颤。

（二）协调随意运动和调节肌紧张

协调随意运动主要是脊髓小脑（旧小脑）的功能。脊髓小脑由小脑蚓部和小脑半球中间部组成，可察觉运动执行情况与运动指令之间的偏差，向大脑皮质发出矫正信号，以纠正运动的偏差，协调随意运动，使动作能按照预定的目标进行。

知识链接

共济失调：小脑、前庭神经系统或感觉系统受损时，出现某组肌群不能产生协调运动，表现出随意运动的力量、方向、限度不能准确控制的现象称为共济失调。其分为小脑性共济失调和感觉性共济失调。小脑性共济失调表现为意向性震颤、轮替运动缓慢且不协调；上肢外展，以示指由慢到快反复触摸自己鼻尖，小脑病变同侧指鼻不准；两足跟并拢站立，双上肢向前平伸、掌心向下，睁眼或闭目若身体摇晃或倾斜；感觉性共济失调表现睁眼指鼻准确，闭眼指鼻不准；睁眼时能稳定站立，而闭目时站立不稳。

此外，脊髓小脑还具有调节肌紧张的功能。小脑对肌紧张的易化作用和抑制作用是通过对脑干网状结构的易化区和抑制区的调节来实现的。在进化过程中，脊髓小脑抑制肌紧张的作用逐渐减弱，而易化作用则逐渐占主要地位。所以，脊髓小脑受损后可出现随意运动障碍和肌张力减弱。

皮质小脑（新小脑）是指半球外侧部，主要参与设计随意运动和编制运动程序。在运动过程中，大脑皮质与小脑之间不断地进行联合活动，使运动逐步协调和熟练起来。

四、基底神经节对躯体运动的调控

基底神经节主要包括纹状体和黑质等。纹状体又分为尾状核和豆状核；豆状核分为壳核和苍白球。其中尾状核和壳核称为新纹状体，而苍白球称为旧纹状体。这些神经节之间存在着紧密的联系。通过动物实验和对基底神经节疾病患者的观察，发现基底神经节与随意运动的产生和稳定、肌紧张的调节、本体感觉传入信息的处理等都有关系。

基底神经节受损害时临床表现分为两类：一类是运动过多而肌紧张降低，如舞蹈病，因尾状核和壳核病变，黑质多巴胺递质系统功能亢进所致；另一类是运动过少而肌紧张增强，如震颤麻痹（帕金森病）。震颤麻痹主要表现为全身肌紧张增强、随意运动减少、步态慌张、动作缓慢、面部表情呆板、静止性震颤等。病变部位主要在黑质，由于黑质多巴胺递质系统功能受损，导致纹状体内乙酰胆碱递质系统活动亢进所致。

五、大脑皮质对躯体运动的调控

大脑皮质是调节躯体运动的最高级中枢，它产生的神经冲动经下行运动通路来实现对躯体运动的调节。

（一）大脑皮质运动区

大脑皮质运动区主要分布于中央前回和运动前区。该中枢对骨骼肌运动的调节有以下特点（图10-10）。

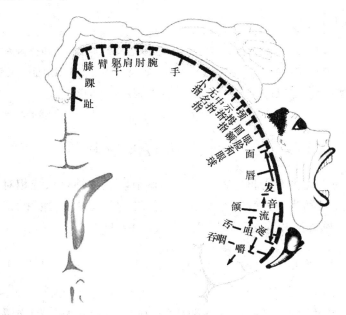

图10-10　大脑皮质运动区示意图

1. 交叉支配　一侧大脑皮质运动区支配对侧躯体的骨骼肌，即左侧运动区支配右侧躯体运动，右侧运动区支配左侧躯体运动。但对头面部肌肉的支配主要是双侧性的。

2. 倒置分布　运动区在中央前回总体安排是倒置的，但头面部运动区内部的排列是正立的。

3. 运动代表区的大小与运动的精细复杂程度呈正相关　运动越精细、越复杂，运动代表区面积越大。

（二）运动传导通路

大脑皮质通过下行运动传导通路来实现对躯体运动的调节。运动传导通路常分为锥体系和锥体外系两个系统。

锥体系是指皮质脊髓束和皮质脑干束。皮质脊髓束是由大脑皮质发出，经内囊、脑干下行到达脊髓前角运动神经元的传导束；皮质脑干束是由大脑皮质发出，经内囊到达脑干运动神经核的传导束。大脑皮质的运动神经元常称为上运动神经元，脊髓前角和脑神经运动核内的神经元常称为下运动神经元。锥体系的主要功能是传达大脑皮质运动区的指令，发动随意运动。

锥体外系是指起源于大脑皮质广泛区域的、锥体系以外的所有控制脊髓运动神经元活动的下行通路。它主要由大脑皮质、纹状体、小脑、丘脑、中脑红核和黑质、前庭核、脑干网状结构等发出的纤维组成。从大脑皮质发出的纤维须在这些部位多次换元，再到脊髓前角运动神经元。锥体外系的主要功能是调节肌紧张和肌群的协调动作。

护理应用

病理反射评估：运动传导通路受损时可出现一系列病理反射，即脑干和脊髓失去大脑皮质的抑制时而出现的异常反射。临床常见的病理反射有巴宾斯基征、奥本海姆征、戈登征和查多克征。它们检查方法不同，但以均拇趾背伸，其余四趾扇形展开为阳性反应。

第六节　内脏活动的神经调节

人体内脏器官的活动主要受自主神经系统的调节。自主神经系统相对独立，不受大脑意识控制，因此又称为植物性神经系统。根据结构、功能等方面的特点不同，自主神经系统可分为交感神经和副交感神经两部分（图10-11）。

一、自主神经系统的结构特征

（一）起源

交感神经起源于脊髓胸腰段（$T_1 \sim L_3$）灰质侧角的中间外侧柱。副交感神经一部分起源于脑干的神经核，如迷走神经背核、疑核、上泌涎核、下泌涎核等；另一部分起源于脊髓骶部2~4节段（S_{2-4}）的相当于侧角的灰质。

（二）节前纤维和节后纤维

自主神经从中枢发出后，一般不直接抵达效应器官，而是要通过自主神经节交换神经元。由中枢发出到自主神经节的神经纤维称为节前纤维，由神经节发出支配到效应器官的神经纤维称为节后纤维。

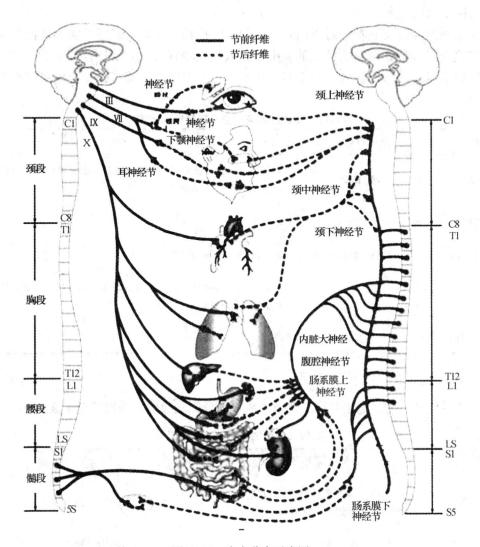

图10-11　自主分布示意图

　　交感神经节前纤维到达颈神经节、腹腔神经节及肠系膜神经节，并在神经节内交换神经元，节内神经元节发出节后纤维抵达所支配的效应器官。副交感神经节前纤维到达效应器官附近或壁内神经丛，交换神经元后再发出节后纤维抵达效应器官。

　　交感神经节离效应器官较远，因此节前纤维短而节后纤维长；副交感神经节离效应器官较近，因此节前纤维长而节后纤维短；除肾上腺髓质是接受交感神经节前纤维支配外，其他脏器均由节后纤维支配。

（三）分布及反应范围

　　交感神经节后纤维分布非常广泛，几乎全身所有内脏器官都受其支配，因此，刺激交感神经节前纤维时，产生效应的范围较广。副交感神经节后纤维分布较局限，因此，刺激副交感神经节前纤维时，产生效应的范围较局限。

（四）双重支配

交感神经和副交感神经对于内脏器官的支配往往是双重的，即绝大多数内脏器官同时接受交感神经和副交感神经的支配。少数组织器官仅接受交感神经支配，如皮肤和肌肉的血管、一般的汗腺、竖毛肌、肾脏、肾上腺髓质。交感神经与副交感神经结构比较（表10-5）。

表10-5　交感神经与副交感神经结构比较

特征	交感神经	副交感神经
起源	脊髓胸1~腰3节段	脑干的神经核（迷走神经背核、疑核、上泌涎核、下泌涎核、缩瞳核）、脊髓骶部2~4节段
节前纤维	短、支配肾上腺髓质	长
节后纤维	长、支配效应器官	短、支配效应器官
分布	广泛	局限（皮肤和肌肉的血管、一般的汗腺、竖毛肌、肾脏、肾上腺髓质无副交感神经支配）
反应范围	广泛	局限

二、自主神经系统的功能特征

自主神经系统的功能主要在于调节心肌、平滑肌和腺体的功能活动（表10-6）。

表10-6　自主神经的主要功能

器官	交感神经	副交感神经
循环器官	心率加快、心肌收缩力增强；皮肤内脏血管收缩，骨骼肌血管收缩（胆碱能神经除外）	心率减慢、心肌收缩力减弱
呼吸器官	支气管平滑肌舒张	支气管平滑肌收缩
消化器官	分泌量少而黏稠的唾液，抑制胃肠运动，促进括约肌收缩；抑制胃液、胰液、胆汁的分泌	分泌量多而稀薄唾液，促进胃肠和胆囊运动；促进消化液的分泌
泌尿生殖器官	尿道内括约肌收缩，逼尿肌舒张；未孕子宫舒张，已孕子宫收缩	膀胱逼尿肌收缩，尿道括约肌舒张
眼	瞳孔开大	瞳孔缩小，泪腺分泌
皮肤	汗腺分泌，竖毛肌收缩	
内分泌	促进肾上腺髓质分泌	促进胰岛素分泌
代谢	促进肝糖原分解	

（一）紧张性作用

正常情况下，交感神经和副交感神经不断有冲动传出，使所支配器官处于一定的紧张状态，称为自主神经的紧张性作用。自主神经受损时就呈现出紧张性作用，例如切断心迷走神经，心率增快；切断心交感神经，心率减慢。

（二）双重支配及相互拮抗

心肌、平滑肌、腺体一般都接受交感神经和副交感神经的双重神经支配，其作用往往是相互拮抗的。例如心脏接受心迷走神经和心交感神经双重支配，心迷走神经对心脏起抑制作用，心交感神经则对心脏起兴奋作用；对消化道平滑肌，迷走神经能增强其运动，交感神经则抑制其运动。此外，支配同一器官的交感神经和副交感神之间亦存在协同作用，例如交感神经和副交感神经均可促进唾液的分泌。

（三）与效应器官所处功能状态有关

自主神经的作用可随效应器官功能状态不同而发生变化。例如：刺激交感神经可使有孕子宫平滑肌收缩，而使未孕子宫平滑肌舒张；刺激迷走神经可使收缩的幽门舒张，而使舒张的幽门收缩。

（四）自主神经对整体的生理意义

当人体遭遇内外环境急变时（如剧烈运动、窒息、失血、剧痛、寒冷、惊恐等），可引起交感神经兴奋并伴肾上腺髓质分泌的增多，即交感-肾上腺髓质系统作为一个整体参与反应，称为应急反应。主要表现为心跳加快加强，心输出量增多，血压升高；皮肤和腹腔内脏血管收缩，骨骼肌血管舒张，血液重新分配；支气管平滑肌舒张，呼吸加深加快，肺通气量增多；代谢活动加强以提供充足的能量；中枢神经系统的兴奋性增高，提高机体反应的灵敏性。可见，交感神经活动的生理意义在于动员机体各器官的潜力，使机体迅速适应环境的急剧变化。

人体在安静时，副交感神经的活动较强，常伴有胰岛素分泌增多，称为迷走-胰岛系统。这一系统活动的意义主要在于休整机体、促进消化吸收、积蓄能量，加强排泄，保证机体安静时基本生命活动的正常进行。

三、自主神经的递质与受体

（一）自主神经的递质

自主神经对内脏器官活动的调节是通过神经末梢释放神经递质来实现的。自主神经递质主要有乙酰胆碱和去甲肾上腺素。

根据所释放递质种类的不同，将自主神经纤维分为两类：末梢释放乙酰胆碱的神经纤维称为胆碱能纤维；末梢释放去甲肾上腺素的神经纤维称为肾上腺素能纤维。胆碱能纤维包括副交感神经节前和节后纤维，交感神经节前纤维，小部分交感神经的节后纤维（支配部分血管、汗腺、竖毛肌等），躯体运动神经纤维（不属于自主神经纤维）。肾上腺素能纤维包括绝大部分交感神经节后纤维。

（二）自主神经的受体

1. 胆碱能受体 能与乙酰胆碱结合的受体称为胆碱能受体，可分为毒蕈碱受体和烟碱受体两类（表10-7）。

表10-7 自主神经的受体

受体		分布	激动后效应	阻断剂
胆碱能受体	M受体	副交感神经节后纤维所支配的效应器细胞膜上	表现为支气管和胃肠道平滑肌以及膀胱逼尿肌收缩；心脏活动抑制；瞳孔括约肌收缩，瞳孔缩小；消化腺、汗腺分泌等	阿托品
	N受体 N_1受体	自主神经节细胞膜上	自主神经节后纤维兴奋	筒箭毒
	N_2受体（非自主神经受体）	骨骼肌运动终板膜上	骨骼肌兴奋收缩	
肾上腺素能受体	α受体	大多数内脏平滑肌和腺体	血管收缩、有孕子宫收缩、虹膜辐射状肌收缩、瞳孔开大等；但对小肠、腺体则为抑制效应，使小肠平滑肌舒张、腺体分泌减少	酚妥拉明
	β受体 $β_1$受体	主要分布在心肌细胞膜上	心率加快，心肌收缩力增强	普萘洛尔
	$β_2$受体	支气管、胃、肠、子宫及许多血管平滑肌细胞膜上	冠状血管和骨骼肌血管平滑肌、支气管平滑肌舒张	

（1）毒蕈碱受体（M受体） 能与毒蕈碱发生特异性结合并发挥生理效应的胆碱能受体称为毒蕈碱受体。主要分布于副交感神经节后纤维所支配的效应器细胞膜上。乙酰胆碱与M受体结合所产生的生理效应称为毒蕈碱样作用，简称M样作用，表现为支气管和胃肠道平滑肌以及膀胱逼尿肌收缩；心脏活动抑制；瞳孔括约肌收缩，瞳孔缩小；消化腺、汗腺分泌增多等。阿托品是M受体的阻断剂。能减弱或消除乙酰胆碱引起的M样作用。

直通护考

某患者，女性，30岁，因有机磷农药中毒入院。请运用所学知识判断该患者不可能出现以下哪些临床症状。

A. 心肌收缩力增强　　　　B. 肌肉震颤　　　　C. 消化道平滑肌收缩

D. 汗腺分泌增多　　　　E. 骨骼肌血管舒张

答案：A

解析：有机磷农药能使胆碱酯酶失活，乙酰胆碱水解减少，蓄积的乙酰胆碱持续激动胆碱能受体出现M样作用和N样作用。

（2）烟碱受体（N受体） 能与烟碱发生特异性结合并发挥生理效应的胆碱能受体称为烟碱受体。烟碱受体分为两类，即N_1受体和N_2受体。N_1受体分布于自主神经节细胞膜上，乙酰胆碱与N_1受体结合表现为自主神经节后纤维的兴奋。N_2受体分布于骨骼肌的运动终板膜上，不属于自主神经受体。筒箭毒是N受体的阻断剂。

2. 肾上腺素能受体 能与儿茶酚胺类神经递质（包括肾上腺素、去甲肾上腺素、多巴胺）结合的受体称为肾上腺素能受体，可分为 α 受体和 β 受体。

（1）α 受体 主要分布于大多数内脏平滑肌和腺体，肾上腺素和去甲肾上腺素与 α 受体结合后主要产生兴奋效应。如血管收缩、有孕子宫收缩、虹膜辐射状肌收缩、瞳孔开大等；但对小肠、腺体则为抑制效应，使小肠平滑肌舒张、腺体分泌减少。酚妥拉明是 α 受体的阻断剂。

（2）β 受体 可分为 $β_1$ 受体和 $β_2$ 受体。$β_1$ 受体主要分布于心肌细胞膜，与肾上腺素和去甲肾上腺素结合后产生兴奋效应，即心率加快，心肌收缩力增强等。$β_2$ 受体分布于支气管、胃、肠、子宫及许多血管平滑肌细胞膜上，肾上腺素和去甲肾上腺素与 $β_2$ 受体结合后主要产生抑制效应，即冠状血管和骨骼肌血管平滑肌、支气管平滑肌舒张。β 受体的阻断剂是普萘洛尔。

四、内脏活动的中枢调节

在中枢神经系统中，脊髓、脑干、下丘脑和大脑皮质的各部位对内脏活动都有一定的调节作用。

（一）脊髓

脊髓不但是躯体运动的最基本调节中枢，同时也是排尿、排便、发汗、血管运动等内脏反射活动的初级中枢。但脊髓对这些反射的调节功能是不完善的，平时均受着高位中枢的控制。

（二）脑干

延髓中存在着心血管活动的基本中枢和呼吸的基本中枢，因此有"生命中枢"之称；瞳孔对光反射的中枢位于中脑；脑桥是呼吸调整中枢、角膜反射的中枢所在。低位脑干还有吞咽反射和呕吐反射中枢等，在内脏功能活动调节中起着重要的作用。

（三）下丘脑

下丘脑调节机体的摄食、水平衡、体温、内分泌、生物节律和情绪反应等许多重要的生理功能，是内脏活动调节的较高级中枢。

（四）大脑皮质

大脑皮质的边缘叶连同与其密切联系的岛叶、颞极、眶回等皮质，以及杏仁核、隔区、下丘脑、丘脑前核等皮质下结构，统称为边缘系统，它是调节内脏活动的重要中枢。刺激边缘系统的不同部位，可引起瞳孔、呼吸、胃肠和膀胱的活动改变。因此边缘系统曾有内脏脑之称。此外，边缘系统还与摄食行为、性行为、情绪反应、防御反应、记忆等活动有密切关系。

第七节　脑的高级功能

人的大脑除了能产生感觉、支配躯体运动和调节内脏活动外，还有更复杂的高级功能。人脑的高级功能包括学习与记忆、条件反射、语言、思维等。

一、学习与记忆

学习与记忆是脑的高级功能之一，学习（learning）是指依赖于经验来改变自身行为以适应环境的神经活动过程，即获得新知识、新技能的过程。记忆（memory）则是将学习到的知识或技能编码、贮存和读出的神经活动，是神经系统对信息的再现过程。

（一）学习

学习可分为非联合型学习（nonassociative learning）和联合型学习（associative learning）两类。

1. 非联合型学习 非联合型学习（nonassociative learning）又称简单学习，它不需要在刺激和反应之间形成某种明确的联系。习惯化（habituation）和敏感化（sensitization）属于此类学习。习惯化是指当一个不产生伤害性效应的刺激重复作用时，机体对该刺激的反应逐渐减弱的过程。例如人们对有规律而重复的噪音逐渐习惯而不产生反应的过程就是习惯化。敏感化是指人或动物受到某种强刺激后，发生对弱刺激的反应性增强的现象。

2. 联合型学习 联合型学习是指两个或多个事件在时间上很靠近地重复发生，最后在脑内逐渐形成联系的过程。条件反射是联合型学习的典型例子。

（二）记忆

生理学中，记忆常按时程的长短分类，可分为短时性记忆和长时性记忆。短时性记忆包括感觉性记忆和第一级记忆。感觉性记忆是指人们在获得信息后，信息在大脑皮质感觉区内贮存的阶段。记忆时间一般不超过1s，不进行加工和处理就会很快消失，如果在1s内及时进行加工处理则可进入第一级记忆。第一级记忆中信息贮存的时间只有几秒到几分钟，如果反复学习和运用，信息便在第一级记忆中循环，从而延长了信息在第一级记忆中保留的时间，使信息容易转入长时性记忆即第二级记忆和第三级记忆。第二级记忆中信息保留的时间较长，约为数分钟到数年，如果不受其他信息的干扰，将转入第三级记忆，此阶段贮存的信息量最大，时间最长，可终生不被遗忘。由此可见，人类的记忆过程可以分划为四个连续的阶段，即感觉性记忆、第一级记忆、第二级记忆和第三级记忆。但应注意，并不是前一阶段的信息都能转入下一阶段贮存起来，故所有获得的信息不可能都以长时性记忆的形式贮存。大量的信息通过感觉器官进入大脑，绝大部分会被遗忘，仅有1%的信息被长期贮存记忆。

二、条件反射

神经调节的基本方式是反射，反射分为非条件反射和条件反射。非条件反射是先天就有的，而条件反射是个体在生活过程或人为训练中后天获得的，它必须以非条件反射为基础。

条件反射都是由信号刺激引起的，信号刺激的种类和数目很多，大体上可分为两大类：一是具体的事物，称为第一信号，如声音、光线、气味、形状等；二是事物的抽象名词，即语言和文字，称为第二信号。

知识链接

　　条件反射的建立:经典条件反射的建立是巴甫洛夫在动物实验中总结出来的：给狗吃食物会引起唾液分泌，这是非条件反射。给狗以铃声则不会引起唾液分泌，因为铃声与食物无关，这种情况下铃声为无关刺激。如果每次给狗吃食物以前先出现一次铃声，然后再给食物，反复多次后，一听到铃声，狗就会分泌唾液。铃声本来是无关刺激，现在由于多次与食物结合应用，铃声具有了引起唾液分泌的作用，即铃声已成为食物（非条件刺激）的信号。此时铃声成为信号刺激或条件刺激，由条件刺激引起的反射就称为条件反射。可见，条件反射是在后天形成的，只要无关刺激与非条件刺激多次结合转变为条件刺激时，就可以形成条件反射。通常把无关刺激与非条件刺激在时间上的多次结合过程叫强化。

　　在人类，可由现实具体的信号作为条件刺激，建立条件反射；也可由抽象的语词代替具体的信号，形成条件反射。大脑皮质对第一信号发生反应的功能系统称为第一信号系统，对第二信号发生反应的功能系统称为第二信号系统。第一信号系统是人和动物所共有的，第二信号系统是人类所特有的，是区别于动物的主要特征。从医学角度看，因为第二信号系统可影响人体的生理和心理活动，作为医护工作者，不仅要重视药物、手术等治疗作用，还应注意语言、文字对患者的影响。临床和护理工作实践表明，良好的语言、文字沟通对患者的生理、心理活动有着积极的影响，有利于健康的恢复；相反，则起消极作用，不仅影响康复，而且可能成为致病因素，给患者带来不良后果。

三、语言功能

（一）大脑皮质的语言中枢

　　语言是人类大脑皮质重要的高级功能之一。人类大脑皮质存在着四个与语言功能有关的区域，称为语言中枢，分别管理着听、说、读、写这四种语言功能。大脑皮质某一语言中枢损伤，会引起相应的语言功能障碍（图10-12、表10-8）。

表10-8　大脑皮质的语言中枢部位及损伤后语言障碍

语言中枢	中枢部位	损伤后语言障碍
语言听觉中枢（听）	颞上回后部	感觉性失语症（听不懂讲话）
语言运动中枢（说）	额下回后部	运动性失语症（能发声，但不能说话）
语言视觉中枢（读）	角回	失读症（读不懂文字含义）
语言书写中枢（书）	额中回后部	失写症（丧失书写能力）

（二）大脑语言功能的一侧优势

　　人类两侧大脑半球的功能是不对等的，语言中枢往往主要集中在一侧半球，此称为语言中枢的优势半球。统计资料表明，主要使用右手的成年人，语言功能主要由左侧大脑皮质管理，而与右侧皮质无明显关系，即语言中枢的优势半球在左侧；在惯用左手的人，左右两侧半球都有可能成为语言活动的中枢。这与遗传有一定的关系，但主要是在后天生活实践中逐渐形成。在10~12岁前左侧半球优势还未完全建立牢固，如此时左侧大脑半球受损，还可能在右侧大脑皮质建立语言中枢。但成年以后，左侧半球优势已完全形成，如有左侧大脑半球的损伤，则右侧大脑半球就很难再建立起语言中枢。

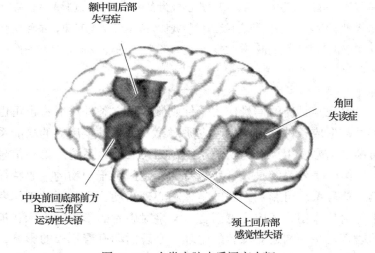

图10-12　人类大脑皮质语言中枢

四、大脑皮质的电活动

临床上用脑电图机在头皮表面记录出的脑电变化的波形，称为脑电图（图10-13）；在脑外科手术时，直接在皮质表面安放电极记录的脑电波，称为皮质电图。脑电波的形成机制是大量皮质神经元同时发生突触后电位同步总和。

根据脑电活动的频率、振幅和生理特征，将脑电波分为 α 、 β 、 θ 、 δ 四种基本波形（表10-9）。

表10-9　脑电图基本波形比较

名称	频率（次/s）	振幅（μV）	记录条件
α 波	8~13	20~100	安静、清醒、闭目
β 波	14~30	5~20	睁眼视物、接受其他刺激、做有意识活动
θ 波	4~7	100~150	困倦、睡眠
δ 波	0.5~3	20~200	婴儿、睡眠、麻醉、极度疲劳

某些病理情况下，脑电波可发生特征性改变，例如癫痫或皮质占位性病变（如肿瘤等）的患者，脑电波也会改变。因此，利用脑电波改变的特点，结合临床资料，可

诊断癫痫或确定肿瘤的部位。

五、觉醒与睡眠

觉醒和睡眠是人类正常的生理活动。在觉醒状态下，人体才能迅速适应环境的变化，进行劳动和其他活动；而通过睡眠，可使人体的精力和体力得到恢复，利于睡眠后保持良好的觉醒状态。如果睡眠障碍，可导致大脑皮质的活动失常，出现幻觉、记忆力下降等表现。人每天所需的睡眠时间因年龄、个体而不同，一般成人约需7~9h，儿童需要的睡眠时间比成人长，新生儿约需18~20h，而老年人所需时间较短，约5~7h。

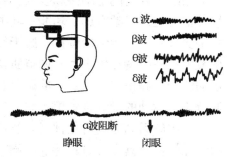

图10-13　正常脑电波形示意图

（一）觉醒

觉醒状态的维持与非特异性投射系统有直接关系。研究表明，刺激动物脑干网状结构可唤醒动物；在中脑头端切断网状结构后，动物出现昏睡现象。巴比妥类药物可阻断上行激动系统的作用而催眠。

（二）睡眠

睡眠有慢波睡眠和快波睡眠两种时相。成人进入睡眠时，首先是慢波睡眠，持续约80~120min后转入快波睡眠，快波睡眠持续约20~30min后，又转入慢波睡眠。整个睡眠过程有4~5次交替，越近睡眠的后期，快波睡眠持续时间越长。在觉醒状态下，一般只进入慢波睡眠，但两种睡眠状态均可直接转入清醒状态。

1. 慢波睡眠　表现为：①脑电波呈现同步化慢波；②骨骼肌反射活动及肌紧张减弱；③视、听、嗅、触等感觉功能暂时减弱；伴有一系列自主神经功能改变，如瞳孔缩小、呼吸及心率减慢、血压下降、尿量减少、代谢降低、体温下降、发汗增强、胃液分泌增多而唾液分泌减少等；④慢波睡眠期间生长素分泌明显增多，因此，慢波睡眠有利于促进机体生长和体力恢复。

2. 快波睡眠　表现为：①脑电波呈现去同步化快波；②骨骼肌反射活动及肌紧张进一步减弱，肌肉几乎完全松弛；③各种感觉进一步减退；④可出现间断的阵发性表现，如快速眼球运动、部分肢体抽动、心率加快、血压升高、呼吸加快而不规则等，做梦是快波睡眠期间的特征之一；⑤快波睡眠中，脑内蛋白层合成加快，有利于促进学习记忆和精力恢复。

小　　结

神经系统基本结构和功能单位是神经元。信息在神经系统内传递，除经神经纤维传导外，还可通过突触进行传递。经典突触传递实质上是电-化学-电的过程，结果使突触后膜产生兴奋性突触后电位或抑制性突触后电位。中枢神经系统内兴奋传布具有与神经纤维传导兴奋不同的特征，这与中枢神经系统复杂的联系有关。神经系统具有感觉功能，各种感觉冲动上传经特异性投射系统和非特异性投射系统到大脑皮质。特异性投射系统的功能是引起特定的感觉和激发大脑皮质发出相应传出冲动；非特异性投射系统主要功能是维持和改变大脑皮质的兴奋状态，使机体保持觉醒。神经系统各级中枢对躯体运动有调节功能。其中，脊髓是躯体运动最基本中枢，以牵张反射的形式来实现对躯体运动的调控；脑干经易化区及抑制区调节肌紧张；小脑对躯体运动的调节体现在维持身体平衡、调节肌紧张和协调随意运动三个方面；基底神经节与随意运动的产生和稳定、肌紧张的调节、本体感觉传入信息的处理等都有关；大脑皮质是调节躯体运动的最高级中枢，它产生的神经冲动经下行运动通路来实现对躯体运动的调节。内脏活动通过自主神经系统进行调节。自主神经包括交感神经和副交感神经，两者在结构上具有各自的特点，同时，作用上往往是相互拮抗的；自主神经系统的神经递质与相应受体结合后，实现对内脏活动的调节。人的大脑除了能产生感觉、支配躯体运动和调节内脏活动外，还有更复杂的高级功能。人脑的高级功能包括学习与记忆、条件反射、语言、思维等。

练习题

1. 神经元兴奋时，首先产生动作电位的部位是

    A. 胞体　　　B. 树突　　　　　　C. 轴突　　　　　　　D. 轴突始段　　　　　E. 树突始段

2. 动作电位到达突触前膜引起递质释放与哪种离子的跨膜移动有关

    A. Ca^{2+}内流　B. Ca^{2+}外流　　C. Na^+内流　　　D. Na^+外流　　　　E. K^+外流

3. 神经末梢兴奋与递质释放之间的耦联因子是

    A. Cl^-　　　B. K^+　　　　　C. Na^+　　　　　D. Ca^{2+}　　　　　E. Mg^{2+}

4. 神经元之间除了经典突触联系外还存在电突触，其结构基础是

    A. 缝隙连接　　　　　　　B. 曲张体　　　　C. 混合性突触

    D. 交互性突触　　　　　　　　　　E. 串联性突触

5. 突触前抑制的结构基础是哪一类型的突触

    A. 胞体–胞体型　　　　　　B. 胞体–树突型　　　C. 轴突–胞体型

    D. 轴突–轴突型　　　　　　E. 轴突–树突型

6. 兴奋性突触后电位是突触后膜对哪种离子的通透性增加而引起的

    A. K^+和Ca^{2+}　　B. Na^+和K^+，尤其是K^+　　　　　　C. Na^+和K^+，尤其是Na^+

    D. Na^+和Ca^{2+}　E. Cl^-

7. 肾上腺素能神经元的轴突末梢分支上有大量曲张体，是递质释放部位，当神经冲动抵达曲张体时，递质释放通过弥散达效应细胞，使效应细胞发生反应，这种传递方式称为

    A. 自分泌　　　　　　　B. 旁分泌　　　　　　C. 近距分泌

D. 突触性化学传递　　　　　　E. 非突触性化学传递

8. 兴奋性突触后电位是

　　A. 动作电位　B. 阈电位　　　　C. 局部电位　　　　D. 静息电位　　　　E. 后电位

9. 反射活动后放现象的结构基础是神经元之间的

　　A. 连锁状联系　　　　　　B. 环状联系　　　　C. 辐散式联系

　　D. 聚合式联系　　　　　　E. 侧支式联系

10. 反射时的长短主要取决于

　　A. 刺激的性质　　　　　　B. 刺激的强度　　　C. 感受器的敏感度

　　D. 神经的传导速度　　　　E. 反射中枢突触的多少

11. 某患者因外伤引起脊髓半离断，其感觉障碍表现为

　　A. 离断侧深感觉障碍，对侧浅感觉障碍

　　B. 离断侧浅感觉障碍，对侧深感觉障碍

　　C. 离断侧深感觉、浅感觉均障碍

　　D. 离断侧深感觉障碍，对侧浅感觉正常

　　E. 离断侧浅感觉障碍，对侧深感觉正常

12. 某人在意外事故中脊髓受损，丧失横断面以下一切躯体与内脏反射活动，但数周后屈肌反射，腱反射等反射开始逐渐恢复。这表明该患者在受伤当时出现了

　　A. 脑震荡　　　　　　B. 脑水肿　　　　　　C. 脊休克　　　　D. 脊髓水肿

　　E. 疼痛性休克

13. 丘脑的非特异投射系统的主要作用是

　　A. 引起触觉　　　　　　B. 引起牵涉痛　　　C. 调节内脏功能

　　D. 维持睡眠状态　　　　E. 维持大脑皮质的兴奋状态

14. 丘脑的特异投射系统的主要作用是

　　A. 协调肌紧张　　　　　B. 维持觉醒　　　　C. 调节内脏功能

　　D. 引起特定感觉　　　　E. 引起牵涉痛

15. 下列刺激中哪项不易引起内脏痛

　　A. 切割　　B. 牵拉　　　　C. 缺血　　　　D. 痉挛　　　　E. 炎症

16. 内脏疾病常引起体表某部位发生疼痛或痛觉过敏，称牵涉痛。其机制是患病内脏与发生牵涉痛的皮肤部位

　　A. 位于躯体的同一水平上

　　B. 位于躯体的同一纵切面上

　　C. 位于躯体的同一冠状切面上

　　D. 受同一脊髓节段的后根神经传入

　　E. 受同一脊髓节段的前根神经支配

17. 脊髓前角 γ 运动神经元的作用是

　　A. 使梭外肌收缩　　　　　B. 维持肌紧张　　　C. 使腱器官兴奋

　　D. 负反馈抑制牵张反射　　E. 调节肌梭对牵拉刺激的敏感性

18. 脊髓前角α运动神经元传出冲动增加使

    A. 梭内肌收缩   B. 梭外肌收缩   C. 腱器官传入冲动减少

    D. 肌梭传入冲动增加   E. 梭内肌与梭外肌都收缩

19. 当一伸肌被过度牵拉时张力会突然降低，其原因是

    A. 疲劳   B. 负反馈   C. 回返性抑制   D. 腱器官兴奋

    E. 肌梭敏感性降低

20. 下列哪项反射活动中存在着正反馈

    A. 腱反射   B. 排尿反射   C. 减压反射   D. 肺牵张反射

    E. 对侧伸肌反射

21. 下列哪项不属于小脑的功能

    A. 调节内脏活动   B. 维持身体平衡   C. 维持姿势

    D. 协调随意运动   E. 调节肌紧张

22. 在中脑上、下叠体之间切断脑干的动物，出现四肢伸直，头尾昂起，脊柱挺硬，表现出抗重力肌的肌紧张加强，称为去大脑僵直，其原因是脑干网状结构

    A. 抑制区活动增强   B. 易化区活动增强

    C. 组织受到破坏   D. 组织受到刺激

    E. 出现抑制解除

23. 某患者，全身肌紧张增高，随意运动减少，动作缓慢，面部表情呆板。临床诊断为震颤麻痹。其病变主要位于

    A. 黑质   B. 红核   C. 小脑   D. 纹状体   E. 苍白球

24. 交感神经兴奋可引起

    A. 瞳孔缩小   B. 逼尿肌收缩   C. 肠蠕动增强

    D. 心率加快   E. 支气管平滑肌收缩

25. 副交感神经兴奋可引起

    A. 瞳孔扩大   B. 糖原分解   C. 胃肠运动增强

    D. 骨骼肌血管舒张   E. 竖毛肌收缩

26. 某患者脊髓腰段横断外伤后出现尿失禁，其机制是

    A. 脊髓初级排尿中枢损伤

    B. 初级排尿中枢与大脑皮质失去联系

    C. 排尿反射传入神经受损

    D. 排尿反射传出神经受损

    E. 膀胱平滑肌功能障碍

27. 某患者因与人争吵后服用敌敌畏，引起有机磷中毒，被给予大量阿托品治疗。阿托品对有机磷中毒的下列哪种症状无效

    A. 大汗   B. 肠痉挛   C. 心率减慢   D. 肌束颤动   E. 瞳孔缩小

28. 副交感神经节细胞膜上的受体是

    A. α受体   B. β_1受体   C. β_2受体   D. M受体   E. N_1受体

29. 引起内脏血管收缩的肾上腺素能受体为
    A. α受体　　B. β₁受体　　　　C. β₂受体　　　　　　D. M受体　　　　　　E. N₁受体

30. 引起支气管平滑肌舒张的肾上腺素能受体为
    A. α受体　　B. β₁受体　　　　C. β₂受体　　　　　　D. M受体　　　　　　E. N₁受体

31. 交感和副交感神经节前纤维释放的递质
    A. 肾上腺素　　　　　　B. 去甲肾上腺素　　C. 乙酰胆碱
    D. 多巴胺　　　　　　　E. 5-羟色胺

32. 支配汗腺的交感神经节后纤维末梢释放的递质是
    A. 肾上腺素　　　　　　B. 去甲肾上腺素　　C. 乙酰胆碱
    D. 多巴胺　　　　　　　E. 5-羟色胺

33. 交感舒血管纤维末梢释放的递质是
    A. 肾上腺素　　　　　　B. 去甲肾上腺素　　C. 乙酰胆碱
    D. 多巴胺　　　　　　　E. 5-羟色胺

34. 交感缩血管纤维末梢释放的递质是
    A. 肾上腺素　　　　　　B. 去甲肾上腺素　　C. 乙酰胆碱
    D. 多巴胺　　　　　　　E. 5-羟色胺

35. 神经系统实现其调节功能的基本的方式是
    A. 兴奋和抑制　　　　　　B. 正反馈和负反馈
    C. 躯体反射和内脏反射　　D. 条件反射和非条件反射
    E. 神经内分泌调节和神经免疫调节

36. 一般优势半球指的是下列哪项特征占优势的一侧半球
    A. 重量　　B. 运动功能　　C. 感觉功能
    D. 语言活动功能　　　　E. 皮质沟回数

37. 人类区别于动物的最主要的特征是
    A. 能形成条件反射　　　　B. 有第一信号系统
    C. 有学习记忆能力　　　　D. 有第一和第二信号系统
    E. 对环境适应能力大

38. 脑电波的形成机制是大量皮质神经元同时发生
    A. 工作电位　　　　　　B. 诱发电位　　　　C. 兴奋性突触后电位
    D. 抑制性突触后电位　　E. 突触后电位同步总和

39. 以下哪一项不是快波睡眠的特征
    A. 唤醒阈提高　　　　　　B. 生长激素分泌明显增强
    C. 脑电波呈去同步化快波　D. 眼球出现快速运动
    E. 促进精力的恢复

40. 关于睡眠的叙述不正确的是
    A. 越近睡眠的后期，快波睡眠持续时间越长
    B. 成人进入睡眠时，首先是慢波睡眠

C. 做梦是快波睡眠期间的特征之一

D. 快波睡眠中，脑内蛋白层合成加快

E. 慢波睡眠不能直接转入清醒状态

（陈显智）

内分泌

第一节 概 述

内分泌系统（endocrine system）由内分泌腺和分散存在于某些组织器官中的内分泌细胞组成，它与神经系统密切联系，相互配合，共同调节机体的新陈代谢、生长发育和生殖等生命活动，对维持内环境稳态起着重要的作用。人体内主要的内分泌腺有垂体、甲状腺、甲状旁腺、胰岛、肾上腺及性腺；散在的内分泌细胞主要存在于胃肠道、心、血管、肺、肾和下丘脑等处（图11-1）。

内分泌腺或散在内分泌细胞所分泌的高效能生物活性物质，称为激素（hormone）。它是细胞与细胞之间信息传递的化学媒介，内分泌系统对人体的调节就是通过激素的作用来实现的。

一、激素的分类

激素的种类繁多，来源复杂，按其化学性质可分为两大类。

1. 含氮激素 包括蛋白质类、肽类及胺类（氨基酸衍生物）。人体内大多数激素

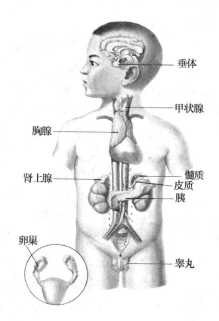

图11-1 内分泌腺概观

属于此类，如垂体激素、甲状腺激素、胰岛素等。此类激素（甲状腺激素除外）易被消化酶破坏，故不宜口服。

2. 类固醇激素 由肾上腺皮质和性腺分泌，包括皮质醇、醛固酮、雄激素、雌激素等。此类激素不易被消化酶破坏，一般可口服应用。

此外还有属于固醇类激素的胆钙化醇（维生素D_3）和属于脂肪酸衍生物的前列腺素等。

二、激素作用的一般特性

虽然激素种类繁多，作用复杂，但它们在发挥调节作用的过程中，具有以下共同特征。

（一）激素作用的相对特异性

激素被释放入血后，可到达全身各个部分，与各种组织细胞广泛接触，但它对组织细胞发挥调节作用是有选择性的。如促甲状腺激素只选择性作用于甲状腺，促肾上腺皮质激素只选择性作用于肾上腺皮质。激素作用的特异性与靶细胞上存在能与该激素发生特异性结合的受体有关。

（二）激素的信息传递作用

任何激素只能加强或减弱细胞原有的生理生化过程，并不能引起细胞新的功能。例如生长激素能够促进生长发育，胰岛素能够降低血糖等。在这些作用中，激素既不能提供能量，也不能添加成分，仅仅是将生物信息传递给细胞，从而调节细胞内原有的生理生化反应。

（三）激素的高效能生物放大作用

各种激素在血中的浓度都很低，一般在nmol/L，甚至pmol/L数量级，但其作用显著。例如$0.1\mu g$促肾上腺皮质激素释放激素，可使腺垂体释放$1\mu g$促肾上腺皮质激素，后者能引起肾上腺皮质分泌$40\mu g$糖皮质激素，从而使机体增加$6000\mu g$的糖原贮存。因此，当某内分泌腺分泌的激素过多或不足时，可使机体出现相应功能亢进或减退的病症。

（四）激素间的相互作用

当某一生理功能的调节有多种激素共同参与时，激素之间往往存在着相互影响，主要表现在三个方面。①协同作用：如生长素、糖皮质激素及胰高血糖素均能升高血糖，在升糖效应上有协同作用。②拮抗作用：如胰岛素能降低血糖，与胰高血糖素升高血糖的效应相拮抗。③允许作用（permissive action）：有的激素本身并不能直接对某些组织或细胞产生生物学效用，但它的存在却能使另一种激素的作用明显增强。例如糖皮质激素本身对血管平滑肌无收缩作用，但它的存在是儿茶酚胺发挥缩血管效应的必要条件。

第二节　下丘脑与垂体

一、下丘脑与垂体的功能联系

垂体按其结构和功能分为腺垂体与神经垂体两部分，这两部分与下丘脑均有密切联系。下丘脑与垂体的功能联系包括下丘脑–腺垂体系统和下丘脑–神经垂体系统两部分。

（一）下丘脑–神经垂体系统

下丘脑视上核和室旁核发出的神经纤维，通过漏斗的腹侧进入神经垂体，称为下丘脑垂体束。视上核和室旁核神经元合成的抗利尿激素和催产素，经下丘脑垂体束的轴浆运输到达并贮存于神经垂体，构成下丘脑–神经垂体系统。

（二）下丘脑–腺垂体系统

下丘脑与腺垂体之间存在有一套特殊的血管系统，即垂体门脉系统。它始于下丘脑正中隆起的毛细血管网，然后汇集成几条小血管下行，经垂体柄进入腺垂体后，再次形成毛细血管网。下丘脑促垂体区的神经元分泌下的能调节腺垂体活动的肽类激素，统称为下丘脑调节肽（hypothalamic regulatory peptides，HRP）。经垂体门脉系统运送到腺垂体，调节腺垂体激素的合成与释放，构成下丘脑–腺垂体系统。迄今为止共发现9种下丘脑调节肽（表11–1）。

表11–1　下丘脑调节肽及其主要作用

激素名称	英文缩写	化学性质	主要作用
促甲状腺激素释放激素	TRH	3肽	促进TSH释放，也能刺激PRL释放
促性腺激素释放激素	GnRH	10肽	促进LH和FSH释放（以LH为主）
生长激素释放激素	GHRH	44肽	促进GH释放
生长激素释放抑制激素（生长抑素）	CHRIH	14肽	抑制GH释放，对LH、FSH、TSH、PRL及ACTH的分泌也有抑制作用
促肾上腺皮质激素释放激素	CRH	41肽	促进ACTH释放
促黑（素细胞）激素释放因子	MRF	肽	促进MSH释放
促黑（素细胞）激素释放抑制因子	MIF	肽	抑制MSH释放
催乳素释放因子	PRF	肽	促进PRL释放
催乳素释放抑制因子	PIF	多巴胺（？）	抑制PRL释放

二、腺垂体

（一）腺垂体分泌的激素及其生理作用

腺垂体是体内最重要的内分泌腺，主要分泌7种激素，具体如下。

1. 生长激素 生长激素（growth hormone，GH）是腺垂体中分泌量最多的一种激素。其主要生理作用是如下。

（1）机体的生长发育受多种激素的调节，生长激素是起关键性作用的调节因素。生长激素能促进骨、软骨、肌肉及其他组织细胞的分裂增殖和蛋白质合成，从而使骨骼和肌肉的生长发育加快。临床观察可见，若幼年时期生长激素分泌不足，则患儿生长停滞，身材特别矮小，但智力发育正常，称为侏儒症（dwarfism）；若幼年时生长激素分泌过多，则患儿身材高大，称为巨人症（gigantism）。成年后若生长素分泌过多，因骨骺已钙化闭合，长骨不再生长，但肢端的短骨、颅骨及软组织可出现异常的生长，从而出现手足粗大、鼻大唇厚、下颌突出及内脏器官增大等现象，称为肢端肥大症（acromegaly）。

（2）生长激素对代谢过程的作用主要是促进蛋白质合成、促进脂肪分解和升高血糖。①生长激素可促进氨基酸进入细胞，并加速DNA和RNA的合成，因此可促进蛋白质合成；②生理水平的生长激素可刺激胰岛素分泌，加速糖的利用，但生长激素分泌过多则抑制糖的利用，使血糖升高；③生长激素可促进脂肪的分解，增强脂肪酸的氧化分解。由于脂肪分解提供了能量，也减少了糖的利用。因此，生长激素长期分泌过多可使血糖升高，导致"垂体性糖尿病"。

> **考点链接**
>
> 下列哪项不是生长激素的作用
> A. 促进蛋白质合成　　B. 升高血糖
> C. 促进骨的生长　　　D. 促进脑的发育
> E. 加速脂肪分解
> 参考答案：D
> **解析**：生长激素能刺激机体、特别是骨骼与肌肉的生长，但不影响脑组织的生长发育。

2. 催乳素 平时血中催乳素（prolactin，PRL）的水平很低，妊娠期和哺乳期显著升高。催乳素的生理作用主要如下。

（1）催乳素的主要作用是促进乳腺发育生长，并引起并维持泌乳。女性青春期乳腺发育是多种激素共同作用的结果。在妊娠期，催乳素、雌激素和孕激素分泌增加，使乳腺进一步发育成熟，并具备泌乳能力。但由于血中雌、孕激素水平较高，可抑制催乳素的作用，故此时乳腺并不分泌乳汁。在分娩后，血中雌、孕激素水平明显降低，催乳素才发挥其引起和维持泌乳的作用。

（2）小剂量的催乳素能促进卵巢排卵和黄体生长，并刺激雌激素和孕激素分泌，在男性，催乳素可促进前列腺及精囊的生长，并可促进睾酮的合成。

3. 促黑激素 促黑激素（melanophore stimulating hormone，MSH）主要作用能够刺激黑色素细胞内的酪氨酸转化为黑色素，并使黑色素颗粒在细胞内散开，使皮肤及毛发的颜色加深。

4. 其他 促甲状腺激素（TSH）、促肾上腺皮质激素（ACTH）、促卵泡激素（FSH）和黄体生成素（LH），入血后分别作用于各自的靶腺，即甲状腺、肾上腺和性腺，促进靶腺的生长发育及其功能活动。

（二）腺垂体促激素分泌的调节

腺垂体促激素的分泌不但受下丘脑控制，同时也受血中靶腺激素浓度的影响，是下丘脑、腺垂体和靶腺三者之间相互联系、相互影响的过程。三者连成三个功能轴，即下丘脑-腺垂体-甲状腺轴、下丘脑-腺垂体-肾上腺皮质轴、下丘脑-腺垂体-性腺轴，构成激素活动的三级水平调节，从而使血中相关激素浓度保持相对稳定（图11-2）。

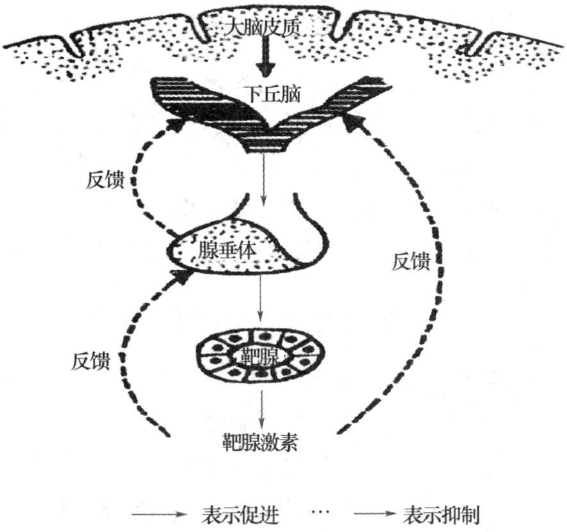

图11-2 促激素分泌调节示意图

三、神经垂体

神经垂体自身不能合成激素，它只是下丘脑合成的抗利尿激素和催产素的贮存释放部位。

（一）抗利尿激素

在正常饮水情况下，血浆中抗利尿激素的浓度很低。生理剂量的抗利尿激素（antidiuretic hormone，ADH），主要是促进肾远曲小管和集合管对水的重吸收，发挥抗利尿作用（见第八章）。在机体脱水和大失血等情况下，血中抗利尿激素的浓度明显升高，可使内脏血管广泛收缩，从而保持血压稳定，因此也称血管升压素（vasopressin，VP）。

（二）催产素

催产素（oxytocin，OXT）的主要生理作用是在分娩时刺激子宫收缩和在哺乳期促进乳汁排出。

1. 催产素是促进乳汁排出的关键激素　哺乳期乳腺不断分泌乳汁贮存在腺泡中，当婴儿吸吮乳头时，可通过射乳反射（milk ejection reflex）使催产素释放入血，引起乳腺腺泡周围的肌上皮细胞收缩，腺泡内压力升高，乳汁经输乳管排出。同时，催产素也有营养乳腺的作用。

2. 催产素可促进妊娠子宫平滑肌收缩　在分娩过程中，胎儿刺激子宫颈可反射性引起催产素释放，使子宫收缩进一步增强，起到催产的作用。

第三节　甲　状　腺

甲状腺是人体最大的内分泌腺，由许多大小不等的腺泡组成。腺泡上皮细胞是甲状腺激素合成与释放的部位。甲状腺激素广泛参与机体正常的生长发育、新陈代谢等多种活动的调节。甲状腺腺泡之间和腺泡上皮之间有滤泡旁细胞，也称C细胞，能分泌降钙素。降钙素主要参与钙、磷代谢的调节。

一、甲状腺激素的合成与代谢

甲状腺激素（thyroid hormone，TH）主要有两种：一种是四碘甲腺原氨酸（T_4）即甲状腺素，另一种是三碘甲腺原氨酸（T_3），两者都是酪氨酸的碘化物。在血液中T_4含量较T_3多，约占总量的90%，但T_3的生物学活性较T_4强约5倍，是甲状腺激素发挥生理作用的主要形式。合成甲状腺激素的原料主要是甲状腺球蛋白（thyroglobulin，TG）和碘。甲状腺球蛋白由腺泡上皮细胞分泌，碘来自食物。

二、甲状腺激素的生理作用

甲状腺激素的生理作用十分广泛，主要是促进新陈代谢和促进机体生长发育。

（一）对新陈代谢的影响

1. 产热效应　甲状腺激素可提高机体绝大多数组织的耗氧量，增加产热量。

2. 对物质代谢的影响　甲状腺激素对三大营养物质的代谢均有影响，但其作用效应可因其血液浓度的不同而不同。

（1）糖代谢　甲状腺激素可促进小肠黏膜对糖的吸收，增强肝糖原的分解，加强肾上腺素、胰高血糖素、生长激素的升高血糖作用，使血糖升高；同时，甲状腺激素又可加强外周组织对糖的摄取和利用，使血糖降低。因此，正常情况下，甲状腺激素对血糖浓度影响不大。大量的甲状腺激素，生糖作用强于促进外周组织对糖利用的作用，使血糖升高。因此，甲状腺功能亢进时常有血糖升高，甚至出现糖尿。

（2）蛋白质代谢　生理剂量的甲状腺激素可促进蛋白质的合成，从而有利于机体的生长发育和各种功能活动；大剂量的甲状腺激素能刺激蛋白质（尤其是肌蛋白）分解。因此甲亢患者可出现消瘦和乏力；甲状腺功能减退的患者，由于甲状腺激素分泌不足，导致蛋白质合成减少，组织间隙中黏蛋白增多，使水分子滞留皮下，引起黏液性水肿（myxedema）。

（3）脂类代谢　甲状腺激素能促进脂肪酸氧化，加速胆固醇降解，增强胰高血糖素和儿茶酚胺对脂肪的分解作用。同时甲状腺激素也能促进胆固醇的合成，但分解快于合成。因此，甲亢的患者血胆固醇常低于正常，反之，甲状腺功能减退的患者血胆固醇高于正常，易导致动脉粥样硬化。

（二）对生长发育的影响

甲状腺激素是维持正常生长发育不可缺少的激素，特别是对婴幼儿脑和骨的生长发育尤为重要。胚胎时期甲状腺激素合成不足或出生后甲状腺功能低下的婴幼儿，脑的发育有明显障碍，智力低下，且身材矮小，称为呆小症（即克汀病，cretinism）。

（三）其他作用

甲状腺激素的其他作用有：① 提高中枢神经系统兴奋性。甲状腺功能亢进时，可有烦躁不安、失眠多梦和肌纤维震颤等表现。相反，甲状腺功能低下时，中枢神经系统兴奋性降低，常出现记忆力减退、言行迟缓及嗜睡等症状。② 甲状腺激素能促进心肌细胞肌质网释放Ca^{2+}，使心率加快，心肌收缩力增强，心输出量增加。同时甲状腺激素还可引起血管平滑肌舒张，外周阻力降低。因此甲状腺功能亢进患者常常脉压增大。

另外，甲状腺激素对甲状旁腺、肾上腺皮质等内分泌腺的功能也有不同程度的影响。

三、甲状腺激素分泌的调节

甲状腺激素的合成和分泌主要受下丘脑–腺垂体–甲状腺轴的调节。同时，甲状腺还可进行自身调节。

（一）下丘脑–腺垂体–甲状腺轴

下丘脑分泌的TRH经垂体门脉系统刺激腺垂体分泌TSH，TSH作用于甲状腺，使其滤泡增生，促进甲状腺激素的合成与分泌。同时血液中游离T_3和T_4的浓度变化对TSH的分泌起着反馈调节作用。当血液中T_3和T_4浓度升高至一定水平时，通过负反馈作用，抑制TSH和TRH的分泌。

（二）甲状腺的自身调节

除了下丘脑–腺垂体–甲状腺轴的调节机制外，甲状腺还可根据血碘水平调节自身对碘的摄取量和甲状腺激素的合成。在血碘水平升高时，最初T_3、T_4的合成增加。但当血碘水平超过一定浓度时，甲状腺激素的合成明显减少。过量碘抑制甲状腺激素合成的机制目前尚不清楚。

> **知识链接**
>
> 地方性甲状腺肿（又称单纯性甲状腺肿，俗称"大脖子病"）是由于碘缺乏引起的一种疾病。其发病机制是由于饮食中长期缺碘，导致血中T_3、T_4浓度降低，对腺垂体的反馈抑制作用减弱，引起TSH分泌增多，从而使甲状腺组织增生、肿大。

第四节　肾 上 腺

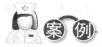 **案 例**

患者，女，38岁，近5个月来情绪不稳定，常常失眠，自感乏力。查体可见患者面圆背厚，皮肤菲薄，下腹、臀部、大腿有对称性分布的纵形紫纹，体毛增多增粗，血压升高，实验室检查血糖增高，血和尿皮质醇增高。

问题：

1. 根据所学的知识，说出这位患者患病的原因。

2. 从患者的表现来看，皮质醇有哪些生理作用？

肾上腺位于两肾的内上方，由皮质和髓质两部分组成，分别分泌肾上腺皮质激素和肾上腺髓质激素。

一、肾上腺皮质激素

肾上腺皮质由外向内分为球状带、束状带和网状带。球状带细胞分泌盐皮质激素，其代表是醛固酮（aldosterone）；束状带细胞分泌糖皮质激素（glucocorticoids），其代表是皮质醇（cortisol）；网状带细胞分泌少量性激素。醛固酮和性激素的内容详见第八章和第十二章，这里着重介绍糖皮质激素。

（一）糖皮质激素的生理作用

糖皮质激素作用广泛而复杂，在物质代谢和应激反应中起着非常重要的作用。

1. 糖皮质激素对机体的糖、脂肪和蛋白质代谢均有明显的影响。

（1）糖皮质激素能抑制外周组织对葡萄糖的摄取利用，促进肝脏糖异生和糖原合成，从而升高血糖。当糖皮质激素分泌过多或大量服用此类激素药物时，可出现血糖升高，甚至出现类固醇性糖尿。

（2）糖皮质激素能促进肝外组织（尤其是肌组织）蛋白质的分解，加速氨基酸转运至肝，为糖异生提供原料。因此糖皮质激素分泌过多（库欣综合征）时，患者会出现肌肉和淋巴组织萎缩，皮肤菲薄，某些部位可见典型的紫纹，骨质疏松等现象。

（3）糖皮质激素能促进脂肪分解，增强脂肪酸在肝内的氧化过程，有利于糖异生。糖皮质激素分泌过多时，由于身体不同部位脂肪组织对糖皮质激素的敏感性不同，可引起躯体脂肪的异常分布，呈现出面圆、背厚、躯干部发胖而四肢消瘦的"向心性肥胖"的特殊体形。

2. 糖皮质激素调节水盐代谢的作用　类似醛固酮，但作用较弱。此外糖皮质激素可降低肾小球入球小动脉的血流阻力，增加肾血浆流量，使肾小球滤过率增加，有利于水的排出。当其分泌不足时，排水能力明显降低，严重时可出现"水中毒"。

3. 应激反应　当机体受到伤害性刺激（如严重创伤、感染及精神紧张等）时，促肾上腺皮质激素（ACTH）和糖皮质激素分泌增多的反应称为应激反应（stress response）。应激反应中，糖皮质激素可减少伤害性刺激引起的某些物质的产生，增强糖代谢，使血糖升高；增强儿茶酚胺对血管的调节作用；同时，交感-肾上腺髓质系统的活动也明显增强，血中儿茶酚胺含量也相应增加。所以，应激反应是一种以ACTH和糖皮质激素分泌增加为主，多种激素共同参与的增强机体抵抗力的非特异性反应。

4. 其他作用

（1）糖皮质激素能刺激骨髓造血，使血液中红细胞和血小板数量增多；同时能动员附着在小血管壁的中性粒细胞进入血液循环，使血液中的中性粒细胞计数增加。糖皮质激素还能抑制淋巴细胞的有丝分裂，减少淋巴细胞的数量。此外，糖皮质激素还可增加肺和脾对嗜酸粒细胞的滞留，使外周血液中嗜酸粒细胞计数减少。

（2）糖皮质激素能增强心肌收缩力，提高血管平滑肌对儿茶酚胺的敏感性，有利于维持正常动脉血压。另外，糖皮质激素可降低毛细血管壁的通透性，减少血浆的滤出，维持正常血容量。

（3）糖皮质激素能促进胃酸和胃蛋白酶原的分泌，增进食欲和消化功能。但同时也使胃黏膜的自我保护和修复功能减弱。因此，长期大量应用糖皮质激素，可诱发或加剧消化性溃疡。

（4）糖皮质激素可提高中枢神经系统兴奋性。肾上腺皮质功能亢进的患者，可出现注意力能集中、烦躁不安、失眠等症状。

（二）糖皮质激素分泌的调节

糖皮质激素的基础分泌和应激分泌均受下丘脑–腺垂体–肾上腺皮质轴的调控。下丘脑室旁核及促垂体区的神经元可合成和释放促肾上腺皮质激素释放激素（CRH），通过垂体门脉系统运送到腺垂体使ACTH分泌增多，进而刺激肾上腺皮质对糖皮质激素的合成与释放。当血液中糖皮质激素浓度升高时，可反馈性抑制下丘脑和腺垂体神经元的活动，使CRH释放减少，ACTH合成及释放受到抑制。同时，腺垂体分泌的ACTH也可反馈性抑制下丘脑神经元合成CRH。

由于存在这种复杂的反馈调节，临床长期大量应用糖皮质激素的患者，外源性糖皮质激素可抑制ACTH分泌，引起肾上腺皮质萎缩，分泌功能减退甚至停止。此时若骤然停药，血中糖皮质激素水平低下，患者可出现肾上腺皮质功能不足的表现，甚至危及生命。因此，患者在治疗期间糖皮质激素可与ACTH交替使用，如需停药，应逐渐减量。

二、肾上腺髓质激素

肾上腺髓质嗜铬细胞能合成肾上腺素（epinephrine，E）和去甲肾上腺素（norepinephrine，NE），此外，还合成少量的多巴胺（dopamine，DA），三者均属于儿茶酚胺类物质。

（一）肾上腺髓质激素的生理作用

肾上腺素和去甲肾上腺素的生理作用有相似之处，但又不完全相同。其主要生理作用已在有关章节中介绍，现列表比较如下（表11–2）。

表11–2 肾上腺素与去甲肾上腺素的主要生理作用

比较项目	肾上腺素	去甲肾上腺素
心	心率加快，心肌收缩力增强，心输出量增加	心率减慢（减压反射的作用）
血管	皮肤、胃肠、肾血管收缩；冠状动脉、骨骼肌血管舒张	冠状动脉舒张，其他血管均收缩
血压	升高（心输出量增加）	明显升高（外周阻力增大）
支气管平滑肌	舒张	稍舒张
妊娠子宫平滑肌	舒张	收缩

肾上腺髓质受交感神经节前纤维支配，两者关系密切，组成交感–肾上腺髓质系统。当机体遇到剧痛、失血、缺氧等紧急情况时，肾上腺髓质激素分泌量剧增，提高中枢神经系统兴奋性，使机体处于警觉状态；心率加快，心肌收缩力增强，心输出量增加，血压升高，全身血液重新分配，以满足重要器官的血液需求；呼吸加强，肺通气量增加；糖原分解增加，脂肪分解加强，以适应在应急情况下机体对能量的需要。上述变化都是在紧急情况下，交感–肾上腺髓质系统发生的适应性反应，

称之为应急反应。

（二）肾上腺髓质激素分泌的调节

肾上腺髓质受交感神经节前纤维支配，当交感神经兴奋时，节前纤维末梢释放乙酰胆碱，可引起肾上腺髓质激素分泌增加。此外，ACTH可直接或间接促进髓质激素的合成。同时肾上腺髓质激素的分泌液存在自身反馈调节，可在一定程度上维持肾上腺素和去甲肾上腺素合成和分泌的稳态。

第五节 胰 岛

患者，女，56岁，自2010年8月以来出现疲乏无力、口渴多饮（每日饮水约8L）、排尿量增多（每日小便约20次左右），食欲增加且体重下降约15kg，并有便秘、手足麻木等症状。实验室检查：空腹血糖和餐后血糖均明显高于正常，尿糖强阳性。

问题：

1. 根据所学知识说出该患者得的是什么病？

2. 该患者为何出现上述的临床表现？

3. 说出引起此疾病的激素的主要生理作用。

胰岛是散在于胰腺腺泡组织之间的一些内分泌细胞群。胰岛细胞至少可分为5种，分别是A细胞、B细胞、D细胞、D_1细胞及F细胞。B细胞最多，约占75%，分泌胰岛素（insulin）；A细胞约占20%，分泌胰高血糖素（glucagon）；D细胞约占5%，分泌生长抑素（somatostatin，SS）；D_1细胞可能分泌血管活性肠肽（vasoactive intestinal peptide，VIP）；F细胞数量很少，分泌胰多肽（pancreatic polypeptide，PP）。本节主要讨论胰岛素和胰高血糖素。

一、胰岛素

人胰岛素是含有51个氨基酸残基的小分子蛋白质。成年人胰岛素的分泌量约为1.6~2.0mg/d。

（一）胰岛素的生理作用

胰岛素是全面促进机体合成代谢的关键激素，能够维持血糖的稳定性，同时对机体的生长发育和能量贮存也有重要作用。

（1）胰岛素能促进外周组织对葡萄糖的摄取和利用，加速糖原的合成，并抑制糖异生和糖原分解，促进葡萄糖转变为脂肪酸，贮存于脂肪组织，因而能降低血糖。胰岛素是目前已知的体内唯一能降低血糖的激素。

（2）胰岛素可促进肝脏合成脂肪酸，并转运到脂肪细胞储存；促进葡萄糖进入脂肪细胞，转化为α-磷酸甘油并进一步合成脂肪；同时抑制脂肪酶的活性，抑制脂肪的分解，使血中游离脂肪酸减少。

（3）胰岛素能促进细胞对氨基酸的摄取，促进DNA、RNA及蛋白质的合成，同时抑制蛋白质的分解，因而有利于机体的生长发育。但胰岛素单独作用时，促生长作用并不明显，在与生长激素共同作用时，有明显的协同效应。

此外，胰岛素还能促进K^+、Mg^{2+}及磷酸根离子进入细胞，参与细胞代谢过程。

 知识链接

　　糖尿病是由于体内胰岛素分泌不足或胰岛素抵抗所引起的代谢障碍性疾病。患者由于葡萄糖利用障碍，使血糖浓度升高。血糖水平如超过肾糖阈，尿中就可出现葡萄糖，从而导致糖尿病。当大量葡萄糖从尿中排出时，由于渗透性利尿使尿量增多，患者出现多尿、多饮、多食、体重减轻等典型的"三多一少"症状。糖尿病后期，由于脂肪分解增强，产生大量脂肪酸，后者在肝内氧化生成大量酮体，可引起酮血症和酸中毒。

（二）胰岛素分泌的调节

（1）血糖浓度是调节胰岛素分泌的最重要因素。胰岛B细胞对血糖水平的变化十分敏感，当血糖浓度升高时，胰岛素分泌明显增多，从而促进血糖降低；当血糖浓度降至正常水平时，其分泌液回到基础水平。

（2）胰岛受迷走神经与交感神经的支配。刺激迷走神经可直接或间接促进胰岛素的分泌，刺激交感神经则抑制胰岛素的分泌。

此外，许多激素（如抑胃肽、生长素、糖皮质激素等）、氨基酸也能促进胰岛素的分泌；肾上腺素可抑制其分泌。

二、胰高血糖素

胰高血糖素是由29个氨基酸残基组成的多肽，血清中胰高血糖素的水平为50~100ng/L。

（一）胰高血糖素的生理作用

胰高血糖素的生物效应与胰岛素相反，可促进分解代谢，是动员机体储备能源的激素。胰高血糖素对糖代谢的调节作用最为显著，能促进肝糖原分解和糖异生，使血糖明显升高。胰高血糖素还能促进脂肪分解，促进氨基酸转化为葡萄糖，抑制蛋白质合成。

（二）胰高血糖素分泌的调节

（1）血糖浓度是调节胰高血糖素分泌的主要因素，血糖浓度降低时胰高血糖素分泌增加，反之减少。

（2）交感神经兴奋可促进胰高血糖素的分泌，而迷走神经则抑制其分泌。

此外，氨基酸、缩胆囊素、促胃液素等可促进胰高血糖素的分泌，而胰岛素、生长抑素、促胰液素等激素则抑制其分泌。

第六节　调节钙磷代谢的激素

甲状旁腺激素、降钙素以及1，25-二羟维生素D_3是体内调节钙、磷代谢的主要激素，三者共同维持血浆中钙和磷的水平相对恒定。

一、甲状旁腺激素

甲状旁腺激素（parathyroid hormone，PTH）是甲状旁腺主细胞分泌的。正常人血浆甲状旁腺激素浓度呈现日节律波动，清晨6时最高，以后逐渐降低，到下午4时达到最低。

（一）甲状旁腺激素的生理作用

甲状旁腺激素是调节血钙与血磷水平最重要的激素，它有升高血钙和降低血磷的作用。其主要作用途径有：①动员骨钙入血，提高血钙浓度。②促进肾远端小管对钙的重吸收，抑制近端小管对磷的重吸收，使血钙升高，血磷降低。③激活肾1α-羟化酶，使25-羟维生素D_3转变为有活性的1，25-二羟维生素D_3，促进小肠黏膜对钙和磷的吸收。

（二）甲状旁腺激素分泌的调节

1. 血钙水平的调节　血钙水平是调节甲状旁腺分泌的最主要的因素。甲状旁腺主细胞对低血钙极为敏感，血钙浓度稍有下降即可使PTH分泌量迅速增加；反之减少。

2. 其他影响因素　血磷升高可使血钙降低，从而刺激PTH的分泌，血镁浓度较低时，可使PTH分泌减少。儿茶酚胺能促进PTH分泌，生长抑素能抑制PTH的分泌。

二、降钙素

降钙素（calcitonin，CT）是甲状腺C细胞分泌的多肽激素，主要在肾降解并排出。

（一）降钙素的生理作用

降钙素的生理作用主要是降低血钙和血磷水平，其主要的靶器官是骨，对肾也有一定的作用。CT能抑制破骨细胞的活动，使溶骨过程减弱，成骨过程增强，从而减少骨钙的释放，使骨组织中钙、磷沉积增加，因而血钙和血磷水平降低。此外，CT还能抑制肾小管对钙、磷、氯等离子的重吸收，使它们从尿中的排出量增多。

（二）降钙素分泌的调节

降钙素的分泌主要受血钙浓度的调节。当血钙浓度升高时，CT的分泌随之增加。另外，某些胃肠激素也能促进CT的分泌，其中以促胃液素的作用最强。

三、维生素D_3

维生素D_3也称胆钙化醇，可从动物性食物中摄取，也可由皮肤中的7-脱氢胆固醇经紫外线照射转化而来。维生素D_3需经过羟化才具有生物活性。1，25-二羟维生素D_3〔1，25-$(OH)_2D_3$〕使其主要的活性形式。

（一）1，25-（OH）$_2$D$_3$的生理作用

1，25-（OH）$_2$D$_3$主要通过作用于小肠、骨和肾来调节钙、磷代谢。

1. 可促进小肠黏膜上皮细胞对钙的吸收 1，25-（OH）$_2$D$_3$进入小肠黏膜细胞内可生成一种与钙有很强亲和力的钙结合蛋白（calcium-binding protein，CaBP），直接参与小肠黏膜上皮细胞对钙的吸收过程。同时1，25-（OH）$_2$D$_3$也能促进小肠黏膜细胞对磷的吸收。因此，它既能升高血钙，也能升高血磷。

2. 对动员骨钙入血和钙在骨的沉积都有作用 一方面，1，25-（OH）$_2$D$_3$能提高破骨细胞的活动，增加骨的溶解，使骨钙释放入血；另一方面，1，25-（OH）$_2$D$_3$又能刺激成骨细胞的活动，促进骨钙沉积和骨的形成。但总的效应是升高血钙。

3. 可促进肾小管对钙和磷的重吸收 使尿钙、磷排出量减少。

（二）1，25-（OH）$_2$D$_3$生成的调节

1，25-（OH）$_2$D$_3$的生成主要受甲状旁腺激素的影响。当血钙浓度降低时，PTH分泌量增加，促进肾小管1α-羟化酶的表达，使1，25-（OH）$_2$D$_3$生成增加。血磷水平降低也能刺激1α-羟化酶的活性，增加1，25-（OH）$_2$D$_3$生成量。

第七节 其他器官的内分泌

体内除了前面所述的经典的内分泌器官外，还存在其他具有内分泌功能的器官。这些器官有的在成年后逐渐萎缩，有的起初并没有认识到它的内分泌功能，甚至体内一些化学物质也有内分泌功能。

一、松果体

松果体（pineal gland）位于胼胝体的后下方，第三脑室的后上方。成年人松果体在X线片上为可见的钙化点结构。松果体主要分泌褪黑素（melatonin，MT）。在两栖类动物褪黑素可皮肤褪色，但在高等动物，褪黑素已经失去了这一作用。松果体分泌褪黑素呈现明显的昼夜节律变化，白天分泌减少，夜间分泌增多，所以一般认为褪黑素的作用是使机体功能与昼夜节律同步化。研究表明，生理剂量的褪黑素有促进睡眠的作用。

二、脂肪组织的内分泌

1994年，当人们对小鼠和人类相应的肥胖基因进行定位克隆时，发现由脂肪细胞6号染色体的肥胖基因表达的激素可以减轻体重，因此将其命名为瘦素（leptin）。瘦素可增加机体的能量消耗，降低食欲，从而使体重减轻。

三、前列腺素

前列腺素（prostaglandin，PG）是广泛存在于人和动物体内的一组重要的组织激素，主要在组织局部产生和释放，对局部功能进行调节，但个别前列腺素如血管内皮细胞合成的前列环素（prostacyclin，PGI$_2$）可以进入血液循环发挥作用。

前列腺素在体内的作用非常广泛，除了参与炎症反应外，还通过中枢神经系统参与对体温、行为和自主神经活动的调节。此外，前列腺素还影响生殖系统、心血管系统、消化系统和呼吸系统平滑肌的功能。前列腺素还调节甲状腺、肾上腺等腺体激素的分泌。它还能作用于血细胞，影响血小板聚集和免疫功能等。

小　结

内分泌系统由内分泌腺和散在的内分泌细胞组成，与神经系统共同调节机体的各种功能活动。内分泌细胞分泌的高效能的生物活性物质称为激素。不同的内分泌腺分泌激素种类不同，分别调节不同的机体活动：如甲状腺激素主要影响新陈代谢，促进机体生长发育；甲状旁腺激素主要调节钙磷代谢；肾上腺皮质激素主要影响物质代谢和水盐代谢，参与机体应激反应；肾上腺髓质激素可增强心血管功能，参与机体应急反应；胰岛素全面促进合成代谢，是体内唯一能够降低血糖的激素。

激素作用的最终目的保证机体的新陈代谢和生命活动能够正常进行，如果激素分泌出现异常，机体就会出现代谢障碍。

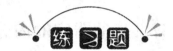

练习题

A₁型题

1. 下列哪项不是激素作用的共同特征
   A. 信息传递作用　　　　　　　　B. 放大作用　　　C. 特异性
   D. 允许作用　　　　　　　　　　E. 增加新的功能
2. 下列哪种激素不是腺垂体分泌的激素
   A. 促甲状腺激素　　B. 黄体生成素　　C. 催乳素
   D. 生长素　　　　　E. 催产素
3. 幼年时期生长素分泌过多会导致
   A. 侏儒症　　　　　B. 肢端肥大症　　C. 巨人症
   D. 黏液性水肿　　　E. 向心性肥胖
4. 影响神经系统发育最重要的激素是
   A. 肾上腺素　　　　B. 生长素　　　　C. 胰岛素
   D. 甲状腺激素　　　E. 醛固酮
5. 成人甲状腺激素分泌不足会患
   A. 糖尿病　　　　　B. 呆小症　　　　C. 侏儒症
   D. 黏液性水肿　　　E. 尿崩症
6. 体内唯一能够降低血糖的激素是
   A. 生长素　　　　　B. 胰岛素　　　　C. 胰高血糖素

D. 糖皮质激素　　　　E. 甲状腺激素

7. 调节胰岛素分泌最重要的因素是

　　A. 血脂水平　　　　　B. 抑胃肽　　　　　C. 血糖水平

　　D. 神经因素　　　　　E. 生长素

8. 男孩，10岁，身高1m，智力低下。应考虑为哪一种激素分泌障碍

　　A. 胰岛素　　　　　　B. 生长激素　　　　C. 甲状腺激素

　　D. 肾上腺皮质激素　　E. 性激素

9. 降钙素的主要靶器官是

　　A. 甲状旁腺　　　　B. 骨　　　　　C. 腺垂体　　　　D. 胃肠道　　　　E. 肾

10. 肾上腺皮质功能低下时可出现

　　A. 血容量增多　　　B. 血浆Na$^+$浓度升高　　　　　C. 血浆K$^+$浓度降低

　　D. 血压升高　　　　E. 血容量减少

11. 女，35岁，为甲状腺功能亢进。在其血液中下列哪一种物质的浓度降低

　　A. 血钙　　　　　　B. 氨基酸　　　　C. 葡萄糖　　　　D. 胆固醇　　　　E. 尿酸

12. 在动物实验中，切除动物的肾上腺后其体内将发生的变化有

　　A. 体内水潴留　　　B. 血脂降低　　　C. 血管平滑肌对儿茶酚胺的反应降低

　　D. ACTH降低　　　E. 血糖水平升高

13. 影响远曲小管和集合管主动重吸收Na$^+$的激素是

　　A. 醛固酮　　　　　B. 肾上腺素　　　　C. 甲状腺激素

　　D. 皮质醇　　　　　E. ADH

14. 因肾上腺皮质功能不足，排出水分的能力减弱，而出现"水中毒"，现补充下列哪一种激素可缓解症状

　　A. 肾上腺素　　　　B. 胰岛素　　　　C. 糖皮质激素

　　D. 醛固酮　　　　　E. 胰高血糖素

15. 下列激素中，哪一种没有促进蛋白质合成的作用

　　A. 胰岛素　　　　　B. 甲状腺激素　　　C. 生长素

　　D. 甲状旁腺激素　　E. 以上均不是

16. 关于胰岛素的叙述错误的是

　　A. 促进脂肪和蛋白质的分解利用

　　B. 促进糖的储存和利用

　　C. 促进葡萄糖转变为脂肪酸

　　D. 生长抑素对胰岛素的分泌有抑制作用

　　E. 氨基酸对胰岛素的分泌有刺激作用

17. 关于生长素的叙述错误的是

　　A. 促进脂肪的合成

　　B. 促进骨、软骨、肌肉及其他组织的细胞分裂增殖

　　C. 加速蛋白质的合成

D. 抑制外周组织对葡萄糖的利用

E. 诱导靶细胞生成生长素介质

18. 关于胰岛细胞分泌激素的叙述，正确的是

A. A细胞分泌胰多肽　　　　　　　B. B细胞分泌胰岛素

C. C细胞分泌胰高血糖素　　　　　D. D细胞分泌抑胃肽

E. F细胞分泌生长抑素

19. 合成甲状腺激素的原料是

A. 碘和铁　　　　　　　　　　　　B. 球蛋白和维生素A

C. 甲状腺球蛋白和维生素B_{12}

D. 碘和甲状腺球蛋白　　　　　　　E. 铁和球蛋白

B型题

A. 循环血量减少　　　　　　　　　B. 血浆晶体渗透压升高

C. 两者都是　　　　　　　　　　　D. 两者都不是

20. 使醛固酮释放增多的是

21. 使ADH释放增多的是

A. 侏儒症　　　　B. 呆小症　　　　C. 黏液性水肿

D. 肢端肥大症　　E. 巨人症

22. 先天性甲状腺发育障碍可引起

23. 先天性垂体功能减退可引起

24. 成人垂体功能亢进可引起

25. 成人甲状腺功能低下可引起

（周　燕）

要点导航

◎ **学习要点**

　　男性的主性器官是睾丸，具有产生精子和分泌雄激素的作用；女性的主性器官是卵巢，其生理功能有产生和排放卵子，分泌雌激素、孕激素及少量雄激素。雌激素、孕激素的生理功能。

◎ **技能要点**

　　分析月经周期中卵巢和子宫内膜的变化规律及据此可采取的避孕措施。

第一节　男性生殖

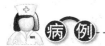 病例

　　李某，男，2011年9月做了输精管结扎手术，妻子与当年11月体检时被告知怀孕1月余，李某怀疑手术不成功，去复检，证明绝育手术成功。因此，怀疑妻子有外遇，遂爆发家庭战争。根据所学的生殖知识，你如何向李某解释？

　　生殖器官包括主性器官和附性器官。男性的主性器官是睾丸（testis），附性器官包括附睾、输精管、射精管、精囊腺、前列腺、尿道球腺、阴囊和阴茎等。本节主要介绍睾丸的生精功能和内分泌功能以及睾丸功能的调节。

　　睾丸的功能主要是生成精子和分泌雄激素。

一、睾丸的生精功能

　　生精是指精原细胞发育为成熟精子的过程，从精原细胞发育成为精子的整个过程为一个生精周期。这一过程的完成，有赖于睾丸结构和功能的完整。

（一）睾丸的组成

　　睾丸由生精小管和间质细胞（莱弟细胞）组成，分别占睾丸总体积的80%和20%。

生精小管是精子的生成部位。间质细胞具有合成和分泌雄激素等功能。

（二）睾丸的生精功能

最原始的生精细胞为精原细胞。从青春期开始，在腺垂体促性腺激素（GnRH）的作用下，精原细胞开始发育分化，分阶段形成精子，其过程为：精原细胞→初级精母细胞→次级精母细胞→精子细胞→精子，这个过程约需两个半月。精子外形似蝌蚪，分头、尾两部分，头部顶体内有多种水解酶，在受精中起着重要的作用；尾细长，能快速向前运动（图12-1）。生精细胞增殖非常活跃，但易受放射线、酒精等理化因素的影响，导致精子的畸形和功能障碍。另外，精子的生成需要有适宜的温度，阴囊内温度比腹腔内低1℃~8℃，有利于精子

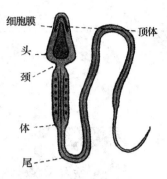

图12-1　精子模式图

的生成。如果睾丸由于胚胎发育障碍，停留在腹腔或腹股沟内，不能下降到阴囊（称隐睾症），由于腹腔内的温度较高，影响精子的生成过程，可导致男性不育。

精子在生精小管生成→附睾停留18~24天→获运动能力→射精后精子获得运动功能。正常男子每次射精约3~6ml，含2千万~4亿个/ml精子。如精子数小于2千万/ml，则不易使卵子受精。

二、睾丸的内分泌功能

睾丸的间质细胞分泌雄激素，主要为睾酮（testosterone，T），肾上腺皮质和卵巢也分泌少量的睾酮。正常男子的睾丸每日分泌睾酮4~9mg。绝大部分睾酮在血液中与蛋白质结合，只有约2%处于游离状态，睾酮在肝脏灭活，其产物主要随尿排出。此外，睾丸支持细胞分泌抑制素，抑制素对腺垂体FSH的分泌有很强的抑制作用，生理剂量的抑制素对LH的分泌无明显影响。睾酮的生理作用如下。

1. 促进男性生殖器官的发育和副性征的出现　睾酮能刺激前列腺、阴茎、阴囊、尿道等性器官的发育和生长。在青春期后，男性外表出现了一系列特征，主要表现有生胡须、嗓音低沉、喉结突出、毛发呈男性型分布、骨骼粗壮和肌肉发达等，都是在睾丸刺激下产生并依靠它维持的。这就是男性副性征或第二性征。

2. 对代谢的作用　主要是促进体内蛋白质的合成代谢，特别是肌肉、骨骼等器官的蛋白质合成，出现正氮平衡。还可使水钠潴留，骨中钙、磷沉积增加，红细胞增多等。男子在青春期，由于睾酮的作用，并与垂体分泌的生长激素协同，可使身体出现一次显著的增长。

第二节　女性生殖

女性的主性器官是卵巢（ovarian），附性器官有输卵管、子宫、阴道和外阴等（图12-2）。卵巢有双重功能：一是产生和排放卵子；二是分泌雌激素和孕激素。

一、卵巢的生殖功能

卵巢的主要功能是产生卵子。青春期后，通常女性体内有几个甚至十几个初级卵泡（ovarian follicle）同时发育，但往往只有一个发育成熟，其余的在发育的不同阶段先后退化，成为闭锁卵泡。卵泡发育主要分为三个阶段：原始卵泡→生长卵泡→成熟卵泡（图12-3）。女性一生中有400~500个卵泡成熟排卵（平均每月一个）；其余几十万个卵泡则萎缩闭锁，这种退化过程可发生在卵泡发育的任何阶段。成熟卵泡破裂，卵细胞与附着透明带、放射冠以及卵泡液由卵泡排出，称为排卵。

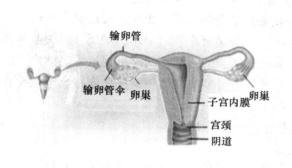

图12-2　女性生殖器官示意图　　　图12-3　卵泡发育示意图

排卵后，残余的卵泡壁内陷，残留卵泡细胞继续发育增大，形成一个富含血管的内分泌细胞团，称为黄体。至排卵后的9~10天开始退化，转变为白体；若排出的卵子受精，在胎盘分泌的人绒毛膜促性腺激素的作用下，黄体继续长大并维持一定时间，以适应妊娠需要，称为妊娠黄体。

直通护考

卵巢的功能不包括

A. 卵巢分泌雌激素　　　B. 卵巢有内分泌功能　　　C. 卵巢有拾卵功能

D. 卵巢可产生和排放卵子　　　E. 卵巢有生殖的功能

参考答案：C

解析： 卵巢的功能有产生和排放卵子，分泌雌激素、孕激素及少量雄激素。拾卵是输卵管功能。

二、卵巢的内分泌功能

卵巢是人体的一个重要的内分泌腺，可以合成并分泌多种激素，其中主要有雌激素（estrogen，E）、孕激素（progestogen，P）。雌激素主要为雌二醇，孕激素主要为黄体酮。

（一）雌激素

人体内卵泡、黄体、胎盘等处均可分泌雌激素，其属于类固醇类激素。雌激素的主要生理作用如下。

1. 促进女性生殖器官的发育　雌激素促进子宫内膜增生肥厚，并使其中的血管和腺体增生，使宫颈腺分泌多而稀的黏液，利于精子通过，增强输卵管的蠕动，利于卵泡运行，刺激阴道上皮分化、角化合成大量的糖原，糖原分解成乳酸，可增强阴道抗菌能力。

2. 激发并维持女性副性征的出现　雌激素刺激并维持乳房发育，脂肪和毛发的女性分布具有女性特征、音调较高、骨盆宽大、维持性欲等作用。

3. 对代谢的影响　雌激素对人体新陈代谢有多方面的影响，促进肌肉蛋白质的合成；降低血浆胆固醇；促进醛固酮的分泌，提高肾小管对ADH的敏感性，引起水钠潴留；影响钙、磷代谢，与睾酮一样增加成骨细胞的活动，同时可促进骨骺的愈合。雌激素促进骨骼生长的作用小于睾酮，而其促进骨骼成熟作用又比睾酮强。这就是女性较早停止生长、身高矮于男性的原因之一。

综上所述，雌激素对青春期生长发育起着重要作用。

（二）孕激素

孕激素主要生理作用是保证囊胚着床和维持妊娠，在卵巢内主要由黄体产生，它通常在雌激素作用的基础上发挥作用。

1. 对子宫的作用　①孕激素促使子宫内膜继续增殖并呈现分泌期改变，为受精卵着床做好准备；②子宫颈口闭合，减少宫颈黏液的分泌量，使黏液变稠，不利于精子的穿透，以防止再孕；③降低子宫肌的兴奋性，使子宫肌对各种刺激的敏感性下降，从而使子宫处于安静状态，为囊胚的生长发育提供适宜环境，因此，孕激素具有安宫保胎作用。

2. 对乳腺的作用　孕酮可促进乳腺腺泡和导管的发育，与其他相关激素一起，为分娩后泌乳做准备。

3. 其他的作用　孕激素能使血管和消化道平滑肌松弛；也有促进女性副性征的形成、促进蛋白质的合成，但主要与妊娠有关；还能促进产热，使基础体温在排卵后升高。在临床上将基础体温的改变作为判断排卵日期的标志之一。

三、月经周期

（一）正常的月经周期

性成熟后正常女性在卵巢分泌激素的影响下，子宫内膜发生周期性剥落，并伴有阴道流血的现象，称为月经（menstruation）。由于月经总是周而复始地出现，故称为月经周期（menstrual cycle）。通常，我国女性发育到12~14岁出现第一次月经，称为初潮。健康女性的月经周期为21~35天，平均28天。每个周期从子宫出血的第一天算起，可按卵巢的变化分为两个阶段，即排卵之前的卵泡期和排卵后的黄体期，月经是女性青春期至更年期一种重要的生理现象。

（二）月经周期中卵巢和子宫内膜的变化

根据卵巢激素的周期分泌和子宫内膜的周期性变化，可将月经周期分为三期：月经期、增生期和分泌期（图12-4）。

1. 月经期 从月经开始到流血停止，相当于月经周期的第1~4天。在此期内，月经黄体退化、萎缩，分泌的孕激素、雌激素迅速减少。子宫内膜由于突然失去了雌、孕激素的支持，其中的血管发生痉挛，导致内膜缺血、坏死、脱落和流血。

> **考点提示**
>
> 月经周期中卵巢与子宫内膜周期性变化是护士执业资格考试中常考内容之一。

月经期出血量约为50~100ml，月经血呈暗红色，除血液外，还有子宫内膜的碎片、宫颈黏液及脱落的阴道上皮细胞。因子宫内膜组织中含有纤溶酶原激活物，故经血不凝固。月经期内，子宫内膜脱落形成的创面容易感染，应注意保持外阴清洁，并避免剧烈运动。

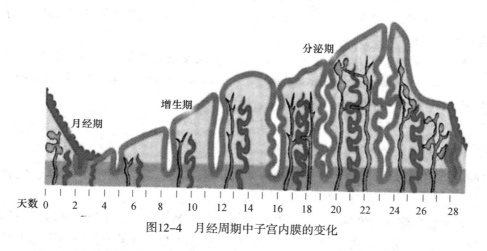

图12-4 月经周期中子宫内膜的变化

2. 增生期（排卵前期、卵泡期） 从月经停止之日起到卵巢排卵之日止，相当于月经周期的第5~14天，亦称卵泡期或排卵前期。从青春期开始，下丘脑分泌的GnRH增多，使腺垂体分泌FSH和LH也增多。FSH促使卵泡生长发育成熟，并与少量LH配合，使卵泡分泌雌激素。在雌激素的作用下，子宫内膜呈现增殖期的变化。在排卵前，雌激素在血中浓度达到峰值，并通过正反馈作用使LH分泌达到高峰，引起发育成熟的卵泡破裂排卵。

3. 分泌期（排卵后期、黄体期） 从排卵日起至下次月经到来日止，相当于月经周期的第15~28天，亦称黄体期或排卵后期。排卵后，在LH作用下，卵泡残余部分形成月经黄体，继续分泌雌激素和大量孕激素。排卵后8~10天，它们在血中的浓度达高峰，通过负反馈作用抑制下丘脑和腺垂体，使GnRH、FSH和LH分泌减少，于是黄体开始退化萎缩，雌激素和孕激素的分泌也迅速减少，进入下一月经周期。

A. 雄激素　　B. 孕激素　　C. 雌激素　　D. LH　　E. FSH

1. 使子宫内膜增生的是　　　　　　　　　　　参考答案：C

2. 使子宫内膜由增生期变成分泌期的是　　　　参考答案：B

3. 有合成蛋白质功能的是　　　　　　　　　　参考答案：A

如果排出的卵子受精，月经黄体不退化而生长发育形成妊娠黄体，继续分泌孕激素和雌激素，子宫内膜继续增厚形成蜕膜，月经周期停止，进入妊娠状态。直至分娩以后，月经周期再逐渐恢复。妇女45~50岁以后，卵巢功能退化，月经停止，进入绝经期。

 护理应用

❧ 月经不调 ❧

预防：自月经初潮起，就应学习、了解一些卫生常识，对月经来潮这一生理现象有一个正确的认识，消除恐惧及紧张心理。注意经期卫生，防止经、产期间上行感染，积极预防和治疗可能引起经血潴留的疾病。

经期：应注意保暖，忌寒、凉、生、冷刺激，防止寒邪侵袭;注意休息、减少疲劳，加强营养，增强体质;应尽量控制剧烈的情绪波动，避免强烈的精神刺激，保持心情愉快；经期绝对禁止性生活。

四、社会心理因素对生殖的影响

社会心理因素对男性精子的生成和精子的质量，女性月经和妊娠的发生、发展以及母体的健康和胎儿的发育等都有影响。

1. 对男性生殖功能的影响　强烈精神刺激、长期精神过度紧张以及环境污染等因素，可导致男性生殖细胞数量下降，质量降低，造成不育。抑郁、焦虑、人际关系紧张等因素可引起男性勃起功能障碍（erectile dysfunction，ED）。

2. 对月经的影响　月经周期是容易受社会和心理因素影响并对身体健康状况较敏感的一种生理过程。强烈的精神刺激，急剧的环境变化，往往引起月经失调，甚至闭经。

 知识链接

❧ 女性一生的生理分期 ❧

新生儿期：出生4周内。儿童期：出生4周后至12岁左右。青春期：11~12岁到17~18岁，即从月经初潮至生殖器逐渐发育成熟的时期。此期特点：第一、第二性征发育及月经来潮，女性初潮是青春期开始的一个重要标志。性成熟期：又称生育期，年龄是20岁至40岁左右。围绝经期：一般发生在45~52岁，突出表现是月经量逐渐减少直至绝经。老年期：年龄为60岁以上。

五、避孕

避孕（contraception）是指采用一定方法使妇女暂不受孕。一般通过以下环节达到避孕的目的：抑制精子或卵子的生成；阻止受精；使女性生殖道内的环境不利于精子的生存和活动；使子宫内的环境不适于胚泡的着床与生长；绝育手术等。例如：口服避孕药，放置避孕环，使用安全套等。尤为注意的是男性结扎手术，这是一种永久性的避孕方式。避孕原理是把由睾丸运送精子往阴茎的输精管切断，使精子无法排出。此永久避孕法只适合不想再生育的夫妇采用。男性接受结扎手术后，并不会立即产生永久避孕的功效，故手术后还要采用其他可靠的避孕措施，直至经过了两次精液检查，证明已完全无精子的存在，才可放弃避孕措施。

小　　结

人类产生生殖细胞的器官在男性是睾丸，具有产生精子和分泌雄性激素的作用；女性是卵巢，可产生卵子，分泌雌激素、孕激素和少量的雄性激素。两性性腺分泌的激素具有不同的生理作用，在此影响下，形成男女两性青春期后体征和外貌的差异。其他生殖器官的基本功能是输送精子或卵子，参与受精过程，维持胚胎发育成熟直至分娩，乳汁分泌。人类生殖还受社会心理因素的影响，涉及社会科学领域的许多方面。

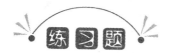

练 习 题

A₁型题

1. 排卵发生在

    A. 月经期   B. 增生期   C. 增生末期   D. 分泌期

    E. 分泌末期

2. 黄体形成后分泌的主要激素是

    A. 雌激素   B. 孕激素   C. LH   D. 孕激素和雌激素

    E. 孕激素、雌激素和LH

3. 女性，30岁，平素月经正常，28~30天一次，每次持续时间5天，其月经第一天的时间是2012年11月1日，今天是2012年11月3日，那么，她的子宫内膜变化处于

    A. 月经前期   B. 增生期   C. 分泌期   D. 月经期   E. 初潮期

4. 受精卵开始着床的时间，一般是从受精后

    A. 3~4日   B. 4~5日   C. 5~6日   D. 6~7日

    E. 8~9日

5. 下列不属于月经临床表现的是

    A. 多数妇女月经期无特殊症状，少数妇女可有下腹及腰骶部下坠感，一般不影响工

作和学习

  B. 正常月经一般持续2~7天

  C. 月经血呈暗红色，血凝块状

  D. 每次月经量一般为30~50ml

  E. 月经周期一般为28~30天，提前或延后3天属于正常情况

6. 符合雌激素生理作用的是

  A. 使子宫内膜增生

  B. 降低妊娠子宫对缩宫素的敏感性

  C. 使宫颈黏液减少变稠，拉丝度减少

  D. 使阴道上皮脱落加快

  E. 通过中枢神经系统有升温作用

（洪　彬）

实验指导

第一部分 实验总论

一、生理学实验课的目的和基本要求

生理学是一门实验科学，生理学实验不仅是生理学研究的重要手段，也是生理学教学的重要组成部分。通过实验教学，可使学生了解一些基本的实验方法，初步掌握生理学实验的基本操作技能，学会一些人体功能活动的检查方法，验证和巩固生理学的基础理论，培养学生实事求是、严格细致的科学态度和主动积极、团结协作的良好作风，提高对事物的观察、比较、分析和综合的能力，为此要求：

1. 课前应仔细阅读实验指导，熟悉实验的目的、原理、对象、用品、实验方法、观察项目和注意事项。结合实验复习有关理论知识，熟悉实验方法和操作程序，并根据理论预测实验应得的结果。

2. 实验过程中，必须严格遵守实验室规则，按照实验指导认真炒作，仔细观察实验过程中出现的现象，如实记录实验结果，并联系相关理论内容进行思考。实验小组在做实验时，要做好合理分工，各司其责。

3. 实验结束后，及时关闭仪器和设备的电源，将实验用品整理就绪，所有器械擦洗干净，并核对。放好实验用品。整理实验记录，分析实验结果，认真填写实验报告，按时交给负责教师评阅。

二、生理实验室规则

1. 进入实验室鼻血穿工作服，携带实验指导、记录本、准时进实验室。

2. 遵守学习纪律，保持实验室安静；严肃、认真安全地进行实验，不做与实验无关的事情。

3. 实验室的一切物品，未经教师许可，不得擅自取用或带出。

4. 各组应用的实验器材、物品，在使用前应检查清楚，不得随意与其他组调换；如遇仪器失灵或损坏时，应报告教师，以便及时维修或更换。

5. 节约水电及一切消耗性物品，爱护仪器和实验用品，损坏物品应赔偿。

6. 保持实验室整洁，公共器材和药品用毕后立即归还原处，动物尸体和废弃物应放到指定地点。

7. 实验完毕，应将实验器材、用品和实验台收拾干净，查点清楚，放回原处。各小组轮流搞好实验室的清洁卫生，关好窗户、水电经教师检查无误后，方可离开。

三、手术器械和常用生理实验仪器简介

（一）蛙类手术

1. 剪刀 粗剪刀用于剪骨和皮肤等粗硬组织；手术剪用于剪肌肉和结缔组织；眼科剪用于剪神经和血管细软组织。

2. 镊子 手术镊子用于夹捏组织和牵提切口处的皮肤，眼科镊子用于夹捏心包和血管。

3. 金属探针 用于破环脑和脊髓。

4. 玻璃分针 用于分离神经或血管等组织。

5. 锌铜弓 是有锌和铜两种金属做成的镊子状器械，是生理学实验中最简单的电刺激器。当锌、铜两尖端与组织接触时，产生电流，对组织施加刺激。实验中常用它检查神经肌肉标本有无兴奋性。

6. 蛙心夹 用于夹住心尖，借缚线连接于杠杆或换能器，描记心脏搏动。

7. 蛙板 用于固定蛙类，有孔蛙板用于蛙微循环观察。

8. 蛙钉或蛙腿夹 用于固定蛙腿。

（二）哺乳类手术器械

1. 手术刀 用于切开皮肤和脏器。

2. 剪刀 粗剪刀用于剪毛；手术剪用于剪动物软组织、线和敷料；眼科剪刀用于剪破血管、输尿液管以便插管。

3. 手上镊 有齿镊子牵拉切口或夹捏坚韧粗厚的组织以便剥离、剪断或缝合；眼科镊用于夹捏心包和血管。

4. 止血钳 钳夹血管或出血点，以达止血目的。此外，有齿的用于提起皮肤切口；无齿的用于分离皮下组织；较细小的蚊式钳适用于分离小血管及神经周围的结缔组织。

5. 动脉夹 用于短时间阻断动脉血流，以便做动脉插管。

6. 气管插管 急性实验时用于插入动物气管，以保证麻醉后动物呼吸道通畅。

7. 血管插管 动脉插管用于插入动脉，连接水银检压计以记录动脉血压；静脉插管用于插入静脉，以便实验中随时向动物体内输注溶液和药物。

8. 解剖台 固定动物，以便实验操作。有兔解剖台、狗解剖台等。

（三）常用生理实验仪器

进行生理学实验所需的仪器总体上可分为以下几个系统。

1. 刺激装置 刺激装置包括电子刺激器及与其配合使用的各种刺激电极。

（1）电子刺激器 电子刺激器是能产生一定波形电脉冲的仪器。最常用的是方波刺激器。刺激器能精确控制刺激的强度、频率和时间，并通过电极引导电流刺激组

织。刺激器通常具有记时、记滴等装置。

（2）刺激电极　常用的有：①普通电极，其金属导体裸露少许，用以与组织接触而施加刺激；②保护电极，其金属导体一侧裸露少许，其他部分用绝缘材料包藏，用于刺激在体神经干，以保护周围组织免受刺激；③微电极，可用于刺激单个细胞，也可用来引导单个细胞的电变化。微电极的尖端很细，可直接插入细胞中。

2. 描记装置

（1）描记杠杆　是在记纹鼓上描记肌肉活动时机械变化的传动装置，包括普通杠杆、通用杠杆和肌槽等。

（2）描记气鼓　是利用气体压力变化的传动装置，常用于记录呼吸运动。

（3）检压计　检压计为一"U"形玻璃管，是利用液体压力变化的描记装置，可分为水银检压计和水检压计两种，前者用于记录较高的压力如血压，后者用于记录较低的压力如胸内压。

（4）记滴器　是记录液体流出滴数的仪器，有简单记滴器、电子记滴器和光电记滴器等。常用于记录腺体的分泌量和尿的生成量。

（5）电磁标　电磁标是运用电磁感应原理制成作标记记号用的装置。当有电流通过线圈时，铁芯被磁化而吸动描笔，从而在记录纸描出记号。电磁标分别连接于记滴器、记时器和刺激器时，可作滴数记号、时间记号和施加刺激的记号，使用时应把电磁标的描笔笔尖与其他描记笔尖放在同一条垂线上。

3. 换能装置器　生理功能活动变化的信号需用一定的仪器设备显示记录，才能进行研究，因此，需要一定的装置将其引导到显示记录仪器上。若生理信号是电信号，可以通过引导电极直接导入记录仪器；若生理现象为其他能量形式时，如机械收缩、压力、振动、温度和某种化学成分变化等，都需要将原始生理信号转换为电信号才能导入记录仪器，这就需要各种换能器。

4. 显示记录装置

（1）记纹鼓　记纹鼓是一种较为原始的经典记录仪，可记录伴有机械变化的生理现象，如肌肉收缩、呼吸运动、心脏节律活动和血压波动等。根据动力的不同，可分弹簧记纹鼓和电动记纹鼓。使用时调整适当鼓速，并使描笔尖与鼓面相切。

（2）生理记录仪　生理记录仪灵敏度高，通过适当的换能器或引导电极，可以记录血压、心电、脑电、心音、呼吸、胃肠平滑肌、心肌和骨骼肌收缩等多种生理功能活动的变化，并以曲线形式直接描记在记录纸上，供分析使用。目前常用的记录仪有二道生理记录仪、三道生理记录仪、多道生理记录仪等。

（3）示波器　能把经过放大的生物电信号在荧光屏上显示出具体的图像波形，提供观察、研究和分析，也可借助附加的照相装置拍摄下来，作为记录保存。

（4）计算机生物信号采集处理系统　生物功能信号种类繁多，强弱不一，因此，对生物信号的观察、记录和分析变得非常复杂，往往需要借助于很多实验仪器，比如前置放大器、示波器、记录仪、刺激器等。由于计算机技术的发展，计算机生物信号采集处理系统已在生理学实验中广泛应用，替代了刺激器、放大器、示波器和记录仪等传统的仪器。生物信号采集处理系统是应用大规模集成电路、计算机硬件和软件技术开发的一种集生物信号的采集、放大、显示、处理、存储和分析于一体的仪器。该系统可替代传统的刺激器、放大器、示波器、记录仪，一机多用，功能强大，广泛地被应用于生理学、病理学、药理学实验。该系统由硬件和软件两大部分组成，硬件主要完成对各种生物电信号（如心电、肌电、脑电等）与非生物电信号（如血压、张力、呼吸等）的采集，并对采集到的信号进行调整、放大、转换，使之进入计算机。软件主要用来对已经数字化的生物信号进行显示、记录、存储、处理及打印输出，同时对系统各部分进行控制，与操作者进行人机对话。

四、常用生理盐溶液和实验常用麻醉药的配制

（一）常用生理盐溶液

生理学实验中常用的生理盐溶液有多种，成分和用途各有差异（实验表1）。配制时先将各溶质配成基础溶液，稀释混合，加蒸馏水至所需容量。葡萄糖在临用前加入。实验时宜新鲜配制使用或在低温中保存。

实验表1　常用生理溶液的成分及配制方法

药品名称	任氏溶液	乐氏溶液	台氏溶液	生理盐水	
	两栖类	哺乳类	哺乳类小肠	两栖类	哺乳类
氯化钠	6.5g	9.0g	8.08g	6.05g	9.0g
氯化钾	0.14g	0.42g	0.28g		
氯化钙	0.12g	0.24g	0.2g		
碳酸氢钠	0.20g	0.1~0.3g	1.0g		
磷酸二氢钠	0.01g		0.05g		
氯化镁			0.1g		
葡萄糖	2.0（可不加）	1.0~2.5g	1.0g		
加蒸馏水至	1000ml	1000ml	1000ml	1000ml	1000ml

（二）实验常用麻醉药的配制

在实施手术前，需将动物麻醉。不同种属的动物对不同的麻醉药的敏感性不同，各种麻醉药对动物生理功能的影响和麻醉持续时间也不同。因此，麻醉药的选择对实验的顺利进行和获得理想的实验结果非常重要。理想的麻醉药应具备以下三个条件：①麻醉完善，麻醉持续时间大致满足实验要求；②对动物的毒性及所观察的指标影响最小；③使用方便。常用麻醉药计量和给药途径见实验表2。

实验表2　生理实验常用麻醉药物（mg/kg）

药物名称	给药途径	狗	家兔	小白鼠	维持时间
乙醚	吸	适量	适量	适量	不定
戊巴比妥钠	静脉注射	25~35	25~40	25~70	2~4h
	腹腔注射	25~35	35~40	40~70	2~4h
苯巴比妥钠	静脉注射	80~100	100~160		4~6h
	腹腔注射	80~100	150~200		4~6h
硫喷妥钠	静脉注射	20~30	30~40	25~30	15~30min
	腹腔注射		60~80	50	
氨基甲酸乙酯	静脉注射	750~1000	750~1000		2~4h
	腹腔注射	750~1000	750~1000		2~4h

五、实验报告书写要求

生理学实验课中，实验报告是对实验的全面总结，是理论联系实际及知识应用的重要环节。因此，学生应按照实验的具体内容和要求，独立认真地完成实验报告。因实验内容不同，可用填表、叙述等形式写出报告。

实验报告的具体格式如下。

生理学实验报告

姓名_____班级_____组别_____日期_____

实验序号及实验题目

实验目的：_____

实验原理：_____

实验方法：_____

观察项目与结果：_____

实验分析：_____

填写实验报告时需要注意以下几点。

1. 实验报告　要求书写整洁、字迹端正、用词规范，文字应简练、通顺、简明扼要、实事求是。

2. 实验结果的记录　按照实验方法，根据观察及时客观地做出实验记录，不能在实验后根据回忆追记或靠主观想象描述。①有实验记录曲线的，应进行合理的剪切、归类，也可自己仿制记录曲线，在实验报告的适当位置进行粘贴，并加以必要的文字说明；②如实验结果是数据的，可绘制成表格进行准确表达；③如对实验结果进行文字描述，应科学、正确、客观和简明。

3. 实验结果分析 依据实验中获取的实验结果，结合学过的理论知识对结果进行解释，并提出自己的见解和认识，以提高分析问题、解决问题的能力。如果出现非预期的结果时，应分析其可能的原因，求得合理解释。

4. 实验结论 实验结论是从实验结果中归纳出的概括性判断，即本次实验所验证的理论概要。对照实验目的、原理，通过实验结果分析，总结实验结果中具有代表性的内容，给予简要归纳，以体现出实验结论中存在的规律性的理性认识。实验中未能推导出理论结论的实验结果，可不写入实验结论。

第二部分　实验各论

实验一 刺激与反应

【**实验目标**】　学习坐骨–神经–腓肠肌标本制备方法，观察不同刺激强度和刺激频率与骨骼肌收缩形式之间的关系。

【**实验对象**】　蟾蜍或蛙。

【**实验原理**】　蛙类的一些基本生命活动和生理功能与温血动物相似，其离体组织所需的生活条件比较简单，容易维持良好的功能状态。因此蛙类的神经–肌肉标本常用以观察研究刺激反应的一些规律。

【**实验用品**】　蛙类手术器械一套、张力换能器、BL–410/420实验系统、金属探针、神经标本屏蔽盒、刺激电极、引导电极、纱布、蛙钉、手术线、铁支架、滴管、培养皿、任氏液。

【**实验步骤与观察项目**】

1. 制备坐骨神经–腓肠肌标本

（1）破坏脑脊髓　左手持蛙，用示指下压吻端，拇指按压背部，使蛙头前俯；右手示指沿两鼓膜正中向后触摸，触及一凹陷处，即枕骨大孔。用蛙针由凹陷处垂直刺入枕骨大孔，再向前伸入颅腔，捣毁脑；向后插入椎管，捣毁脊髓。或把铁剪刀插入口裂，沿两眼后缘剪去头，再以蛙针捣毁脊髓。待蛙四肢肌肉紧张性完全消失，即表示脑和脊髓已破坏完全（实验图1a）。

（2）剪除躯干上部及内脏　在腋部用铁剪刀剪断脊柱，将头、前肢和内脏一并弃去，仅保存一段脊柱和后肢。脊柱的两旁可见坐骨神经丛（实验图1b）。

（3）剥皮　先剪去肛门周围皮肤，然后用左手捏住脊柱断端，右手捏住断端边缘皮肤，向下剥掉全部后肢皮肤。标本放入盛有林格液的小烧杯中，将手及用过的器械、蛙板洗净，以免皮肤分泌物污染神经–肌肉标本。若标本系电生理实验用则禁止撕皮，需用剪刀剪断皮下结缔组织来分离皮肤（实验图1c）。

（4）分离标本为两部分　沿脊柱正中线将标本均匀地分成左右两半，分别作进一步剥制。

（5）游离坐骨神经 用大头针将蛙下半身俯位固定在蛙板上，用玻璃分针在半膜肌和股二头肌之间分离出坐骨神经。注意分离时要仔细用剪刀剪断坐骨神经的分支，勿伤神经干，前面分离至脊柱坐骨神经丛基部，向下分离至膝关节。保留与坐骨神经相连的一小块脊柱，将分离出来的坐骨神经搭于腓肠肌上，去除膝关节周围以上的全部大腿肌肉，用铁剪刀刮净股骨上附着的肌肉，保留下半段股骨（实验图1d）。

（6）分离腓肠肌 在跟腱上扎牢一线，提起结线，剪断结扎线外的跟腱，游离腓肠肌至膝关节处，将膝关节以下小腿其余部分全部剪去。至此,标本制成（实验图1e）。

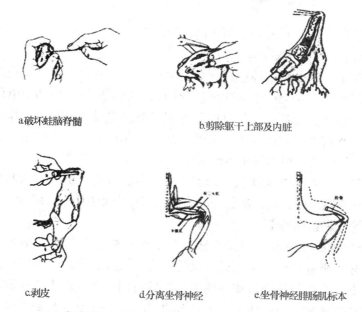

a.破坏蛙脑脊髓　　　　　　　　b.剪除躯干上部及内脏

c.剥皮　　　　　　　d.分离坐骨神经　　　　e.坐骨神经腓肠肌标本

实验图1　蟾蜍坐骨神经–腓肠肌标本的制备

（7）标本的检验 将标本置于蛙板上，用刺激器刺激坐骨神经，若腓肠肌收缩表明标本的兴奋性良好。将标本放入任氏液中待用。

2. 连接实验装置 张力换能器一端与腓肠肌肌腱上的结扎线连接，另一端与BL-410/420系统相连。坐骨神经放在刺激导线的神经钩上。

3. 软件操作

（1）进入BL–410/420系统→"实验项目"→神经肌肉实验→刺激强度与反应的关系→系统自动记录。

（2）进入BL–410/420系统→"实验项目"→神经肌肉实验→刺激频率与反应的关系→经典实验→系统自动记录。

4. 观察项目

（1）保存实验结果，找出阈刺激和最大刺激及其强度值，记录单收缩曲线。

（2）记录单收缩、不完全强直收缩、完全强直收缩曲线。

【注意事项】

1. 制备标本过程中，应随时用任氏液润湿神经和肌肉，防止干燥。

2. 游离神经时，切勿用玻璃分针逆向剥离，以防损伤神经干，又要避免金属器械对神经的不必要触碰。

3. 避免蟾蜍皮肤分泌物和血液等污染标本，也不能用水冲洗标本。

4. 刺激之后必须让标本休息一段时间，约0.5~1min，防止标本疲劳。

实验二 神经干动作电位的观察

【实验目标】 观察蟾蜍或蛙神经干动作电位波形。

【实验对象】 蟾蜍或蛙。

【实验原理】 用电刺激神经，在刺激电极的负极下神经纤维膜内产生去极化，当去极化达到阈电位，膜上产生一次可传导的快速电位反转，即动作电位。神经干是由许多神经纤维组成，其动作电位是以膜外记录方式记录到的复合动作电位。如果两个引导电极置于兴奋性正常的神经干表面，兴奋波先后通过两个电极处，便引导出两个方向相反的电位波动，称为双相动作电位。

【实验用品】 蛙类手术器械一套、神经标本屏蔽盒、BL–410/420实验系统、生物电引导线、刺激输出线、任氏液、1mol/L KCl、2%普鲁卡因、滤纸片。

【实验步骤与观察项目】

1. 制备坐骨神经干标本 制备方法和制备坐骨神经腓肠肌标本类似。沿脊柱两侧用玻璃分针分离坐骨神经，于靠近脊柱处穿线、结扎、剪断。轻轻提起结扎线，逐一剪去神经分支。当坐骨神经游离到膝关节处后再向下继续剥离，在腓肠肌两侧肌沟内找到胫神经和腓神经，剪去任一分支，分离留下的一支直到足趾，尽可能分离长一些，用线结扎，在结扎的远端剪断。坐骨神经在经过膝关节时，上面覆盖有肌腱和肌膜，分离时切勿剪断或损伤神经。标本制成后，浸于任氏液中数分钟，使其兴奋性稳定后备用。

2. 放置标本 将神经干标本置于神经屏蔽盒中，神经干的中枢端（粗端）置于刺激电极位置，外周端（细端）置于引导电极（实验图2）。

3. 软件操作

（1）进入BL–410/420系统→"实验模块"→"动作电位"。

（2）"信号输入"→"通道1"→"动作电位"。如果动作电位波形有毛刺样干扰，可选50Hz滤波。

（3）扫描方式："实验设置"→"触发显示方式"。

（4）根据信号图形调整放大倍数（灵敏度），扫描速度。

（5）刺激设置：单次、强度0.6V、波宽0.05ms。

开启刺激，这时可以看到动作电位波形，根据波形大小重新调整参数。如果伪迹很大，可用1cm×1cm大小的滤纸片，用任氏液浸湿后，放在地线位置处的神经上，可大大减小刺激伪迹。

4. 改变生物电引导线的位置，观察动作电位的波形有无改变，把神经干标本放置方向交换，观察动作电位的波形有无改变。

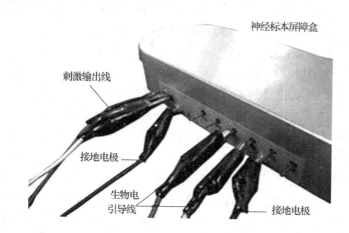

实验图2　刺激输出线、生物电引导线与神经标本屏蔽盒的连接

5. 将刺激强度设成0，然后逐渐增大强度，寻找阈刺激和最大刺激，观察动作电位的波形有无改变。

6. 将引导电极和刺激电极的距离尽可能变大，观察动作电位波形有无分离。

7. 用1mol/L KCl溶液滤纸片贴在外周端的引导电极上，观察电位波形有无改变。

8. 用任氏液洗去KCl，观察动作电位波形有无改变。

9. 用2%普鲁卡因滤纸片贴在刺激电极和引导电极之间，观察动作电位波形是否出现。

10. 洗去普鲁卡因，观察动作电位波形是否重新出现。

11. 用镊子将两个记录电极之间神经夹伤，观察动作电位波形有何改变。

【注意事项】

1. 制备坐骨神经干标本时，应尽量除尽附着的血管、神经。神经干两端应用线扎紧，浸于任氏液中备用，取神经干时须用镊子夹持两端结扎线，切不可直接夹持神经干。

2. 经常保持神经标本湿润（可置一小片湿纱布），但液体不宜过多，以免短路。

3. 注意使神经标本与刺激电极和引导电极密切接触。

4. 两刺激电极间距离不宜太近，因其间神经干电阻太小，甚至可导致两电极间近于短路，损坏刺激器。

5. 神经屏蔽盒用后应清洗干净，尤其是刺激电极和引导电极，否则残留盐溶液会导致电极腐蚀和导线生锈。

实验三 血液凝固及其影响因素

【实验目标】 了解血液凝固的基本过程以及加速、延缓和防止血液凝固的因素。

【实验对象】 家兔。

【实验原理】 血液凝固由内源性凝血途径和外源性凝血途径启动，是一系列酶促反应过程，有许多凝血因子的参与，由于两者的反应步骤的多少不同，故所需时间不等。如果去掉某些凝血因子或降低、消除其活性，可阻止或延缓血液凝固；使某些凝血因子增多或活性增加，则能加速血液凝固。

【实验用品】 用草酸盐制备的抗凝血液和血浆、血清、试管、试管架、滴管、吸管、烧杯、水浴槽、冰块、棉花、秒表、石蜡油、研磨组织液、3%CaCl₂溶液、0.9%NaCl溶液、3%NaCl溶液、肝素、柠檬酸钠。

【实验步骤和观察项目】

1. 制备抗凝血液和血浆；制备研磨组织液。

2. 取试管4支，标明号数，放置在试管架上，按实验表-1加入各种液体，其中3% CaCl₂溶液应在最后加入并立即混匀，记下时间。然后每隔20s将试管倾斜一次；若液面不随着倾斜，则表明已凝固，分别记录各管凝固所需时间及是否凝固。

实验表3 内源性与外源性凝血的比较

试管编号	1	2	3	4
血浆（ml）	0.5	0.5	0.5	
血清（ml）				0.5
3%NaCl	2滴			
0.9%NaCl	2滴	2滴		
兔脑浸出液			2滴	2滴
3% CaCl₂		2滴	2滴	2滴
凝固时间（min）				

3. 用吸管取抗凝血分别加入实验表-2所列的6支试管中，各2ml。并加3%CaCl₂溶液2滴，混匀后每隔20s试管倾斜一次，观察试管内血液是否发生凝固，记下凝固时间。

实验表4 影响血液凝固的因素

试管编号	实验条件	凝血时间
1	放棉花少许	
2	用石蜡油润滑试管内表面	
3	加血后将试管置于37℃水浴中	
4	加血后将试管放在冰块间	
5	放肝素8U（加血后摇匀）	
6	放柠檬酸钠3mg（加血后摇匀）	

【注意事项】

1. 试管口径的大小应一致，在血量相同的情况下，口径太大凝血慢，口径太小凝血快。

2. 各试管所加内容物的量要准确，血浆或$CaCl_2$的量过少，研磨组织液的浓度过低，均影响血凝。

实验四 ABO血型鉴定

【实验目标】 学习用标准血清鉴定ABO血型的方法，观察红细胞凝集现象。加深理解血型分型依据。

【实验对象】 人体。

【实验原理】 血型就是红细胞膜上特异抗原的类型，血型分型的依据就是检查红细胞膜上特殊抗原的类型。在ABO血型系统中，标准血清是指用有较高效价的A型血和B型血制作的血清，利用A型标准血清（含抗B抗体）和B型标准血清（含抗A抗体）分别与受试者的红细胞混合，观察有无红细胞凝集现象，即可判定红细胞膜上所含的抗原，从而确定其血型（实验图3）。

【实验用品】 显微镜、采血针、A型和B型标准血清、双凹玻片、小试管、试管架、吸管、竹签、生理盐水、75%酒精、棉球、记号笔。

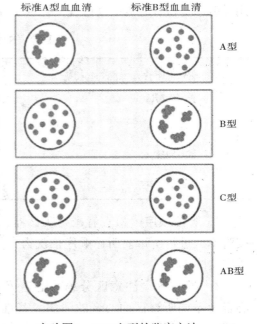

实验图3　ABO血型的鉴定方法

【实验步骤和观察项目】

1. 取干净双凹玻片1块，用记号笔在两端分别标明A、B字样。

2. 在A端、B端凹面中央分别滴A型和B型标准血清各1滴，注意不可混淆。

3. 消毒耳垂或指端后，用消毒采血针刺破皮肤，滴1~2滴血于盛有1ml生理盐水的小试管中混匀，制成红细胞悬液，然后用消毒干棉球堵住针孔以防继续出血。

4. 用吸管吸取红细胞混悬液，在双凹玻片的A、B型标准血清中各加1滴，分别用两根竹签使其充分混匀。放置10~15min后先用肉眼观察有无凝集现象，肉眼不易分辨者再用低倍显微镜观察。

5. 根据有无凝集现象判定被检者血型。

【注意事项】

1. 采血针和采血时必须严格消毒，以防感染。

2. 制备红细胞悬液浓度不能过高或过低，以免造成结果不准确。

3. 标准血清的瓶盖切勿盖错，吸红细胞悬液的滴管切勿混用，搅拌用的牙签，用后即弃，不得互相污染或混淆使用。

实验五 人体心音的听诊

【实验目的】 学习心音的听诊方法，熟悉心瓣膜听诊区部位；了解正常心音的特点。

【实验用品】 听诊器。

【实验步骤】

1. 确定听诊部位 受检者端坐于检查者对面，解开上衣。检查者先用肉眼观察并用手触诊受检者心尖搏动位置，确定心音听诊区（实验表5）。

实验表5 心瓣膜听诊区

心瓣膜区	听诊区部位
二尖瓣区	左侧第5肋间锁骨中线稍内侧（即心尖搏动处）
三尖瓣区	胸骨右缘第4肋间或胸骨剑突下
主动脉瓣区	胸骨右缘第2肋间
肺动脉瓣区	胸骨左缘第2肋间

2. 听诊顺序 检查者戴好听诊器，以右手的拇指、示指和中指轻持听诊器头，按听诊区进行听诊。听诊顺序依次为二尖瓣区→三尖瓣区→主动脉瓣区→肺动脉瓣区（实验图4）。

3. 听心音 注意区分第一心音及第二心音及不同听诊区两心音的强弱。若难以分辨两个心音时，听诊时可用手指触摸寻找心尖搏动或颈动脉搏动，心音与心尖搏动或颈动脉搏动在时间上有一定关系，利用这种关系，有助心音辨别。

4. 判断心音的节律是否整齐；并看钟表数心率，如果心律齐，只数15s，再乘以4即为1min的心率。

【注意事项】

1. 室内要求保持安静。

2. 听诊器耳端的弯曲方向应与外耳道呈一致。

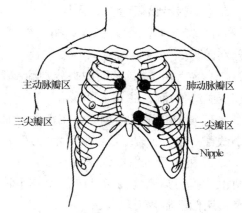

实验图4 心音的听诊部位

3. 听诊时，要避免听诊器体件在受试者胸壁滑动，橡皮管不可交叉扭转，以免摩擦干扰。

4. 如呼吸音影响心音听诊时，可嘱咐受检者暂时屏气。

实验六 人体动脉血压的测量

【实验目的】　初步掌握间接测量动脉血压的方法和原理，测定人体肱动脉收缩压和舒张压的正常值，并且要求能正确记录结果。

【实验原理】　间接测量人体动脉血压原理是通过外面加压动脉管壁所必须的压力来测定该动脉的血压（实验图5）。通常血液在血管内流动时并无声音的产生。如果血流经过狭窄处形成涡流，则可出现声音。由橡皮球将袖带加压至足以切断肱动脉血流时，这时以听诊器体件按在被压肱动脉的远端（这时应听不到任何声音也触不到桡动脉的搏动）。然后缓缓放气，当袖带内的压力减至低于肱动脉的收缩压而高于舒张压时，血流将断续流过受压的血管，形成涡流而发出声音（此时听诊器可在肱动脉远端听到声音亦可触及桡动脉脉搏）。继续放气，当外加压力减至刚低于舒张压时，血管内血流将持续自由地流过，声音将突

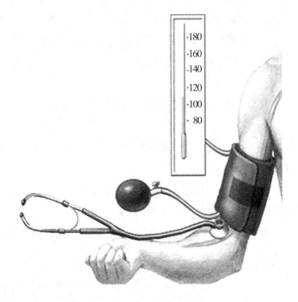

实验图5　人体动脉血压测量

然消失或变弱。因此，听诊器刚能听到声音时的袖带内压相当于收缩压，而动脉血流声音突然消失或变弱时的袖带内压力则相当于舒张压。

【实验用品】　血压计、听诊器。

【实验步骤】

1. 检查血压计　血压计由水银检压计、袖带和气球三部分组成。检压计是一个标有刻度的玻璃管，其上端与大气相通，下端与水银储槽相连。袖带是一个外包布套的橡皮囊，借橡皮管分别与检压计的水银储槽和气球相通。气球是一个带有螺丝帽的橡皮球，可供充气和放气用。测量前应认真检查血压计是否完好，水银是否充足，气球是否漏气等等。

2. 作测量准备

（1）让受试者静坐桌旁5min以上。

（2）松开血压计上气球的螺旋帽先驱出袖带内残余气体，然后将螺旋帽旋紧。

（3）让受试者脱去一侧衣袖，前臂平放桌上并手掌向上，使上臂与心脏处于同一水平。将袖带松紧适宜地缠于该上臂，袖带下缘位于肘关节上2cm处（实验图5）。

（4）将听诊器两耳件塞入外耳道；在肘窝内侧先用手触及肱动脉搏动处，放置听诊器体件并用手固定。

（5）旋开检压计玻管下方的开关，使水银储槽与玻管相通，水银柱液面应刚好在零刻度处。

3. 测量收缩压　用橡皮球向袖带内打气加压，先使血压计水银柱逐渐升至听不到脉搏音。再继续打气使水银再上升20mmHg（或先使血压计水银柱上升至180mmHg）。随后松开气球螺丝帽，徐徐放气，在水银柱缓缓下降的同时仔细听诊，当刚好听到"崩崩"样的第一声响时，血压计上水银柱的刻度即代表收缩压。

4. 测量舒张压　继续缓慢放气，这时"嘣嘣"样声音发生一系列变化，先由低而高，而后由高突然变低或消失。此时血压计上所示的水银刻度即代表舒张压。

【注意事项】

1. 室内必须保持安静，以利于听诊。

2. 受试者上臂必须与心脏保持同一水平。

3. 听诊器体件放在肱动脉搏动处，不可用力压迫动脉，更不可塞入袖带底下进行测量。

4. 动脉血压通常连续测量2~3次，取其最低值，重复测量时水银柱刻度必须降到零刻度，间隔数分钟后再测量。

5. 发现血压超出正常范围时，应让受试者休息10min后复测。

实验七 蛙心搏动观察及心搏起源分析

【实验目的】　利用结扎方法来观察蛙心起搏点和蛙心不同部位的自律性高低。

【实验对象】　蟾蜍或蛙。

【实验用品】　蟾蜍或蛙，蛙解剖器械，蛙心夹，滴管、丝线及任氏液。

【实验步骤】

1. 取蟾蜍一只，用探针破坏脑及脊髓后，将蟾蜍仰卧在蛙板上。用剪刀剪胸骨表面皮肤并沿中线剪开胸骨，这时可见心脏在心包中跳动，仔细剪开心包暴露出心脏。

2. 观察心脏，识别静脉窦、心房和心室（实验图6）。观察并记录它们收缩的顺序和跳动频率。

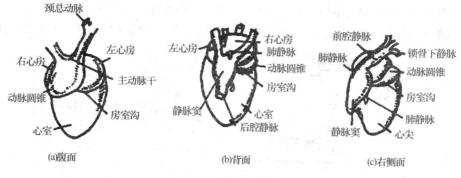

实验图6　蛙心外形

3. 用镊子在主动脉干下方穿一线备用。用玻璃针穿过主动脉干下面，将心尖翻向头端，暴露心脏背面。在静脉窦和心房交界的半月形白线（窦房沟）处将线作一结扎以阻断静脉窦和心房之间的传导。于是，心房和心室立即停止跳动，而静脉窦仍在跳动，记录其跳动频率。

4. 待心房、心室恢复跳动后，分别记录静脉窦、心房、心室的跳动频率，并比较其频率差别。然后，再取一线在房室沟作一结扎，阻断房室之间的传导，观察心房、心室跳动情况，分别记录静脉窦、心房、心室的跳动频率。

【注意事项】

1. 在破坏蛙脑和脊髓时，注意止血，防止出血过多。

2. 剪心包时要小心避免剪破心脏。

3. 翻看静脉窦时要用蛙心夹在心室收缩时夹住心尖部，注意不损伤心脏。

4. 窦房沟结扎务必要认清后再进行。

实验八 期前收缩和代偿间歇

【实验目的】　观察心肌在周期性活动不同时期对额外刺激的反应，了解心肌兴奋性变化中有效不应期长的特点和代偿间歇发生机制。

【实验对象】　蟾蜍或蛙。

【实验用品】　二道生理记录仪、张力换能器、电刺激器、描笔、蛙心夹、蛙解剖器、铁支架、双凹夹、滴管、丝线、胶泥等。

【实验步骤】

1. 取蟾蜍或蛙一只，破坏脑和脊髓，将蛙固定在蛙板上，暴露心脏。

2. 用连线的蛙心夹夹住心尖，将线连至张力换能器，其输出端插入二道生理记录仪前置放大输入插孔，DC输入，并调节好各项参数（实验图7）。

3. 刺激器连接如实验图7，刺激电极用胶泥固定在蛙板上使其两极保持和心室密切接触。

4. 观察并记录正常心搏曲线，注意鉴别心搏曲线的收缩期和舒张期。

5. 用中等强度的单个阈上刺激分别在心室收缩期和舒张期的早、中、晚期三期刺激心脏，观察能否引起期前收缩。刺激如能引起期前收缩，观察其后是否出现代偿间歇。

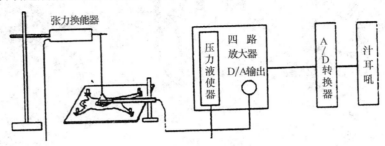

实验图7　期前收缩与代偿间歇描记装

【注意事项】

1. 蛙心夹不得夹破心脏。实验中并不断加滴任氏液保持心脏湿润。
3. 刺激电极要与心脏保持密切接触。

实验九　哺乳动物动脉血压调节

【实验目的】　学习家兔动脉血压的描记法，识别有关神经和血管，观察神经和体液因素对动脉血压的影响。

【实验用品】　兔手术台，哺乳动物手术器械，气管插管，动脉夹，动脉插管，玻璃分针，二道仪，血压换能器，电刺激器，保护电极，纱布，有色丝线，注射器。生理盐水，3%戊巴比妥钠（3ml/kg），肝素，1∶10000去甲肾上腺素，1∶10000乙酰胆碱。

【实验对象】　家兔。

【实验步骤】

1. 实验准备

（1）仪器装置的连接与使用　先用肝素溶液灌满血压换能器及其连接的插管，以防凝血。将换能器与二道记录仪相连接。调节记录仪的各项参数，电刺激器的输出端连接保护电极，调节输出频率和强度以备刺激神经使用。按有关要求连接生理记录仪，调节好有关参数。若使用微机化实验教学系统，将血压换能器与微机化实验教学系统的相应通道连接，刺激电极与系统的刺激输出连接。启动计算机，然后使其进入相应的生物信号采集分析系统，通过选择相应的模块菜单进入血压调节实验界面。

（2）手术过程

①麻醉　由耳缘静脉注射1%戊巴比妥钠（3ml/kg），待兔麻醉后，仰卧位固定于兔台上。

②插气管插管　颈部剪毛，沿颈正中线做一5~7cm长的皮肤切口。分离皮下组织及肌肉后，暴露和分离气管。在气管下方穿一较粗线备用，于甲状软骨尾侧2~3cm处做"⊥"

形切口，插入气管，用备用线结扎固定。

③分离颈部神经和动脉　在气管两侧辨别并分离颈总动脉、交感神经、迷走神经降压神经（实验图8）。三条神经中迷走神经最粗，交感神经次之，降压神经最细，其常与交感神经紧贴在一起。分离后分别在各神经下方穿以不同颜色的丝线备用，颈总动脉下方穿两条线备用。

④插动脉插管　在左侧颈总动脉的近心脏端加一动脉夹，然后结扎其远心脏端，动脉夹与结扎线之间相距至少2cm。先用眼科剪刀在靠近结扎线处做一向心脏方向的斜形切

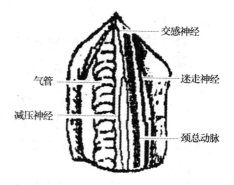
实验图8　兔颈部神经和血管解剖位置

口，将连于血压换能器的细塑料管（管内预先注入肝素以抗血凝）向心脏方向插入动脉切口内，然后用备用的线结扎固定。小心松开动脉夹，即可见血液冲进动脉插管。

2. 观察项目

（1）记录正常血压曲线，辨认一级波（心波）与二级波（呼吸）。

（2）用动脉夹夹闭右侧颈总动脉10~15s，观察血压和心率的变化。

（3）刺激右侧减压神经（注意要求不切断），观察血压变化。

（4）结扎并剪断右侧迷走神经，电刺激其中枢端，观察血压的变化。

（5）电刺激右侧迷走神经外周端（靠近心脏一端），观察血压的变化。

（6）剪断另外一侧迷走神经，观察血压的变化。

（7）由耳缘静脉注射1∶10000肾上腺素0.3ml，观察血压的变化。

（8）由耳缘静脉注射1∶10000乙酰胆碱0.2ml，观察血压的变化。

（9）由耳缘静脉注射1∶10000去甲肾上腺素0.3ml，观察血压的变化。

【注意事项】

1. 麻醉药注射量要准确，速度要慢，同时注意密切观察呼吸变化，以免过量引起动物死亡。

2. 手术过程中应尽量避免损伤血管，并注意及时止血，要求保持手术视野清楚；分离动脉和神经时切勿用有齿镊；注意保护神经不要过度牵拉，并随时用生理盐水湿润。

3. 实验中每观察一个项目，必须等血压恢复正常后，才能进行下一个项目。每项实验记录必须包括实验前的对照、实验开始的标记及实验项目的注释。

4. 实验中注射药物较多，要注意保护耳缘静脉。

实验十　人体肺活量的测定

【实验目的】　了解测定肺活量的意义及肺活量的大小与体育锻炼的关系。掌握

人体肺活量的测量方法。

【实验对象】 人体。

【实验用品】 电子或桶式肺活量计、75%的酒精棉球、消毒液。

【实验方法】

1. 电子肺活量计测量方法

（1）首先将肺活量计接上电源，按下电源开关，待显示器闪烁"8888"数次后再显示"0"，表明肺活量计以进入工作状态。

（2）将经消毒后的塑料吹嘴插入进气管一端，进气软管另一端旋入仪表进气口即可开始使用。

（3）取站立位，受试者手握吹嘴下端，首先尽力深吸气至最大限度，捏鼻，然后将嘴贴紧吹嘴，徐徐向仪器内呼气，直至不能再呼气为止。此时，显示器上所反映的数值即为测试者的肺活量值。连续测3次，取最大值。

2. 桶式肺活量计测量方法

（1）先将肺活量计的外桶盛上水，水量至桶内通气管顶端下3cm处，将浮筒内空气排出，肺活量统计的指针调到零位，关闭排气活塞。

（2）受试者用消毒后的吹嘴进行吹气。

（3）受试者以站立位，一只手握吹嘴，头部略后仰尽力深吸气，直到不能再吸气后，嘴对准吹嘴缓慢尽力呼气，直到不能再呼气为止。待浮筒停稳后进行读数。连续测量3次，取最大值。

【注意事项】

1. 肺活量计的吹嘴，使用后统一进行消毒。

2. 使用桶式肺活量计之前，要检查其是否漏气、漏水，平衡锤的重量是否合适。

3. 实验教师应注意观察，防止学生因呼吸不充分、漏气或再吸气影响测定结果。

实验十一 呼吸运动的调节

【实验目的】 通过实验观察PO_2、PCO_2及H^+浓度的变化对家兔呼吸运动的影响。

【实验原理】 呼吸运动是呼吸中枢节律性活动的反应。呼吸中枢通过支配呼吸肌的传出神经膈神经和肋间神经、引起呼吸肌收缩和舒张，从而产生呼吸运动。呼吸运动能够维持其节律性并能适应机体代谢需要的变化是由于体内存在着完善的调节机制。体内外的各种刺激，可通过外周或中枢化学感受器或者直接作用于呼吸中枢，从而影响呼吸运动。

【实验对象】 家兔。

【实验材料】 兔手术台、支架、哺乳动物手术器械一套、Y型气管插管、BL-420生物信号记录分析系统、张力换能器、刺激器、保护电极、马利气鼓、注射器20ml、5ml各1支、50cm长的橡皮管1条、球胆2个、CO_2气体、N_2气囊、20%氨基甲酸乙酯、3%的乳酸溶液、钠石灰瓶、生理盐水、纱布及线等。

【实验步骤】

1. 麻醉固定 家兔称重后，按4ml/kg，用20%的氨基甲酸乙酯自家兔耳缘静脉注入，动物麻醉后取仰卧固定在手术台上。

2. 手术 用粗剪刀剪去兔子颈部的毛，在颈前正中切开皮肤，颈部正中切口，分离好气管后做气管插管将气管插管的一侧开口与玛利式气鼓的橡皮管连接。可见描笔随呼吸上下移动，再分离双侧迷走神经穿线备用。

3. 连接实验仪器装置 Y型气管插管的一端与张力换能器及生物信号处理采集系统连接。按实验项目逐步进行。实验过程中，实验项目按实际情况调节相应参数。

【实验项目及分析】

1. 观察正常呼吸运动曲线 启动生物信号采集处理系统，记录正常呼吸运动曲线。曲线向上为呼气，向下为吸气。同时观察呼吸频率与深度。

2. 增加吸入气中CO_2浓度 将装有CO_2气袋的皮管口移近气管插管的侧管相距1cm处，打开气袋的皮管夹子使CO_2随吸气进入气管。观察高浓度的CO_2对呼吸运动的影响。夹闭球胆观察呼吸恢复正常的过程。

3. 减低吸入气中的O_2 将气管插管的一侧管通过钠石灰瓶与盛有一定空气的气袋相连。之后夹闭气管插管的另一例使兔呼吸气袋中的空气。这时动物呼出的CO_2可被钠石灰吸收随呼吸的进行球囊中的O_2明显减少，观察呼吸运动的变化。

4. 增大无效腔 在气管插管的一侧管接上50cm长的橡皮管，使无效腔增大，另一侧管夹闭。动物通过这根长管进行呼吸时观察呼吸运动的变化。

5. 增加血液H^+浓度 由耳缘静脉注入3%乳酸溶液1~2ml，观察呼吸运动的变化。

6. 迷走神经对呼吸运动的调节 描记一段正常呼吸运动曲线，结扎两侧迷走神经。先切断一侧迷走神经观察呼吸运动的变化，再切断另一侧的迷走神经观察呼吸运动如何变化。

【注意事项】

1. 插气管插管前一定注意把气管内清理干净后再插管。

2. 每个观察项目前都要有正常呼吸运动曲线做对照。

3. 气体流速不宜过快，以免直接影响呼吸运动造成假象干扰实验结果。

4. 增大无效腔出现明显变化后应立即打开橡皮管的夹子以恢复正常通气。

5. 经耳缘静脉注射乳酸时要避免乳酸外漏引起动物躁动。

6. 每个项目对呼吸运动起明显变化时，应立即停止吸入。

实验十二 胃肠运动形式及其影响因素

【实验目的】 在正常情况下观察胃和小肠的运动形式及神经和体液因素对胃肠运动的影响。

【实验原理】 消化道平滑肌具有一定的紧张性和节律性，神经和体液因素可使其运动状态发生变化。

【实验对象】 家兔。

【实验用品】 兔手术台、哺乳动物手术器械、电刺激器、保护电极、注射器、20%氨基甲酸乙酯溶液、1∶10 000乙酰胆碱、1∶10 000去甲肾上腺素、阿托品注射液、生理盐水等。

【实验准备】

1. 动物麻醉固定 用20%氨基甲酸乙酯溶液耳缘静脉注射或腹腔内注射（5ml/kg），麻醉后背位固定在手术台上。

2. 寻找神经 剪去腹中线部分毛，由剑突下沿腹正中线切开皮肤，沿腹白线打开腹腔，在膈下食管末端及左侧肾上腺上方腹后壁处，分别找出迷走神经前支和左侧内脏大神经，分离后穿线备用（也可在颈部找出一侧迷走神经）。

【实验观察项目】

1. 观察 在正常情况下观察胃肠的运动形式，注意其紧张度。

2. 刺激迷走神经 用中等逐渐加强的电刺激刺激膈下迷走神经（或结扎剪断颈部迷走神经，刺激其离中端），观察胃肠运动有何变化。

3. 刺激内脏神经 用中等逐渐加强的电刺激刺激左侧内脏大神经，观察胃肠运动变化。

4. 滴去甲肾上腺素 将1∶10000去甲肾上腺素液滴5~10滴于胃和肠壁上，观察胃肠运动有何变化。

5. 滴乙酰胆碱 将1∶10000乙酰胆碱溶液滴5~10滴于胃和肠壁上，观察胃肠运动有何变化。

6. 滴阿托品 滴上乙酰胆碱后，胃肠运动迅速发生变化后，立即滴上5滴阿托品，观察胃肠运动有何变化。

【注意事项】

1. 麻醉剂不宜过量，要求浅麻醉，电刺激强度适中。

2. 随时用生理盐水湿润暴露的肠管，以防表面干燥及腹腔温度下降而影响胃肠运动。

实验十三 体温的测量方法

【实验目的】 测量并记录患者体温，以观察机体内在温度及病情变化与转归，为治疗、护理提供依据。

【**实验对象**】 人体。

【**实验用品**】 水银体温计。

【**实验准备**】 体温测量盘内备消毒液容器（放置并消毒测温后的体温计用）和清洁干容器（放置清洁体温计），容器内垫消毒纱布，带秒表的表、笔、记录本、消毒液纱布。

【**实验步骤**】

1. 认真检查水银体温计完好性及水银刻度位置是否在35℃以下。

2. 向患者解释以取得患者的合作。

3. 根据患者的病情选择体温测量部位。

（1）口腔测温 将口表水银端斜放于患者舌下，闭口用鼻呼吸3min后取出体温计。

（2）直肠测温 用20%肥皂液润滑肛表，水银端轻轻插入肛门深度大约3~4cm，3min后取出。

（3）腋下测温 如腋下有汗液先擦干汗液，体温计水银端放腋窝深处并紧贴皮肤，屈臂过胸，夹紧体温计，5~10min后取出。

4. 用浸有消毒液的纱布擦拭体温计看读数并记录体温。

5. 将水银柱甩至35℃以下，放回消毒液容器中，30min后取出。

6. 冷开水冲洗，消毒纱布擦干，放清洁容器内备用。

【**注意事项**】

1. 婴幼儿、精神异常、昏迷、不合作、口鼻手术或呼吸困难者，不可测口温。进食、吸烟、面颊部做热、冷敷者，应推迟30min后，方可测口腔温度。

2. 腹泻、直肠或肛门手术、心肌梗死及某些心脏病患者，不可直肠测温。坐浴或灌肠后需待30min，方可测直肠温度。

3. 对腋下有创伤、手术、炎症、腋下出汗较多、极度消瘦的患者，不适用腋下测温。沐浴后需待20min再测腋下温度。

4. 发现体温和病情不相符合时，应重复测温，必要时可同时测量另一部位对照，以便得到更为准确的体温数值。

5. 为婴幼儿、意识不清或不合作患者测温时，护士须守候在旁或用手托扶体温计，以免发生意外。

6. 甩表时用腕部力量，不可碰及他物，以防碰碎。切忌把体温计放在热水中清洗或沸水中煮，以防爆裂。

7. 如患者不慎咬碎体温计时，应立即清除玻璃碎屑，再口服蛋清或牛奶延缓汞的吸收。病情允许者可服用粗纤维丰富的食物促使汞排泄。

8. 肛表、腋表、口表应分别清洁消毒。

实验十四 影响尿生成的因素

【实验目的】 通过观察若干因素对家兔尿生成过程的影响，加深理解影响尿生成的因素及影响机制。

【实验原理】 尿生成的过程包括肾小球滤过、肾小管和集合管的重吸收及分泌作用，凡能影响这三个环节的因素，都能引起尿液质和量的变化。

【实验对象】 家兔。

【实验用品】 哺乳动物手术器材、二道生理记录仪、血压换能器或水银检压计、电磁标、记滴器、电刺激器、保护电极、注射器、试管、试管夹、酒精灯、烧杯、纱布、线、膀胱插管（或细输尿管插管一对）、0.9%NaCl溶液、20%葡萄糖溶液、1.5%戊比妥钠溶液或20%氨基甲酸乙酯溶液、1∶10000去甲肾上腺素溶液、垂体后叶素、呋塞米、班氏试剂、3X枸橼酸钠溶液或肝素。

【实验方法】

1. 麻醉和固定动物。

2. 颈部手术和血压描记与"哺乳动物血压调节实验"相同，分离右侧迷走神经，穿线备用。

3. 尿液收集可采用膀胱插管法或输尿管插管法。

（1）膀胱插管法 在耻骨联合上方，沿正中线作2~3cm的皮肤切口，沿腹白线剪开腹腔，将膀胱移出体外。在膀胱顶部做一个荷包缝合，在缝线中心作一小切口，插入膀胱插管，收紧缝线关闭其切口，膀胱插管通过橡皮管与记滴装置相连。

（2）输尿管插管法 在耻骨联合上方，沿正中线作4~5cm的皮肤切口，沿腹部自线剪开腹腔壁暴露膀胱，用手轻轻拉出并向下翻转膀胱，在其底部找到双侧输尿管，用线在双侧输尿管近膀胱处分别进行结扎。在结扎部位上方各剪一斜口，将两根充满生理盐水的细输尿管插管向肾的方向分别插入输尿管内，然后用线结扎固定。手术完毕，用37℃生理盐水纱布覆盖切口，将两根细插管并在一起与记滴装置相连。

【观察项目】

1. 调试好记录装置，记录一段正常血压曲线和尿滴作为对照。

2. 由耳缘静脉注入37℃的生理盐水20ml，观察血压和尿量的变化情况。

3. 剪断右迷走神经，用保护电极以中等强度的电流反复刺激其外周端，让血压下降到50mmHg左右且维持30s，观察尿量的变化情况。

4. 耳缘静脉注射1∶10000去甲肾上腺素0.5ml，观察血压和尿量的变化情况。

5. 耳缘静脉注射垂体后叶素（ADH）2μl，观察血压和尿量的变化情况。

6. 取尿液2滴，用班氏试剂作尿糖定性实验；再由耳缘静脉注入20%葡萄糖溶液5ml，观察尿量的变化情况。待尿量明显变化后再取尿液2滴作糖定性实验。

7. 耳缘静脉注射呋塞米（5ml/kg），观察尿量的变化情况。

8. 分离一侧股动脉，插入动脉插管进行放血，使血压迅速降到50mmHg左右，观察血压和尿量的变化情况。

9. 从耳缘静脉迅速补充生理盐水20~30ml，观察血压和尿量的变化情况。

【注意事项】

1. 因本实验项目多，损伤较大，需选用体质强壮的家兔。为保证实验中有足够的尿量，实验前给家兔多喂新鲜蔬菜。

2. 手术操作应轻柔，避免出现损伤性尿闭。剪开腹膜时避免损伤内脏。输尿管插管一定要插入管腔内，不要误入管壁的肌层与黏膜之间。

3. 本实验要作多次耳缘静脉注射，应注意保护耳缘静脉；静脉穿刺从耳尖开始，逐步移向耳根。

4. 每进行一项实验，均应等待血压和尿量基本恢复到对照值后再进行。

实验十五 瞳孔反射的检查

【实验目的】 学会瞳孔对光反射和瞳孔近反射检查方法，了解其生理意义。

【实验对象】 人体。

【实验用品】 手电筒、遮光板。

【实验方法】

1. 瞳孔对光反射

（1）直接对光反射 在昏暗处，先观察受试者两眼瞳孔大小，然后用手电筒照射受试者双眼一下，可见其瞳孔缩小；停止照射，可见瞳孔又放大。

（2）间接对光反射 用遮光板将受试者两眼视野分开，检查者用手电筒照射受试者一侧眼一下，可见不但被照射眼的瞳孔缩小，而且另一眼瞳孔也缩小。

2. 瞳孔近反射 让受试者注视正前方远处某一物体，观察其瞳孔大小；再让受试者目不转睛地注视该物体由远处迅速移至眼前，观察其瞳孔的变化。

【注意事项】 做瞳孔近反射检查时，受试者应注视5m远以外处，不可注视灯光，避免影响检查结果。

实验十六 视敏度测定

【实验目的】 学会视敏度（视力）测定方法。

【实验对象】 人体。

【实验用品】 标准视力表、遮光板、指示棒、米尺等。

【实验方法】

1. 悬挂视力表将视力表挂在光线充足而均匀的地方，视力表挂的高度要求表上第10行字与受试者眼睛在同一水平。

2. 让受试者站（坐）在距视力表前5m处测试。

3. 检查双眼视力

（1）受试者用遮眼板遮住一眼，另一眼看视力表，一般先检右眼，后检左眼。

（2）检查者用指示棒从上而下逐行指点，嘱受试者说出或以手势表示字母缺口方向，直到能辨认最小的字行为止，该字行表旁的数值即该眼的视力。

（3）若受试者对最上一行字母也不能确认，则需让受试者向前移动，直至能辨认为止；测量受试者与视力表间的距离，其视力按公式"视力=0.1×距离/5"推算即可；若在半米内仍看不到最上一行的字母，可令被测试者辨认指数，测手动、光感等。按检查情况记录视力。

【注意事项】 切勿用遮眼板用力按压眼睛，以免产生视力模糊，影响测定结果。

实验十七 视野测定

【实验目的】 学会视野测定方法，了解其测定意义。

【实验对象】 人体。

【实验用品】 视野计，白色、蓝色、红色及绿色视标，视野图纸，铅笔，遮眼板。

【实验方法】

1. 熟悉视野计的结构及其使用方法 临床上常用的视野计为弧形视野计。

2. 视野测定

（1）实验准备：受试者背光而坐，下颌放在托颌架上，眼眶下缘放在眼眶托上。调整托颌架的高度，使眼与弧架的中心点处于同一水平面上。用遮眼板遮住一眼，另一眼注视弧架的中心点。

（2）检查者手持白色视标，沿弧架面从外周向中央缓缓移动，直至受试者看到为止，记下此时视标所在部位架上所标度数；再将白色视标从中央向外周移动，直到看不到视标，再记下度数，取两次度数的平均值，并在视野图纸上相应的方位和度数上用铅笔标出。同法，测对侧白色视野界限。然后将弧架转动45°，重复上述操作，共4次，得出8个度数，依次连接视野图上8个点，即得出白色视野图。

（3）按同法，测出蓝色、红色、绿色视野，并用相应色笔绘出轮廓。

（4）依同法，测另一眼视野。

【注意事项】受试者眼必须始终注视弧架的中心点，不能跟随视标移动。

实验十八 色盲检查

【实验目的】 学会色盲检查方法。

【实验对象】 人体。

【实验用品】 色盲检查图。

【实验方法】 在明亮、均匀的自然光线下，检查者向受试者逐页展示色盲图，嘱受试者尽快回答所见的数字或图形。若有错误，可查阅色盲图中说明，确定受试者属于哪类色盲。

【注意事项】

1. 色盲检查图与受试者眼睛的距离以30cm左右为宜。
2. 读图速度越快越好，速度太慢影响检查结果，以致对色弱者不易检出。

实验十九 人体腱反射的评估

【实验目标】 学会并熟练掌握肱二头肌反射，肱三头肌反射，膝反射、跟腱反射的评估方法。

【实验原理】 神经系统对人体功能调节的基本方式是反射，其结构基础是反射弧。反射弧包括感受器、传入神经、反射中枢、传出神经和效应器五个基本成分组成，反射弧任何一部分受损都会使反射减弱或消失；反射又受高位中枢的调控，若高位中枢受损，会使反射活动失去调控而出现反射亢进。

腱反射是牵张反射的一种类型，是指快速、短暂地牵拉肌腱时，引起被牵拉的肌肉发生收缩的反射活动或骨膜、肌腱中深部感受器受刺激而引起的反射，又称为深反射。它是体内唯一的单突触反射，其反射中枢只涉及1~2个脊髓节段。健康评估常检查的腱反射（实验表6）。

实验表6 健康评估常检查的四个腱反射

反射名称	传入神经	中枢部位	传出神经	效应器	检查方法	反应
肱二头肌反射	肌皮神经	颈髓5~6节段	肌皮神经	肱二头肌	叩击肱二头肌肌腱	前臂快速屈曲
肱三头肌反射	桡神经	颈髓7~8节段	桡神经	肱三头肌	叩击肱三头肌肌腱	肘关节伸展
膝反射	股神经	腰髓2~4节段	股神经	股四头肌	叩击股四头肌肌腱	膝关节伸展
跟腱反射	胫神经	骶髓1~2节段	胫神经	腓肠肌	叩击跟腱	足向跖屈曲

【实验对象】 人体。

【实验材料】 叩诊锤。

【实验步骤】

1. 肱二头肌反射 被检查者肘关节半屈曲，前臂和手置于检查者左臂上；检查者用左手托起被检查者的肘部，左拇指置于被检查者肱二头肌肌腱上；检查者右手持叩诊锤叩击检查者左拇指，可引起肱二头肌快速、短暂收缩，前臂快速屈曲。反射中枢位于颈髓5~6节段。

2. 肱三头肌反射 被检查者肩关节外展，肘关节处于半屈曲位，前臂和手置于检查者左臂上；检查者用左手托起被检查者上臂近肘关节处，右手持叩诊锤直接叩击尺骨鹰嘴上方肱三头肌腱，可引起肱三头肌快速、短暂收缩，肘关节伸展。反射中枢位于颈髓6~7节段。

3. 膝反射　被检查者取坐位，膝关节屈曲，两小腿自然悬空下垂或一下肢膝关节屈曲，将被检查侧下肢置于膝关节上；或被检查者取仰卧位，检查者以左手托起其膝关节，使之屈曲约120°，检查者持叩诊锤轻叩被检查者髌骨下缘的股四头肌腱，可引起股四头肌收缩，被检查侧膝关节伸展。反射中枢位于腰髓2~4节段。

4. 跟腱反射　被检查者膝关节屈曲，置于凳上，足自然悬空下垂或取仰卧位，髋及膝关节屈曲，髋关节置于外旋外展位，检查者左手将踝关节背屈90°，检查者持叩诊锤轻叩跟腱，引起腓肠肌收缩，足向跖屈曲。反射中枢位于骶髓1~2节段。

5. 桡骨骨膜反射　被检查者前臂置于半屈半旋前位，检查者将左手托起其前臂近腕关节处，使手自然下垂，持叩诊锤轻叩桡骨茎突，引起肱桡肌收缩，产生屈肘、前臂旋前动作。反射中枢位于颈髓5~6节段。

6. 其他腱反射　①Hoffmann征，检查者以左手持被检查者前臂近腕关节处，以右手中指和示指中节夹住被检查者中指中节前端并稍向上提，使腕关节置于适度过伸位，再以右拇指快速弹刮被检查者中指指甲，引起其余四指掌屈为阳性。反射中枢位于脊髓的颈7~胸1节段。②髌阵挛，被检查者双下肢伸直，检查者以拇指和示指置于髌骨上缘并用力向下肢远端快速推动髌骨，如此反复数次，突然停止并将髌骨固定，股四头肌出现连续节律性收缩，髌骨上下移动为阳性反应。③踝阵挛，被检查者取仰卧位，检查者将左手持检查侧小腿，右手持足掌前端，突然用力使踝关节背屈并固定，腓肠肌、比目鱼肌连续节律性收缩，踝关节交替出现屈伸动作为阳性反应。这三个反射均为腱反射亢进的表现，见于上运动神经元受损的患者，但Hoffmann征可见于腱反射活跃的正常人。

【实验对象】　人体。

【实验结果及分析】　临床上可通过腱反射检查可以帮助了解牵张反射反射弧的生理完整性和高位中枢对脊髓的控制状态及病变部位。某腱反射减弱或消失时，可提示病变部位位于该反射的反射弧部分；腱反射亢进，提示病变部位位于高位中枢。

腱反射程度可分为6级：

（－）反射消失；

（＋）反射存在，但无相应关节活动，为反射减弱，可为正常或病理状况；

（＋＋）肌肉收缩，伴有关节活动，为正常反射；

（＋＋＋）反射增强，可为正常或病理状况；

（＋＋＋＋）反射亢进，伴有非持续性阵挛，见于病理状态；

（＋＋＋＋＋）反射明显亢进，伴有持续性阵挛，见于病理状态。

【注意事项】

1. 消除被检查者紧张情绪，检查时肢体肌肉应尽量放松。

2. 被检查者姿势要正确，密切配合检查者。

3. 叩击肌腱的部位应准确，叩击力量大小适度、均匀。

4. 检查时应注意两侧对比。

第一章

    A_1型题　1.D　2.D　3.D　4.E　5.A

第二章

    A_1型题　1.B　2.D　3.A　4.B　5.A　6.C　7.D　8.E　9.B　10.B　11.C

    B_1型题　12.C　13.D　14.A　15.C　16.E　17.B　18.A　19.B　20.D

第三章

    A_1型题　1.A　2.A　3.C　4.E　5.A　6.A　7.D　8.C　9.D　10.A　11.B　12.B

    B_1型题　13.A　14.D　15.C　16.A　17.C　18.B　19.A　20.E

第四章

    A_1型题　1.B　2.C　3.B　4.B　5.C　6.D　7.C　8.C　9.D　10.C　11.B　12.C

            13.C　14.C　15.B　16.B　17.A　18.B　19.D　20.C

    B型题　21.A　22.B　23.B　24.C　25.B　26.A　27.E　28.E　29.E　30.B　31.A

            32.D　33.C

    C型题　34.C　35.B　36.B　37.C　38.B　39.D　40.C　41.C　42.C　43.C

    X型题　44.AB　45.AC　46.CD　47.AC　48.CDE　49.ABDE　50.BDE　51.ABCD

            52.ABCDE　53.ADE

第五章

    A_1型题　1.B　2.B　3.E　4.C　5.B　6.D　7.C

    B_1型题　8.C　9.E　10.A　11.A

第六章

    A_1型题　1.C　2.D　3.D　4.D　5.D　6.C　7.C　8.C　9.B　10.C　11.A

    B_1型题　12.A　13.C

第七章

    A_1型题　1.D　2.D　3.B　4.D　5.C　6.E

    B_1型题　7.C　8.D　9.B　10.C

第八章

A₁型题　1.D　2.E　3.B　4.A　5.A　6.B　7.C　8.E　9.B　10.C　11.A
　　　　12.B　13.C　14.B　15.D　16.A　17.A　18.D　19.E　20.E　21.B
B型题　22.A　23.E　24.C　25.A　26.E　27.B　28.B　29.A　30.C

第九章

A₁型题　1.C　2.E 3.C
B型题　4.B　5.D　6.E　7.B　8.B　9.D　10.A

第十章

1.D　2.A　3.D　4.A　5.D　6.C　7.E　8.C　9.B　10.E　11.A　12.C　13.E　14.D
15.A　16.D　17.E　18.B　19.D　20.B　21.A　22.B　23.A　24.D　25.C　26.B
27.D　28.E　29.A　30.C　31.C　32.C　33.C　34.B　35.D　36.D　37.D　38.E
39.B　40.E

第十一章

A₁型题　1.E　2.E　3.C　4.D　5.D　6.B　7.C　8.C　9.B　10.E　11.D
　　　　12.C　13.A　14.C　15.D　16.A　17.A　18.B　19.D
B型题　20.A　21.C　22.B　23.A　24.D 25.C

第十二章

A₁型题　1.C　2.D　3.D　4.D　5.C　6.A

参考文献

［1］甘声华.生理学.3版.北京:人民卫生出版社,2006.

［2］彭波.李茂松主编.生理学.2版.北京：人民卫生出版社,2001.

［3］钟国隆.生理学.3版.北京:人民卫生出版社,2000.

［4］北京大学医学部专家组.2012年全国护士执业资格考试全真模拟及精解.北京：北京大学医学出版社,2011.

［5］朱大年.生理学.7版.北京：人民卫生出版社，2008.

［6］杨祎新.生理学基础.南京：东南大学出版社，2009.

［7］郭少三主编.人体解剖生理学.北京:人民卫生出版社，2009.

［8］姚泰.生理学.5版.北京：人民卫生出版社，2001.

［9］孙庆伟，符史干，景文莉.医用生理学.2版.北京:北京大学医学出版社，2007.

［10］专家编写组.2013年全国执业资格考试核心考点通关训练.北京：北京科学技术出版社，2012.

［11］王庭槐.生理学.2版.北京：高等教育出版社,2008.

［12］郭争鸣.生理学.北京:人民卫生出版社,2009.

［13］曲英杰.人体功能学.2版.北京：中国医药科技出版社,2012.

［14］专家编写组.2013年全国执业资格考试核心考点通关训练.北京：北京科学技术出版社，2012.

［15］William F.Ganong, Review of Medical Physiology.McGraw-Hill Medical, 22 Edition, 2005.

［16］Robert M. Berne,et al.Physiology.5th ed.Peking University Medical Press, 2005:743-765.

［17］梁平，符史干.生理学.北京：中国医药科技出版社，2010.

［18］宋永春．正常人体学基础．北京：科学出版社，2005.

［19］Ganong WF. Review of medical physiology.20th ed.北京：人民卫生出版社,2001.

［20］Guyton AC, Hall JE.Textbook of medical physiology.10th ed.北京：北京医科大学

出版.2002.

[21] 张利岩，刘万芳.执业护士资格考试历年考题纵览与考点评析.8版.北京:军事医学科
  学出版社，2013.

[22] 张俊，边竹平.生理学.北京：科学出版社，2010.

[23] 周弘建，黄莉军.生理学.北京：科学出版社，2011.